前立腺癌と男性骨粗鬆症
最新骨管理マニュアル
改訂第2版

Current bone management in prostate cancer and male osteoporosis

 編 集

細井　孝之
医療法人財団健康院
健康院クリニック 副院長

松島　常
東京警察病院泌尿器科 部長

医学図書出版株式会社

推薦の言葉

「前立腺癌と男性骨粗鬆症―最新骨管理マニュアル　改訂第2版」発刊に寄せて

　男性骨粗鬆症はその病因，病態が閉経後骨粗鬆症と異なり，女性に比し続発性骨粗鬆症の占める比率が高いことも知られている．すなわち，閉経後骨粗鬆症が一般的に高骨代謝回転を示すのに比し，男性骨粗鬆症では必ずしも高代謝回転を示さず，全ての年代において骨密度からみた骨粗鬆症患者数，大腿骨近位部骨折患者数ともに男性は女性に比し少ないことも示されている．一方，ステロイド投与例では男性の方が女性よりも骨折リスク増加が強く誘導されることが示唆されており，一旦骨折を発症すると，女性に比し男性の生命予後はより悪化することも示されている．

　このように，閉経後骨粗鬆症との相違点があるにもかかわらず，男性骨粗鬆症に関する出版物はほとんど見当たらなかった．その意味で本書の重要性は疑う余地はないと考える．さらに，本書では高齢男性において骨粗鬆症と同様に重要な疾患である前立腺癌と骨の関連についても取り上げられている点がユニークである．また，骨転移の病態，診断，治療についても詳細に解説されており，骨転移を扱う整形外科医にとっても座右の書と言っても過言ではないと考える．そして，骨転移診療体制，前立腺癌と地域医療連携，骨転移診療ガイドラインについても触れられている．

　骨粗鬆症の治療率が低いことが国際的に問題視されているが，特に男性骨粗鬆症に対する介入率は低い．現在日本骨粗鬆症学会が中心となって進めている骨粗鬆症リエゾンサービスについても本書で紹介されている．海外では一旦骨折を発症した患者の次の骨折を予防するいわゆる二次予防の運動が展開され，それによって治療率の改善とともに骨折の発生率減少も達成できたことが報告されるようになってきた．わが国では，二次予防のみでなく，最初の骨折を予防する，いわゆる一次予防も念頭に置いた活動が展開されつつある．この活動が男性骨粗鬆症の治療率の向上に役立てば幸いと考える．

　男性骨粗鬆症の治療についても本書で詳細に述べられているが，欧米では男性骨粗鬆症は閉経後骨粗鬆症とは独立した適応症であり，男性骨粗鬆症のみを対象とした臨床試験が実施されているが，わが国では閉経後女性が中心の臨床試験に数％の男性を加えた臨床試験で骨粗鬆症の適応が与えられてきた．そのため，国内においては男性骨粗鬆症に対する薬剤の効果は必ずしも明確には証明されていないのが現状である．

　いずれにしても，本書は男性骨粗鬆症と前立腺癌についての他に類を見ない著書であり，一読して頂ければ日常診療の一助となることは間違いないと信じている．

宗圓　聰
（日本骨粗鬆症学会理事長）

「前立腺癌と男性骨粗鬆症―最新骨管理マニュアル 改訂第2版」発刊に寄せて

　本書の初版が細井孝之先生，松島　常先生の編集のもとに発刊されたのは，2013年4月でした。前立腺癌と骨の関係は，転移病巣に骨が多いことから，私達泌尿器科医の強い関心事です。当時はゾレドロン酸に加えて，デノスマブが使用できるようになって約1年経過した頃で，いわゆる骨修飾薬を骨転移症例にどのように使用していくか議論していました。そうした中で，本書で扱われている男性骨粗鬆症についてはガイドラインで取りあげられてはいるものの，泌尿器科医の中では，必ずしも関心の高い分野ではありませんでした。男性では原発性の骨粗鬆症の罹患率は，閉経が事実上ないため女性と比べて非常に低いことが分かっています。それだけに，前立腺癌における男性ホルモン遮断療法に伴う続発性骨粗鬆症は，私達泌尿器科医が注意を払うべき病態と考えています。欧米では，癌治療に伴う骨量減少として"Cancer treatment-induced bone loss (CTIBL)"という用語も一般的に使用され，そのマネージメントの重要性が説かれています。そうした意味において，「前立腺癌と男性骨粗鬆症―最新骨管理マニュアル」が本邦から出版されたことの意味は非常に大きいものと考え，私も使用してきました。

　今回，2年半という短期間のうちに改訂第2版が出版されることになり，こうして推薦の辞を担当させていただきましたことは，存外の喜びです。この期間，診断面では，骨粗鬆症の予防と治療ガイドライン・ステロイド性骨粗鬆症ガイドラインの改訂，さらに骨転移診療ガイドラインが発刊され，治療面でも，骨粗鬆症に対してデノスマブが使用できるようになりました。また，今後登場が期待されるラジウム223も扱われています。画像診断の項目ではBone scan indexの内容が特に充実し，PET/CTも扱われました。そして具体的な骨管理アルゴリズムを，エビデンスに準拠した薬剤選択の提言として松島先生がわかりやすくまとめておられ，実臨床に役立つ指標となっています。

　本書に流れる病態生理の理解から診断・治療を考え実践するという編者の先生方のお考えは，昨年から続く去勢抵抗性前立腺癌新規治療薬の登場による前立腺癌薬物治療体系のパラダイムシフトの時期に，ホルモン依存性癌から去勢抵抗性癌まで，どのように骨マネージメントを組み立てていくかの示唆を与えてくれる絶好の書と思います。是非，お手にとって診療のお役にたてていただくことをお薦めいたします。

鈴木和浩
（群馬大学大学院医学系研究科泌尿器科学教授）

推薦の言葉（第1版）

「前立腺癌と男性骨粗鬆症─最新骨管理マニュアル」発刊に寄せて

　骨粗鬆症は女性に特有な疾患で男性には極めて稀であるというのがこれまでの医学の常識であったが，本書はこの常識をくつがえす様な極めて画期的な著作である。

　現在，全世界の大腿骨近位部骨折の約3分の1は男性に発生し，男性の大腿骨近位部骨折は女性の骨折と比較して予後が悪いといわれている。この事実は男性においても女性におけるのと同様に骨粗鬆症の診断を正確に下し，適切な治療により骨折を予防することが高齢者が健康長寿をまっとうする上で極めて重要であることを示すものと言えよう。女性の閉経後骨粗鬆症においては女性ホルモンの欠乏が主因と考えられているが，男性の骨粗鬆症の原因はより複雑で，加齢や男性ホルモンの不足のほかに，生活習慣に関連した様々な要因，すなわち，喫煙，アルコールの過剰摂取，ビタミンDの摂取不足，運動不足などが関与している。さらには糖尿病，高血圧症，CKD，COPD等の生活習慣病そのものが主として骨質の劣化を介して骨強度を低下させ骨折を惹起すると考えられている。

　従来，更年期障害は女性に特有な病態と考えられていたが，最近では男性においても性ホルモン低下による男性の更年期障害として Late onset hypogonadism（LOH）という概念が提唱されている。このLOHも骨粗鬆症の原因の一つとして注目されている。

　本書では男性骨粗鬆症について臨床的特徴，病態生理，診断および治療に関する最新の知識がきめ細かく解説されている。

　本書の特徴としてもう一つ特記すべきことは，男性の高齢者に多発する前立腺癌と骨粗鬆症との関連につき取り上げたことであろう。前立腺癌患者では夜間頻尿，ホルモン療法による筋力低下，低骨密度，さらには骨転移などによる転倒，骨折のリスクが増大する。前立腺癌では骨移転の頻度が高くアンドロゲン除去療法（ホルモン療法）による骨密度低下もあり骨に対するマネジメントが重要となる。前立腺癌骨移転に対する薬物療法には癌細胞そのものを標的とした治療（内分泌療法，化学療法）と破骨細胞を標的とした療法に大別されるが，薬物療法に関する最新の知見が詳細に紹介されている。RANKLに特異的に結合しその活性を阻害する分子標的薬であるデノスマブがホルモン療法下の前立腺癌患者において骨密度を上昇させ新規椎体骨折の発生を予防すること，さらには前立腺癌の骨移転を抑制し生命予後を改善することなどの新しい知見も紹介されているが，ほかのビスホスホネートを初めとする薬剤についてのevidenceは少なく，今後の研究が期待される。

　前立腺癌の骨移転のメカニズムについても前立腺癌の腫瘍マーカーであるPSAが骨芽細胞の増殖を促進させ破骨細胞の機能を抑制し，その結果として骨形成が促進され特徴的な造骨変化が生じる等，興味深い知見が紹介されている。

　骨転移病変の診断と治療についても，放射線療法，手術療法についての詳細な解説があり，最後には癌の専門医と生活習慣病のかかりつけ医との二人主治医制など地域医療体制の設立が必要であるとの将来展望が述べられている。

　本書はわが国を代表する骨粗鬆症の診療の専門医である細井孝之先生と泌尿器科医である松島常先生の共同編集による大変ユニークな著作で，男性骨粗鬆症に対する認識を新たにし，その対応に貢献するものと信じている。

折茂　肇
（医療法人財団健康院理事長）

「前立腺癌と男性骨粗鬆症―最新骨管理マニュアル」発刊に寄せて

　本書は前立腺癌患者の骨管理を向上させるべく，男性骨粗鬆症の疫学・病態から，骨転移関連事象の治療・管理に至るまで，体系的に解説したマニュアルである．編者の細井孝之・松島　常両先生は，2012年の第100回日本泌尿器科学会総会で教育セミナー「去勢前立腺癌患者の骨管理」を企画し，その関心が高かったことを受けて本書を企画したと聞いている．

　その狙い通り，本書を一読すると，男性の骨粗鬆症と前立腺癌治療における骨管理の実践が概観できる．同じ骨粗鬆症といっても，男性と女性では大きく異なり，診断や治療のエビデンスも，男性では不十分であることを感じさせられる．しかし，男性患者に骨粗鬆症に伴う骨関連事象が少ないかといえば，決してそうではない．特に泌尿器科医が治療の主体となる前立腺癌患者では，高齢者が多く，しばしば長期間のアンドロゲン除去治療を受けている．ADLを低下させ生存期間を短縮する因子である骨関連事象は，中心的な臨床的課題であるとさえいえる．

　具体的には，FRAXによる骨折リスク評価に基づく骨管理，単独または化学療法併用で使用されるステロイドに伴う骨粗鬆症への対応，骨転移の定量的評価指標としてBone Scan Indexによる臨床的管理など，実践的な情報が多数提供されている．また，多職種の関与した総合的な管理として，東大病院の骨転移キャンサーボードも紹介されている．放射線科，整形外科などが横断的なチームを構成し，より質の高い医療を提供することが望まれる．一方，外来や病診連携を含む診療所での管理も重要で，そのような課題に応えた試みも紹介されている．

　男性骨粗鬆症の病態と実際を明快な記述で著した本書は，特に前立腺癌患者の管理には必須である．手に取って今日からの診療の一助とされることをお薦めする．

本間之夫
（東京大学大学院医学系研究科泌尿器科外科学教授）

序文

「前立腺癌と男性骨粗鬆症―最新骨管理マニュアル 改訂第2版」出版にあたって

　骨粗鬆症の予防と治療ガイドラインの改訂が行われ，2015年版として発刊されました。この改訂は骨粗鬆症の病態に関する研究の進歩，新しい薬剤の保険収載，原発性骨粗鬆症の診断基準，ステロイド骨粗鬆症の診断基準，骨代謝マーカーの適正使用基準などの改訂といったさまざまな動きを受けてのものです。さらに骨粗鬆症の治療率と治療継続率を向上させることを目的とする「骨粗鬆症リエゾンサービス」の活動もこの領域における多職種連携の動きとして紹介されています。一方，前立腺癌の診療における進歩にも目覚ましいものがありそのアップデートも必要となりました。これらのことから，本書「前立腺癌と男性骨粗鬆症―最新骨管理マニュアル」の改訂が計画された次第です。

　前立腺癌は乳がんとならんで，ホルモン依存性がんを多く含むがんです。このためがんに対する男性ホルモンの作用を低下させることが治療に必要とされ骨粗鬆症を招く危険性が高い疾患です。また，両者とも骨転移の頻度が高いという共通点を持ちます。2015年版のガイドラインにおいても続発性骨粗鬆症に関する記載がより充実したものとなり，治療関連性の続発性骨粗鬆症として，これらのがんに対するホルモン療法も取り上げられています。骨粗鬆症は各専門領域をまたぐ学際的な領域ですが，各専門領域のエキスパートにより執筆された改訂第2版の本書を改めて見てみますと，前立腺癌の診療も泌尿器科学，放射線医学，内分泌学などを集学的にとらえる必要がある分野であることを改めて感じさせられます。前立腺癌を「骨管理」の立場から俯瞰する本書が広く活用されれば幸いです。

　最後に日々のお忙しい業務の中ご執筆や改訂にご尽力いただきました先生方に深謝いたします。

細井孝之
（医療法人財団健康院 健康院クリニック）

「前立腺癌と男性骨粗鬆症―最新骨管理マニュアル　改訂第2版」発刊によせて

　「前立腺癌と男性骨粗鬆症―最新骨管理マニュアル　改訂第2版」を発刊することになりました。ご協力いただいた先生方ならびに医学図書出版編集部の皆様に深謝申し上げます。

　本書は前立腺癌と男性骨粗鬆症をドッキングさせた骨管理マニュアルであり，泌尿器科医が骨代謝の基礎から前立腺癌患者の骨管理を理解し実臨床に役立てることを目的としておりましたが，内科医，整形外科医，腫瘍内科医など多岐にわたる領域の先生方からも好評をいただいてまいりました。

　初版発刊以後，骨粗鬆症治療薬は新薬ラッシュの時代を迎え，多くの臨床試験による新たなエビデンスが得られました。前立腺癌患者の骨標的治療に関するさまざまなセッティングでの大規模臨床試験の結果が報告され，実臨床における薬剤選択基準も自ずと限定されてきました。また，骨粗鬆症診療ガイドラインの改訂，骨転移診療ガイドラインの作成など初版発行後の2年間で重要なイベントがなされています。NCCN前立腺癌ガイドライン（2015年版）では骨転移診断に従来の骨スキャンに加えNaF-PETが新規に推奨されました。骨転移治療では，全生存期間の改善が期待できるRa-223の保険適用申請がなされました。改訂第2版ではこうした最新の情報が悉く盛り込まれています。

　本書を引き続きご利用いただければ幸甚です。

松島　常
（東京警察病院泌尿器科）

序　文（第1版）

超高齢社会の男性診療における骨管理にむけて

　骨粗鬆症は加齢とともに増加する疾患の代表的なものであり，その予防と治療の重要性が唱えられて久しい。また，骨代謝領域における基礎研究とその成果に基づく治療薬の開発と実用化の進展には目覚ましいものがある。一方，骨粗鬆症は"under treatment"の疾患，すなわち想定される患者のうちその診療を受けている患者の割合が低い疾患のひとつでもある。さらに骨粗鬆症は女性の疾患，ととらえられることもあり，男性における骨粗鬆症についてはいまだ十分な取り組みがされているとは言い難い。これらの理由の一つは，男女を問わず骨粗鬆症が"静かな疾患"であり脆弱性骨折が発症するまでは何の症状ももたらさないことや，女性に比して男性における罹病率が低いことなどがあげられる。しかしながら，骨粗鬆症による骨折が一旦発症するとその日常の活動に支障をきたすのみならず生命予後をも脅かし，その傾向は男性においてより強いとされていることを忘れてはならない。

　男性の骨粗鬆症やそれに伴う骨折の診療にあたる時に重要な点は女性に比して続発性骨粗鬆症の割合が多いことであり，原因の鑑別とそれらへの対処がより重要である。一方，続発性骨粗鬆症の原因となる疾患の診療は骨管理を常に念頭において進める必要があり，その代表的なものが前立腺癌の診療である。前立腺癌は高齢男性において頻度が高く，アンドロゲン遮断療法が骨代謝に対して大きな影響を及ぼすことはよく知られているがこれまでに男性骨粗鬆症の診療全体とともにまとめられた成書はなかった。

　"静かな疾患"に向かうためには日常診療に潜んでいる男性骨粗鬆症がどのようなものであり，どのような対処をすべきか，どのような対処ができるか，これらについて整理しておくことが必要であり本書の目的の一つである。また，その診療が骨管理の必要性に直結している前立腺癌は超高齢社会において益々頻度が上昇し，専門としている泌尿器科以外の診療科，とくに内科を受診することが増えてくることが予想される。本書では前立腺癌の第一線の診療に携わっておられる先生方に最新情報を含めてご執筆いただき，内科診療の現場でも大いに活用されることが期待される。内分泌・代謝領域の専門医にとっても前立腺癌の骨管理についてコンサルテーションを受けた際などにお役に立てば幸いである。

細井孝之
（国立長寿医療研究センター）

前立腺癌患者における骨管理の重要性

　前立腺癌患者は依然として高齢者が多く，進行癌でなくてもアンドロゲン遮断療法（ADT）が選択されることが少なくない。治療はしばしば長期化し，骨量減少・筋力低下により転倒・骨折の危険性が高まる。前立腺癌のコントロールが十分でも骨折により生存期間が短縮することが知られている。アンドロゲン遮断療法は骨微少環境に影響を与え，骨を転移の温床と化する性質があり，転移性去勢抵抗性前立腺癌の約8割が骨転移を有する。骨転移病変に対しては，癌細胞と同時に骨細胞に対する治療も必要とされる。このように前立腺癌診療においては骨管理は極めて重要だと言えるが，患者のQOLを高く維持するために安全かつ適切な骨管理をするには，基本となる骨代謝の知識が必要である。しかしながら，骨代謝は複雑で，特に男性に関するエビデンスは乏しく，泌尿器科医にとって手頃なマニュアルがなかった。「前立腺癌と男性骨粗鬆症―最新骨管理マニュアル」は，そうした日常診療ニーズに応えるために作成された。本書の構成は，まず第1章として，男性骨粗鬆症の臨床的特徴，診断・治療を取り上げた。男性骨粗鬆症は，女性とは異なる特徴を有する。まだ十分なエビデンスの蓄積のない分野であるが，前立腺癌患者の骨管理において必要な基礎知識と考える。第2章では，去勢前立腺癌患者の骨管理の実際を解説した。是非，日常診療の一助としていただきたい。第3章では，ステロイド性骨粗鬆症を取り上げたが，糖質コルチコイドがドセタキセルとの併用で投与されることが多いからである。第4章は骨転移病変の診断と治療である。転移のメカニズムから骨標的薬物療法，放射線療法，整形外科的手術療法，緩和療法について各専門家が解説した。診断部門では，Bone Scan Indexによる骨シンチグラムの定量的評価を紹介した。治療効果判定など今後の普及が期待される分野である。第5章では，横断的な骨転移診療体制について東大病院での取り組みについて紹介した。最終章では，前立腺癌の骨管理を含む今後の医療連携について取り上げた。

　各セクションの冒頭には重要事項をポイントとしてまとめた。

　本書を今後の診療・研究にお役立ていただければ幸甚です。

松島　常
（東京警察病院泌尿器科）

目次

I. 男性骨粗鬆症の診療

1. 男性骨粗鬆症の臨床的特徴 …………………………………………… 1
   山口　徹，杉本利嗣
2. 男性骨粗鬆症の病態生理 ……………………………………………… 8
   堀内敏行
3. LOH症候群と骨粗鬆症 ………………………………………………… 16
   小川純人
4. 男性骨粗鬆症の診断 …………………………………………………… 25
   曽根照喜，吉川邦彦
5. 骨折リスクとその評価ならびに薬物治療の開始基準 ……………… 35
   細井孝之
6. 夜間頻尿と転倒リスク ………………………………………………… 42
   赤倉功一郎
7. 骨代謝マーカーの活用 ………………………………………………… 50
   三浦雅一
8. 骨粗鬆症治療薬の特徴と男性骨粗鬆症におけるエビデンス
   ⅰ．デノスマブ ………………………………………………………… 64
   細井孝之
   ⅱ．PTH製剤 …………………………………………………………… 69
   福本誠二
   ⅲ．ビタミンK_2（メナテトレノン）………………………………… 77
   岩本　潤
   ⅳ．活性型ビタミンD_3製剤（エルデカルシトールを含めて）……… 85
   竹内靖博
   　コラム　ビタミンDと前立腺癌 ……………………………… 96
   松島　常
   ⅴ．カルシトニン製剤 ………………………………………………… 99
   萩野　浩
   ⅵ．ビスホスホネート ………………………………………………… 110
   高橋俊二

II. ステロイド性骨粗鬆症の特徴と管理 ……………………………… 119
細井孝之

III. 前立腺癌骨管理アルゴリズム
　　 ―レベル1エビデンスに準拠した薬剤選択の提言― ……… 125
松島　常

IV. 骨転移病変の病態と診断
1. 前立腺癌造骨性骨転移のメカニズム ………………………………… 137
米納浩幸
2. 核医学検査を用いた前立腺癌骨転移の診断 ………………………… 159
中原理紀
3. 骨転移診断における PET/CT ………………………………………… 174
佐藤威文
4. BMA の有害事象
　―顎骨壊死および BMA を投与されている患者に対する歯科側の対応― … 182
池田哲也
5. 骨代謝マーカーの骨転移診断への応用 ……………………………… 191
神谷直人, 鈴木啓悦
6. Bone scan index
　 i. 泌尿器科医の立場から ……………………………………………… 205
熊谷仁平
　 ii. 画像診断医の立場から ……………………………………………… 212
若林大志, 中嶋憲一

V. 骨転移病変の治療
1. メタストロン注射 ……………………………………………………… 223
黒田　功
2. ラジウム-223 …………………………………………………………… 238
中川　徹

3. 放射線治療 ･･･ 246
　　　　　　　　　　　　　　　　　　　　　　　　　鶴貝雄一郎
　　4. 外科的治療 ･･ 259
　　　　　　　　　　　　　　　　　　　　　　山本憲男，土屋弘行

Ⅵ. 診療科横断的な骨転移診療体制
　　―東京大学病院骨転移キャンサーボード― ･･････････････ 269
　　　　　　　　　　　　　　　　　　　　　　篠田裕介，河野博隆

Ⅶ. 前立腺癌と地域医療連携 ･･････････････････････････････ 281
　　　　　　　　　　　　　　　　　　　　　　　　　　田中良典

Ⅷ. 骨転移診療ガイドラインについて ･･････････････････････ 299
　　　　　　　　　　　　　　　　　　　　　　　　　　高橋俊二

Ⅸ. 多職種で取り組む骨粗鬆症診療
　　―骨粗鬆症リエゾンサービスの意義と実践― ･･･････････ 307
　　　　　　　　　　　　　　　　　　　　　　　　　　細井孝之

■ 索引 ･･･ 311

執筆者一覧（執筆順，敬称略）

細井 孝之（医療法人財団健康院 健康院クリニック）
松島　常（東京警察病院泌尿器科）
山口　徹（島根大学医学部内科学第一）
杉本 利嗣（島根大学医学部内科学第一）
堀内 敏行（東京都保健医療公社豊島病院内分泌代謝内科）
小川 純人（東京大学大学院医学系研究科加齢医学）
曽根 照喜（川崎医科大学放射線医学（核医学））
吉川 邦彦（川崎医科大学放射線医学（核医学））
赤倉 功一郎（JCHO東京新宿メディカルセンター泌尿器科）
三浦 雅一（北陸大学薬学部生命薬学講座臨床解析学分野）
福本 誠二（徳島大学藤井節郎記念医科学センター）
岩本　潤（慶應義塾大学医学部スポーツ医学総合センター）
竹内 靖博（虎の門病院内分泌センター）
萩野　浩（鳥取大学医学部保健学科，鳥取大学附属病院リハビリテーション部）
高橋 俊二（公益財団法人 がん研究会有明病院総合腫瘍科）
米納 浩幸（ヒルズガーデンクリニック）
中原 理紀（慶應義塾大学医学部放射線診断科）
佐藤 威文（北里大学医学部泌尿器科）
池田 哲也（杏林大学医学部付属病院耳鼻咽喉科・顎口腔外科）
神谷 直人（東邦大学医療センター佐倉病院泌尿器科）
鈴木 啓悦（東邦大学医療センター佐倉病院泌尿器科）
熊谷 仁平（東京大学医学部附属病院泌尿器科）
若林 大志（金沢大学附属病院核医学診療科）
中嶋 憲一（金沢大学附属病院核医学診療科）
黒田　功（東京医科大学茨城医療センター泌尿器科）
中川　徹（東京大学医学部附属病院泌尿器科・男性科）
鶴貝 雄一郎（大船中央病院放射線治療センター）
山本 憲男（金沢大学大学院医薬保健学総合研究科・先進運動器医療創成講座）
土屋 弘行（金沢大学大学院医学系研究科・医薬保健学域医学類機能再建学（整形外科学）講座）
篠田 裕介（東京大学医学部附属病院リハビリテーション科）
河野 博隆（帝京大学医学部附属病院整形外科）
田中 良典（武蔵野赤十字病院泌尿器科）

I. 男性骨粗鬆症の診療

1 男性骨粗鬆症の臨床的特徴

島根大学医学部内科学第一
山口 徹　杉本 利嗣

ポイント

- 男性骨粗鬆症は女性の閉経後骨粗鬆症に比較して臨床的な頻度は少なく，その注目度も低いのに加えて，前立腺癌に対する抗アンドロゲン療法によるものなどのさまざまな疾患に続発性骨粗鬆症として併存することも多く，原疾患にかくれて診断されずに放置されるケースもある。
- 骨粗鬆症は人口の高齢化により男性においても閉経後女性と同じく重要であり，実際，全世界の大腿骨近位部骨折の約3分の1は男性に発症し，その数は2050年には3.1倍に増加するとされている。男性の大腿骨近位部骨折は女性と比較して予後が悪いことが判明しており，男性においても女性と同じく正確に骨粗鬆症を診断し，適切な治療により骨折を予防することが，高齢者の健康を維持し健全な高齢化社会の創出のために重要である。

I. はじめに

男性骨粗鬆症は女性の閉経後骨粗鬆症に比較して臨床的な頻度は少なく，その注目度も低い。さまざまな疾患に続発性骨粗鬆症として併存することも多く，原疾患にかくれて診断されずに放置されるケースもある。しかしながら，人口の高齢化により男性においても閉経後女性と同じく今後の骨粗鬆症有病率の増加が予想されている。実際，全世界の大腿骨近位部骨折の約3分の1は男性に発症し，その数は2050年には3.1倍に増加すると予測されている[1]。男性の大腿骨近位部骨折は女性と比較して予後が悪いことが判明しており，高齢男性のquality of life（QOL）維持の観点からも対策が必要な疾患概念である。

II. 男性における性ホルモンと骨

エストロゲン受容体（ERα）を欠損した男性症例[2]やアンドロゲンをエストロゲンに変換するアロマターゼを欠損した男性症例[3]では，骨量低下をきたすことが知られており，男性においてもエストロゲンは骨量維持に不可欠であり，アンドロゲンはエストロゲンの骨量維持作用を代償できないことが示され

た。一方，動物実験において雄性アンドロゲン受容体ノックアウト（androgen receptor knockout: ARKO）マウスは，雄性野生型マウスと比較して高代謝回転型の著しい骨粗鬆症を呈していたが，雌性ARKOマウスの骨量は雌性野生型マウスと比較して変化がなく，骨量減少はみられなかった[4]。これらの結果を総合すると，男性においてはアンドロゲンとエストロゲンの双方が骨量維持に重要であるが，女性においては骨量維持にはエストロゲンが中心的役割を果たしており，アンドロゲンの関与は少ないことが推測される。

　臨床的には，思春期以前の成長期には四肢骨が躯幹骨の2倍の速度で成長するが，男性では女性よりも思春期が遅れて開始するため成長期が女性よりも長く，思春期終了後の成人男性の四肢骨は女性よりもサイズと幅が大きくなる[5]。年齢が進むと，女性においては閉経を境にする体内エストロゲンレベルの急激な低下により，海綿骨，皮質骨内膜面における骨吸収が亢進し，海綿骨梁の連続性が消失し骨量の減少が加速する。一方，男性においては高齢に達するまでエストロゲンレベルの減少は緩やかであり，骨吸収亢進よりも骨形成の低下が骨量減少の主因となるため，海綿骨梁の連続性は比較的保たれている[6]。臨床的には女性では50歳前後の閉経を境にして急激な骨密度値の低下を認めるのに対して[7]，男性においては骨密度値は年齢とともに徐々に低下し，70歳以降になってその低下が明らかとなる[8]。骨断面の変化をみてみると，男性においても加齢とともに皮質骨内膜面の骨吸収が亢進するが，一方，

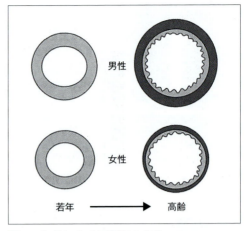

図1　加齢による骨断面の変化
男性においても加齢とともに皮質骨内膜面の骨吸収が亢進するが，アンドロゲンの作用により皮質骨外膜に骨形成も同時に付加されるため，差し引きの結果として女性に比較して皮質骨断面積の変化は少なく，かえって骨の直径が増大し骨太の状態になることで曲げ加重に対する骨強度はそれほど低下しない。この変化は加齢による海綿骨の骨強度低下を緩和する方向に働き，男性において骨粗鬆症の発症が少ない原因となる。
（文献6より引用，改変）

加齢によりその血中濃度が徐々に低下するものの，男性に固有のアンドロゲンの作用により皮質骨外膜に骨形成も同時に付加されるため，差し引きの結果として女性に比較して皮質骨断面積の変化は少なく，かえって骨の直径が増大し骨太の状態になることで曲げ加重に対する骨強度はそれほど低下しない[6]（**図1**）。男性においては皮質骨の減少がみられるのは75歳以降と女性に比べて遅く[9]，骨皮質の多孔化も男性において女性よりも軽度であるとされている[10]。これらの変化は思春期後にみられる男女間の骨構造の相違をさらに増強させ，男性において加齢による海綿骨の骨強度低下を緩和する方向に働き，骨粗鬆症の発症や骨折

発生が女性よりも少なくなる原因となる。

III．男性骨粗鬆症の疫学

　世界各国で平均寿命が延びており，骨粗鬆症の患者数の増加が予想されているが，その増加は女性よりも男性でより顕著であるとされている[7]。スウェーデンでの報告では大腿骨頸部の骨密度測定で70〜85歳の男性の34.7％が骨粗鬆症と判定され，50歳以上の男性の47％が骨減少症と判定された[7]。米国では骨粗鬆症あるいは骨量減少症患者の20％が男性であり[11]，骨粗鬆症性骨折の30〜40％が男性に発生し，50歳以上の男性の生涯骨折リスクは13〜30％であると報告されている[12]。加齢による骨折の増加は男性では女性より約10年遅れる傾向がある。2000年に全世界の男性に発生した350万例の骨折の調査によると，14％が大腿骨近位部，10％が前腕，16％が椎体，5％が上腕，その他の部位が55％と報告されている[13]。男性における骨折発生率には人種，地域差があり，北米，北欧の白人では高く，黒人やアジア人では低いとされている[14,15]。

　大腿骨近位部骨折についてはわが国で5年ごとに厚生労働省の研究班により全国頻度調査が行われ，患者数が発表されている。2012年度の結果では大腿骨近位部骨折発生数は175,700人（男37,600人，女138,100人）と推計され，男性は約21％を占めており，高齢者人口の絶対数の増加を反映して前4回の調査結果よりも男女ともにさらに患者数が増えている（図2）[16]。ただし，骨折発生率については男女ともに70〜80歳代で低下傾向にあり，70歳代に関しては過去20年間でもっとも低いと報告されている[16]。この知見は最近の骨粗鬆症薬物治療の進歩と普及を反映するものかもしれない。海外の報告では大腿骨近位部骨折に占める男性の割合は26〜30％とわが国より少し高い値が示されており[1,17]，その50％は80歳以下で発生するとされている[18]。一方，もう一つの骨粗鬆症性脆弱骨折の代表である椎体骨折については，その約3分の2が発症時点で明らかな疼痛がなく，正確な発症時期がつかみにくいため，大腿骨近位部骨折のような年間発症数の全国調査が難しい。和歌山県の地域住民を対象とした疫学研究によると，椎体骨折の有病率は男女とも年齢とともに増加し，69歳までは男性のほうが女性よりも有病率が高いが，70歳を境に女性において椎体骨折が急増し，女性45％，男性25％と有病率が逆転する。また，70歳以上の女性では男性と比較し多発性の椎体骨折が多い[19]（図3）。椎体骨折の発生を経時的にX線で追求したほかの疫学研究では男性の椎体骨折の新規発生率は4年間で3.5％であり，女性の9.4％と比較して低く，年齢を補正しても約1/2の頻度であった[20]。1年間の人口10万人あたりの遠位橈骨骨折の発生率は男性56.1，女性211.4，近位上腕骨骨折の発生率は男性17.1，女性47.9とともに男性において低い値を示した[21]。以上，いずれの部位の骨粗鬆症性脆弱骨折も女性と比較して男性における発生率が低いことがわが国においても示されている。

Ⅰ．男性骨粗鬆症の診療

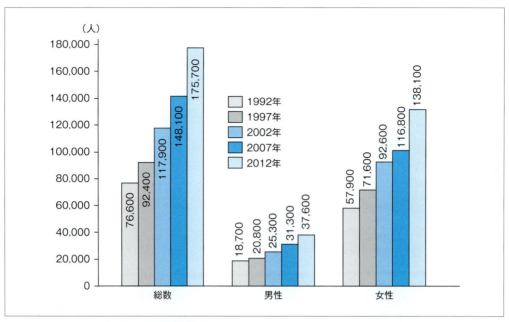

図2　わが国の大腿骨近位部骨折推定発生数
2012年度の結果では大腿骨近位部骨折発生数は175,700人（男37,600人，女138,100人）と推計され，男性は約21％を占めており，前4回の調査結果よりも男女ともにさらに患者数が増えている。
（文献16より引用，改変）

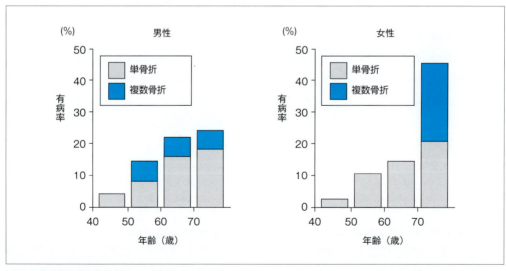

図3　椎体骨折の有病率
椎体骨折の有病率は男女とも年齢とともに増加し，69歳までは男性のほうが女性よりも有病率が高いが，70歳を境に女性において椎体骨折が急増し，女性45％，男性25％と有病率が逆転する。また，70歳以上の女性では男性と比較し多発性の椎体骨折が多い。
（文献19より引用，改変）

Ⅳ．男性骨粗鬆症の臨床像

　わが国の報告では男性骨粗鬆症の受診契機としては骨折が約70％であり，急性期の疼痛という症状が出現して初めて受診するものが多い。そのうち椎体骨折が約60％，大腿骨近位部骨折が約30％と両者で大部分を占める[22]。女性の骨粗鬆症患者は健診で骨密度減少を指摘され，骨折を起こす以前の無症状のうちに受診するケースもみられるのと比較して明らかな違いがあり，男性において骨粗鬆症の重要性の啓発とそのスクリーニング検査が普及していないことを反映していると思われる。

　男性骨粗鬆症の診療にあたって注意が必要なのは，その原因として続発性骨粗鬆症が多いことである。わが国の報告でも約40％が続発性であり，女性の2倍以上の頻度を示している[22,23]。その原因疾患としてはステロイド性，前立腺癌に対する抗アンドロゲン療法によるもの，胃切除術後，アルコール性，慢性腎臓病（chronic kidney disease: CKD），慢性閉塞性肺疾患などが多い。したがって，これらの病態を有する男性では，積極的に骨粗鬆症の存在を疑い，骨密度を測定し，X線で椎体骨折の有無，問診で既往の脆弱性骨折の有無を確認する必要がある。骨粗鬆症が存在すれば原疾患の治療に加えて，骨折予防のために骨粗鬆症薬の投与も必要となる。

　わが国における男性の骨代謝マーカーの基準値は尿中 cross-linked N-terminal telopeptides of type I collagen（NTX）が平均29.3（−SD〜＋SD 19.3〜44.4）nmolBCE/mmolCr，尿中 deoxypyridinoline（DPD）が3.38（2.61〜4.37）nmolBCE/mmolCr，血中 bone-specific alkaline phosphatase（BAP）が23.3（16.9〜32.2）U/Lと報告されている[24]。これらの骨吸収マーカーと骨形成マーカーの値は閉経後女性よりも低値で，男性における低代謝骨回転を反映していると思われる。一般生化学検査では男性骨粗鬆症患者において血清リン（P）値は正常範囲にあるものの，女性よりも平均値が低いとわが国で報告されている[22]。

Ⅴ．男性骨粗鬆症の予後

　わが国において男性の大腿骨近位部骨折の予後を検討した報告は少ないが，諸外国での複数の報告によると男性の大腿骨近位部骨折の予後は女性よりも一般に悪い。男性に大腿骨近位部骨折が発生するとその死亡率は女性の約2〜3.5倍であり[12,25〜27]，1年以内に31％が死亡し[26]，骨折後10年間は死亡率の上昇が続くとされている[12]。別の報告でも男性における大腿骨近位部骨折発症1年後の死亡率は37.5％と女性よりも高い[28]。また大腿骨近位部骨折後，半数以上が慢性疼痛を訴え歩行介助が必要となり[29]，3分の1が長期療養施設に入所するとされる[30]。そのため，男性の大腿骨近位部骨折は女性に比較して発生率が低いものの，いったん発生するとその後のQOLの低下が著しいことが推測される。したがって，男性においても女性と同じく正確に骨粗鬆症を診断し，適切な治療により骨折を予防することが，高齢者の健康を維持し健全な高齢化社会の創出のために重要である。

参考文献

1) Gullberg B, Johnell O, Kanis JA: Worldwide projections for hip fracture. Osteoporos Int 7: 407-413, 1997
2) Smith EP, Boyd J, Frank GR, et al: Estrogen resistance caused by a mutation in the estrogen-receptor gene in man. N Engl J Med 331: 1056-1061, 1994
3) Morishima A, Grumbach MM, Simpson ER, et al: Aromatase deficiency in male and female siblings caused by a novel mutation in the physiological role of estrogens. J Clin Endocrinol Metab 80: 3689-3698, 1995
4) Kawano H, Sato T, Yamada T, et al: Suppressive function of androgen receptor in bone resorption. Proc Natl Acad Sci USA 100: 9416-9421, 2003
5) Seeman E: Growth in bone mass and size are racial and gender differences in bone mineral density are more apparent than real? J Clin Endocrinol Metab 83: 1414-1419, 1998
6) Seeman E: Pathogenesis of osteoporosis. J Appl Physiol 95: 2142-2151, 2003
7) Kanis JA, Johnell O, Oden A, et al: Epidemiology of Osteoporosis and Fracture in Men. Calcif Tissue Int 75: 90-99, 2004
8) Szulc P, Delmas PD: Biochemical markers of bone turnover in men. Calcif Tissue Int 69: 229-234, 2004
9) Riggs BL, Melton LJ, Robb RA, et al: A population-based assessment of rates of bone loss at multiple skeletal sites: evidence for substantial trabecular bone loss in young adult women and men. J Bone Miner Res 23: 205-214, 2008
10) Seeman E: The Growth and Age-Related Origins of Bone Fragility in Men. Calcif Tissue Int 75: 100-199, 2004
11) Burge R, Dawson-Hughes B, Solomo DH, et al: Incidence and economic burden of osteoporosis-related fractures in the United States. J Bone Miner Res 22: 465-475, 2007
12) Bliuc D, Nguyen ND, Milch VE, et al: Mortality risk associated with low-trauma osteoporotic fracture and subsequent fracture in men and women. JAMA 301: 513-521, 2009
13) Johnell O, Kanis JA: An estimate of the worldwide prevalence and disability associated with osteoporotic fractures. Osteoporos Int 17: 1726-1733, 2006
14) Memon A, Pospula WM, Tantawy AY, et al: Incidence of hip fracture in Kuwait. Int J Epidemiol 27: 860-865, 1998
15) Maggi S, Kelsey JL, Livtak J, et al: Incidence of hip fractures in the elderly: a cross-national analysis. Osteoporos Int 1: 232-241, 1991
16) 八重樫由美, 坂田清美, 他：大腿骨近位部骨折の発生率にブレーキ. Medical Tribune Vol.47, No.45 2014年11月6日
17) Herrera A, Martinez AA, Ferrandez L, et al: Epidemiology of hip fracture in Spain. Int Orthop 30: 11-14, 2006
18) Chang KP, Center JR, Nguyen TV, et al: Incidence of hip and other osteoporotic fractures in elderly men and women: Dubbo Osteoporosis Epidemiology Study. J Bone Miner Res 19: 532-536, 2004
19) Yoshimura N, Kinoshita H, Danjoh S, et al: Prevalence of vertebral fractures in a rural Japanese population. J Epidemiol 5: 171-175, 1995
20) Fujiwara S, Kasagi F, Masunari N, et al: Fracture prediction from bone mineral density in Japanese men and women. J Bone Miner Res 18: 1547-1553, 2003
21) Hagino H, Yamamoto K, Oshiro H, et al: Changing incidence of hip, distal radius, and proximal humerus fractures in Tottori prefecture, Japan. Bone 24: 265-270, 1999
22) 重信恵一, 橋本友幸, 大越康充, 他：当科における男性骨粗鬆症患者の臨床像と治療について. Osteoporosis Jpn 13：160, 2005
23) 白木正孝：男性骨粗鬆症の多様性. Osteoporosis Jpn 11(Suppl. 1)：76, 2003
24) 福永仁夫, 曽根照喜：続発性骨粗鬆症―臨床の立場から―男性の骨粗鬆症. 骨粗鬆症治療 4：150-154, 2005

25) Amin S, Felson DT: Osteoporosis in men. Rheum Dis Clin North Am 27: 19-47, 2001
26) Forsen L, Sogaard AJ, Meyer HE, et al: Survival after hip fracture: short- and long-term excess mortality according to age and gender. Osteoporos Int 10: 73-78, 1999
27) Haentjens P, Magziner J, Colon-Emeric CS, et al: Meta-analysis: excessmortality after hip fracture among older women and men. Ann Intern Med 152: 380-390, 2010
28) Jiang HX, Majumdar SR, Dick DA, et al: Development and initial validation of a risk score for predicting in-hospital and 1-year mortality in patients with hip fractures. J Bone Miner Res 20: 494-500, 2005
29) Sembo I, Johnell O: Consequences of a hip fracture. A prospective study over 1 year. Osteoporos Int 3: 148-153, 1993
30) Jensen JS, Bagger J: Long-term social prognosis after hip fractures. Acta Orthop Scand 53: 97-101, 1982

Ⅰ. 男性骨粗鬆症の診療

2 男性骨粗鬆症の病態生理

東京都保健医療公社豊島病院内分泌代謝内科
堀内　敏行

ポイント

- 加齢が男性の骨構造に与える影響は，若い世代から海綿骨の骨密度低下が始まることと，50歳過ぎからは海綿骨と皮質骨の両方が低下していくことである。
- 女性同様に男性の骨代謝においても性ホルモンは重要な役割を担っている。エストロゲンは若年の骨成長および成人以降の骨量維持にとって重要である。アンドロゲンは，骨量維持ではエストロゲンに比べると相関は弱いが，間接的に筋力の維持による転倒防止という点で骨折を防ぐ。
- 加齢，性ホルモン異常に加えて，甲状腺・副甲状腺機能亢進症による骨吸収亢進，胃切除による続発性副甲状腺機能亢進症，アルコール症・糖質コルチコイド内服による骨芽細胞機能低下，日光浴をしないことによるビタミンD低下，運動量減少などによって男性骨粗鬆症となる。
- 男性骨粗鬆症における加齢は一つの原因となるが，そのほかにも原因はさまざまあり，その病態生理に応じた治療を考慮することが重要である。

Ⅰ. はじめに

骨粗鬆症の有病率は女性に高く，男性では低い。しかし合併症である大腿骨頸部骨折は，年間発生数が12万のうちの約25,000人が男性となっている。すなわち男女比が1：4である。年代別では，大腿骨頸部骨折の発生率は，50歳代2.4％，70歳代で3.8％，90歳代で7.9％と年齢とともに増加している（図1）[1]。大腿骨頸部骨折後の死亡率は，骨折後1年で男性では31％，女性では17％と明らかに男性で高く，極めて予後不良な疾患ということができる。このように男性における骨粗鬆症は，骨折などの罹患率と死亡率を高めるため[2]，予防が重要となる。正しい治療を行うためにも男性の骨粗鬆症の病態生理を知っておく必要があり，本稿では，男性骨粗鬆症の病態生理について述べる。

Ⅱ. 加齢による骨量低下

1. 構造上および骨質の加齢変化

QCTで測定し，解析した結果から，男性の海綿骨の骨量は加齢とともに減少

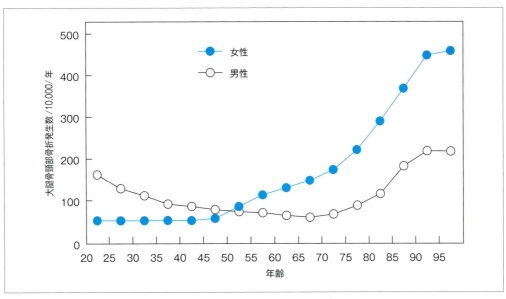

図1 男性・女性における大腿骨頸部骨折の加齢による発生数の変化
（文献1より引用，改変）

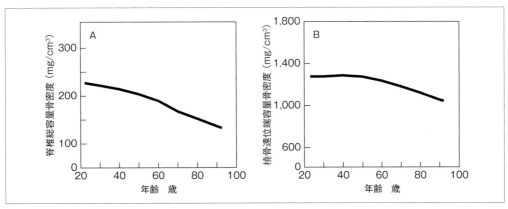

図2 20歳から97歳までの男性の三次元骨密度の年齢変化
A：椎体密度，B：遠位橈骨端密度
（文献2より引用，改変）

していく。これは女性の海綿骨の減少が閉経後始まるのとは異なり50歳より前の若い世代から始まる。一方，皮質骨の骨量は橈骨遠位端を調べた結果では，男性では50歳頃から減少が始まるが，女性では男性よりも早い時期から減少が始まる（**図2**）[3]。もう一つ骨の質的な点で，男性の海綿骨は加齢により菲薄化するが，女性の海綿骨は骨梁断裂が増加するといわれている[4]。男性の若い世代からの海綿骨減少はIGF-1の減少と相関し，50歳以後の皮質骨減少はエストロゲンの減少と相関すると考えられている[3]。

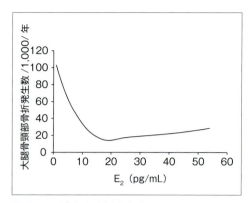

図3 E_2 濃度と骨折発生率
（文献7より引用，改変）

2. 性ホルモン系

加齢に伴ってホルモンは減少していくが，性ホルモンと骨代謝との関連は深く，女性では閉経を機に，エストロゲンが低下し骨吸収が亢進するため骨量は減ってくる。男性においても性ホルモンは重要で，ピーク骨量は成人での骨強度維持にとって極めて重要である。男性における性腺機能低下症は，骨リモデリングの増加，急速な骨密度低下を起こす。しかしホルモン補充療法（hormone replacement therapy: HRT）によって骨密度は回復する。重症性腺機能低下症の一つとして前立腺癌における LH-RH アゴニストによる男性ホルモン低下療法がある。この状況下では骨密度低下が急であり，骨折の危険が高くなる[5,6]。Mellstrom らは，3,014人の平均年齢75歳の高齢男性の血中フリーエストラジオール（FE_2），フリーテストステロン（FT），sex hormone binding globulin（SHBG）を GC-MS で測定し，脊椎，非脊椎の初発骨折との関係をみたところ，低 E_2 と高 SHBG が関係しており，FT との関係はなかった。実際 図3 で示すように，E_2 が 16 pg/mL 以下では骨折のリスクが高かった[7]。アンドロゲン受容体（androgen receptor: AR）のノックアウトマウスの実験では海綿骨，皮質骨の骨密度維持に男性ホルモン受容体が重要であることが証明されているが，ヒトの高齢男性で男性ホルモンが重要という報告は少ない。しかし内因性 FT 濃度が高齢男性の活動度と転倒に関与するという報告もあるので[8]，低男性ホルモンは高齢男性の frailty を予想できる[9]。したがって男性ホルモンは直接骨密度・骨折とは関連ないが，筋力，frailty とは関連がある可能性がある。

E_2 はアロマターゼによってテストステロンから変換されるのでアンドロゲン低下がエストロゲン低下に大きく寄与する可能性がある。CYP19A1 の変異が70歳以上の男性の E_2 濃度と骨密度を決定するとの報告がある[10]。われわれもアンドロゲンからエストロゲンに変換するCYP19 の酵素アロマターゼと日本人閉経後女性の脊椎圧迫骨折との関係を報告した[11]。男性においても，女性同様に男性ホルモンよりも E_2 のような女性ホルモン濃度が骨密度，骨折予防にとって重要である。

3. GH/IGF-1系

加齢に伴う GH/IGF-1 系の低下も骨に何らかの影響を及ぼすと考えられる。IGF-1 と IGF-1 結合蛋白は骨芽細胞の機能と骨形成に関与しており，下垂体機能低下症による GH 低下が骨量減少を起こし，骨折のリスクが2～3倍になるとの報告がある[12]。骨量減少の程度は GH 欠乏の程度に依存している[13]。

4. 副甲状腺ホルモン（parathyroid hormone：PTH）/ビタミンD系

原発性および続発性副甲状腺機能亢進症により，PTH が過剰に前骨芽細胞と骨芽細胞の PTH 受容体に働くことで RANKL を介した成熟型破骨細胞の動員，骨吸収亢進を介して骨密度の低下が起きる。一方ビタミンDのほうは，米国では 25(OH)D が低い 65 歳以上の男性では大腿骨頸部骨折が増加し，スウェーデンにおいては 65 歳以上の男性で臨床骨折が増加したとの報告がある[14]。PTH とビタミンDはカルシウム，リン代謝では重要なホルモンであり，骨代謝の中心的なホルモンでもある。これらのホルモン過剰または欠乏は骨密度の維持にとって致命的な状況を起こす。

5. 骨芽細胞の機能低下

ホルモン低下だけでなく加齢により骨形成を行う骨芽細胞自身の機能が低下してくる。男性ヒトの explants の初代骨培養から何代も培養を経た骨芽細胞では，オステオカルシンの産生が低下[15]，ラットの骨髄での解析でも加齢によって前骨芽細胞が骨芽細胞より増加[16]，ヒト骨芽細胞のテロメアの長さも加齢によって短くなるなどの報告がある[17]。一方骨芽細胞における石灰化，アルカリホスファターゼ産生が初代培養を作成するドナーの年齢が高齢でも低下しないとの報告もある[18]。ヒト，ラットなどの種差，培養方法の違いなどで加齢による骨芽細胞の機能低下についてはまだ意見の一致をみていない。

III．特発性骨粗鬆症

原因不明の骨折が年齢に問わず発症する。いくつかの要因が考慮されるが，もっとも明らかなのは遺伝的素因である。低骨密度と骨折リスクは高率に遺伝的である。しかし今のところ特異的遺伝子はみつかっていない。

IV．男性骨粗鬆症の分類

男性骨粗鬆症の原因は heterogenous であり，表 1 に示すようにいくつかの原因があるが，原発性と続発性があり，原発性は，①加齢による骨粗鬆症と，②特発性に分かれる。また続発性は全体の約 2 分の 1 から 3 分の 2 を占めている。すなわち，ほかの合併疾患，内服薬，生活スタイルにより骨密度の減少が起きる。代表的なものに，特発性高カルシウ

表 1　男性骨粗鬆症の分類

原発性骨粗鬆症と続発性骨粗鬆症
1）原発性骨粗鬆症
a）加齢による骨粗鬆症
b）特発性骨粗鬆症
2）続発性骨粗鬆症
a）アルコール中毒
b）慢性閉塞性呼吸器疾患
c）糖質コルチコイド化上昇（内因性，外因性）
d）胃腸疾患（吸収不良，炎症性，原発性胆汁性肝硬変，胃切除後）
e）甲状腺機能亢進症
f）副甲状腺機能亢進症
g）性腺機能低下症（特発性，前立腺癌ホルモン療法）
h）薬物による副作用（抗痙攣剤，抗がん剤）
i）神経筋疾患
j）膠原病（関節リウマチ）
k）移植後

ム尿症は低骨量と骨リモデリング異常で起きる。もっとも重要な二次性の骨粗鬆症の原因は，アルコール性，ステロイド骨粗鬆症，性ホルモン低下であり，次に重要なものとして，甲状腺・副甲状腺異常，胃切除後によるものなどがある。

1．アルコール症

アルコールの骨代謝系への直接効果をみた検討では，ラットに過度のアルコールを投与して，投与しない群と各骨代謝因子を骨密度とRNAレベルで比較したところ，アルコールを投与された群は，非投与群に比較して，腰椎の海綿骨は23%，圧迫に対する強度は17%減少し，かつオステオカルシン，アルカリホスファターゼ，BMP，PTH受容体の発現も減少した[19]。最近の研究では，骨リモデリングのバランスが崩れて，骨形成の低下，骨細胞のアポトーシス，酸化ストレスの関与，Wntシグナル系の異常も起き骨粗鬆症となることがわかってきている[20]。

またアルコール中毒症による間接的な効果は，低カルシウム摂取を含めたあらゆる栄養素の不足状態，日光を浴びないためのビタミンD欠乏，運動不足などにより骨密度が低下してくることも男性骨粗鬆症の間接的な原因と考えられる。

2．グルココルチコイド誘発性（glucocorticoid-induced osteoporosis：GIO）およびクッシング症候群

男女問わずステロイドによる骨粗鬆症の原因は，ステロイドによる骨芽細胞への直接効果が主体である。急性期では骨芽細胞のアポトーシスの亢進，骨芽細胞数が減少し，相対的に破骨細胞の増加が引き起こされ骨吸収の亢進が起きる[21]。骨強度は骨密度と骨質によって規定されるが，GIOでは骨質も低下するため原発性骨粗鬆症と同程度の骨密度の患者より骨折が起きやすくなる。間接的には腎臓からカルシウム排泄が亢進し，低カルシウム血症となり二次性の副甲状腺機能亢進症から骨吸収の亢進が起きる。また性ホルモンへの影響も起きる。過剰のグルココルチコイドは下垂体でのLH，FSH，ACTH産生を抑制して，エストロゲン，テストステロン，デヒドロエピアンドロステロン（DHEA），デヒドロエピアンドロステロンサルフェイト（DHEAS）の分泌抑制も行う。このようにグルココルチコイドは直接的，間接的に骨に悪影響を及ぼす。

グルココルチコイドの過剰産生が起きる疾患には，下垂体腫瘍のクッシング病と副腎腫瘍によるクッシング症候群があり，ともに前述したGIOと同じように骨芽細胞のアポトーシスの亢進，骨芽細胞の減少，相対的破骨細胞の増加が起き骨吸収が亢進する。尿中へのカルシウム排泄亢進か低カルシウム血症，二次性の副甲状腺機能亢進症も起き，性ホルモンへの影響もGIOと同様である。

3．甲状腺機能亢進症

骨粗鬆症発症の主な機序は，甲状腺ホルモン過剰となり，甲状腺ホルモン受容体のある骨芽細胞が過度に刺激を受けるため，RANK-RANKL系を介して成熟破骨細胞が誘導され骨吸収の亢進が起き海綿骨の減少が起き，骨粗鬆症が発症すると考えられる。チアマゾール，プロピ

ルチアウラシルの投与により甲状腺亢進症が正常化すると骨量も回復してくる。

4. 副甲状腺機能亢進症

前述したように副甲状腺ホルモンの受容体は，前骨芽細胞，骨芽細胞に存在し海綿骨，皮質骨の低下が起きるが皮質骨量の低下のほうが海綿骨量低下より有意に大きい。副甲状腺腫瘍の摘出により骨代謝の正常化に伴い皮質骨，海綿骨の骨密度の回復が起きる[22]。

5. 消化器系疾患

炎症性腸疾患による吸収不良症候群，胃切除後などのカルシウム吸収低下により低カルシウム血症となり二次性の副甲状腺機能亢進症を呈する。また25(OH)Dの吸収低下によるビタミンD欠乏によってもカルシウム吸収低下によって骨形成の低下と二次性の副甲状腺機能亢進症が起きる。

6. 全身性疾患（膠原病）

全身性疾患の代表として関節リウマチ（rheumatoid arthritis：RA）があり，骨粗鬆症を引き起こす病態生理は，傍関節性と全身性があり，傍関節性の骨粗鬆症は炎症性サイトカインであるIL-1，IL-6，TNF-αは骨芽細胞におけるRANKL発現の促進を介して活性化破骨細胞を誘導する。さらに活性化T細胞，滑膜線維芽細胞表面にもRANKL発現させ活性化破骨細胞を誘導する。活性化破骨細胞がRAにおける骨粗鬆症や骨破壊を起こす。全身性の骨粗鬆症の原因としては，閉経，各種ホルモン異常，不動，ステロイド投与などがある。

7. 糖尿病

骨折リスクはインスリンの分泌されない1型糖尿病では健常人の12倍になる[23]。インスリン，β細胞から産生されるアミリン蛋白の欠乏により骨への同化作用が減少する。一方男性において2型糖尿病の骨折増加については報告はなく，Women's Health Initiative Observational Studyの報告では，女性の2型糖尿病で20％骨折が増加するとされている[24]。

8. 神経筋疾患

脳梗塞による麻痺などで不動化が起きカルシウムが骨から放出され，また運動低下による骨形成の低下，骨吸収亢進が起き骨量の減少が起きると考えられる。パーキンソン病では骨密度低下と転倒により骨折がコホートでの対照群に比べて明らかに高かった報告もある[25]。

V. まとめ

以上男性骨粗鬆症は，加齢という因子に，性ホルモン，GH/IGF-1，ビタミンD系などのホルモン低下，また環境因子としてのアルコール，ステロイド投与，日光浴，運動，栄養，また内分泌疾患，消化器疾患，全身性疾患，などの要因が加わることで骨粗鬆症を発症する（図4）。原因はさまざまであり，複雑といっても過言ではない。しかし男性でも女性と同じように骨折が高齢になるにつれて増えるのも事実であり，治療も病態を考えて対策を講じるべきである。

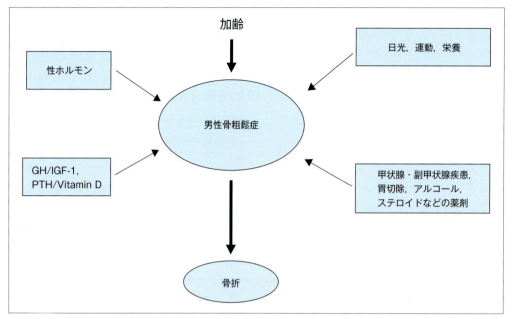

図4　男性骨粗鬆症の発症機序

参考文献

1) van Staa TP, Dennison EM, Leufkens HG, et al: Epidemiology of fractures in England and Wales. Bone 29: 517-522, 2001
2) Watts NB, Adler RA, Bilezikian JP, et al: Endocrine Society: Osteoporosis in men: an Endocrine Society clinical practice guideline. J Clin Endocrinol Metab 97: 1802-1822, 2012
3) Riggs BL, Melton LJ, Robb RA, et al: A population-based assessment of rates of bone loss at multiple skeletal sites: evidence for substantial trabecular bone loss in young adultwomen and men. J Bone Miner Res 23: 205-214, 2008
4) Riggs BL, Melton Iii LJ 3rd, Robb RA, et al: Population-based study of age and sex differences in bone volumetric density size, geometry, and structure at different skeletal sites. J Bone Miner Res 19: 1945-1954, 2004
5) Stoch SA, Parker RA, Chen L, et al: Bone lossin men wiyh prostate cancer treated with gonadotropin-releasing hormone agonists. J Clin Endocrinol Metab 86: 2787-2791, 2001
6) Mittan D, Lee S, Miller E, et al: Bone loss following hypogonadism in men with prostate cancer treated with GnRH analogs. J Clin Endocrinol Metab 87: 3656-3661, 2002
7) Mellstrom D, Johnell O, Ljunggren O, et al: Free testosterone in an independent predictoe of BMD and prevalent fractures in elderly men: MrOS Sweden. J bone Miner Res 21: 529-535, 2006
8) Orwoll E, Lambert LC, Marshall LM, et al: Endogenous testosterone levels, physical performance, and fall risk in older men. Arch Intern Med 166: 2124-2131, 2006
9) Hyde Z, Flicker L, Almeida OP, et al: Low free testosterone predicts frailty in older men: the health in men study. J Clin Endocrinol Metab 95: 3165-3172, 2010
10) Van Pottelbergh I, Goemaere S, Kaufman JM: Bioavailable estradiol and an aromatase gene polymorphism are determinants of bone mineral density changes in men over 70 years of age. J Clin Endocrinol Metab 88: 3075-3081, 2003

11) Koudu Y, Onouchi T, Hosoi T, et al: Association of CYP19 gene polymorphism with vertebral fractures in Japanese postmenopausal women. Biochem Genet 50: 389-396, 2012
12) Giustina A, Mazziotti G, Canalis E: Growth hormone insulin-like growth factors, and the skelton. Endocr Rev 29: 535-559, 2008
13) Colao A, Di Somma C, Pivonello R, et al: Bone loss is correlated to the severity of growth hormone deficiency in adult patients with hypopituitarism. J Clin Endocr Metab 84: 1919-1924, 1999
14) Melhus H, Snellman G, Gedeborg R, et al: Plasma 25-hydroxyvitamin D levels and fracture risk in a community-based cohort of elderly men in Sweden study. J Clin Endocrinol Metab 95: 2637-2645, 2010
15) Chavassieux PM, Chenu C, Valentin-Opran A, et al: Influence of experimental conditions on osteoblast activity in human primary bone cell cultures. J Bone Miner Res 5: 337-343, 1990
16) Roholl PJ, Blauw E, Zurcher C, et al: Evidence for a diminished maturation of preosteoblasts into osteoblasts during aging in rats: an ultrastructural analysis. J Bone Miner Res 9: 355-366, 1994
17) Kveiborg M, Kassem M, Langdahl B, et al: Telomere shortening during of human osteoblasts in vitro and leukocytes in vivo: lack of excessive telomere loss in osteoporotic patients. Mech Ageing Dev 106: 261-271, 1999
18) Koshihara Y, Hirano M, Kawamura M, et al: Mineralization ability of cultured human osteoblast-like periosteal cells does not decline with aging. J Gerontol 46: B201-206, 1991
19) Callaci JJ, Himes R, Lauing K, et al: Binge alcohol-induced bone damage is accompanied by differential expression of bone remodeling-related genes in rat vertebral bone. Calif Tissues Int 84: 474-484, 2009
20) Maurel DB, Boisseau N, Benhamou CL, et al: Alcohol and bone: review of dose effects and mechanisms. Osteoporos Int 23: 1-16, 2012
21) Hofbauer LC, Rauner M: Minireview: live and let die: molecular effects of glucocorticoids on bone cells. Mol Endocrinol 23: 1525-1531, 2009
22) Tamura Y, Araki A, Chiba Y, et al: Remarkable increase in lumbar spine bone mineral density and ameriolation in biochemical markers of bone turnover after parathyroidectomy in elderly primary hyperparathyroidism. J Bone Miner Metab 25: 226-231, 2007
23) Nicodemus KK, Folsom AR: Iowa Women's Health Study: Type 1 and type 2 diabetes and incident hip fractures in postmenopausal women. Diabetes Care 24: 1192-1197, 2001
24) Bonds DE, Larson JC, Schwartz AV, et al: Risk of fracture in women with type 2 diabetes: the Women's Health Initiative Observational Study. J Clin Endocr Metab 91: 3404-3410, 2006
25) Chen YY, Cheng PY, Wu SL, et al: Parkinson's disease and risk of hip fracture: an eight year follow-up study in Taiwan. Parkinsonis Rel Disord 18: 506-509, 2012

I. 男性骨粗鬆症の診療

3　LOH症候群と骨粗鬆症

東京大学大学院医学系研究科加齢医学
小川　純人

ポイント

- 男性における性ホルモンの低下は男性更年期障害とも関連し，Late-onset Hypogonadism（LOH）という概念で提唱されている。
- 高齢男性においてテストステロンは加齢とともに低下するが，その程度には個人差を認める場合が多い。
- 加齢に伴う男性ホルモンの低下は骨粗鬆症，フレイル，サルコペニアのリスクを高める可能性がある。
- 男性ホルモン補充による骨代謝ならびに体組成の改善効果が示唆される。

I．はじめに

　男性では，加齢に伴う性ホルモン低下と男性更年期障害との関連性が知られている一方で，女性の閉経と異なり発症時期には個人差が大きいものの，骨粗鬆症をはじめとする老年疾患とも関連することが次第に明らかになってきている。男性更年期における性ホルモン低下により，骨強度低下，筋肉量減少，筋力低下が認められ運動機能や身体機能の低下を引き起こすリスクも指摘されている。男性における骨粗鬆症の病態には男性ホルモンの低下が大きく関与していることが考えられているが，男性更年期障害に伴う骨関連症状や骨代謝に対するホルモン補充療法の効果については確立されるに至っていない。本稿では男性ホルモンの加齢変化や男性更年期障害に伴う骨粗鬆症，転倒リスクとの関連性，および男性ホルモン補充による骨格系への効果，影響について概説する。

II．LOH症候群と男性ホルモン

　加齢に伴う生殖内分泌器官の機能低下により性ホルモンの動態も大きく変化し，男性における性ホルモンの低下は性欲低下，勃起障害，うつ症状をはじめとする男性更年期障害とも関連し，Partial Androgen Deficiency in Aging Male（PADAM）あるいはLate-onset Hypogonadism（LOH）という概念で提唱されている。また，加齢に伴い骨強度の低下，筋肉量の減少，筋力低下（サルコペニア），虚弱（フレイル）を認める場合

も多く，activities of daily life（ADL）や身体機能は一層低下し，結果的に転倒，骨折による要介護状態や虚弱状態（fraility）に至る場合もある。また，骨粗鬆症に伴う脊椎圧迫骨折，大腿骨近位部骨折やサルコペニアなどは，運動機能，身体機能を低下させるばかりでなく，生命予後，ADLを規定し，高齢者本人，介護者のquality of life（QOL）を低下させてしまう場合が多く，その対策は重要である。平成19年度国民生活基盤調査[1]によると，介護を必要とする原因として，転倒・骨折が脳血管疾患，認知症，高齢による衰弱，関節疾患に次いで第5位となっており，転倒および転倒に伴う大腿骨近位部骨折などの骨折頻度は加齢とともに顕著になってきている。また，2011年に改訂された「骨粗鬆症の予防と治療ガイドライン」[2]では，骨粗鬆症の予防と治療の目標が骨折予防であるとされ，骨粗鬆症自体への対応に加え，転倒予防の観点からサルコペニアを予防，改善することも非常に重要であると認識されるようになってきている。

骨粗鬆症については「骨量の減少と骨微細構造の悪化を特徴とし，その結果骨の脆弱性が増し骨折しやすくなった病態」と定義されており，その臨床病型は原発性と続発性とに大別される。その中でも原発性骨粗鬆症は閉経後骨粗鬆症，男性骨粗鬆症に代表され退行期骨粗鬆症ともよばれ，その病態に性ホルモンの加齢による低下も大きく関与しているものと考えられている。男性の骨代謝に男性ホルモン（テストステロン）が関与していることは性腺機能低下症に対するホルモン補充療法の骨代謝改善などから示唆

されている一方で，その機序の詳細は十分には明らかにされていない。テストステロンは生体内で核内受容体であるアンドロゲン受容体（AR）に直接作用するほか，アロマターゼにより女性ホルモン（エストロゲン）に変換されてエストロゲン受容体（ER）を介して作用する面も知られており，テストステロンの骨代謝作用はARおよびERを介して作用する可能性が考えられている。ARノックアウトマウスを用いた解析では，雄性の骨量維持にはアンドロゲンがエストロゲンと同程度に関与している結果も示されている[3]。また，こうしたモデル動物の解析結果や，前立腺癌に対して性腺刺激ホルモン放出ホルモン（LH-RH）アゴニストによる治療を行った際のエストロゲンによる骨代謝改善効果などの臨床知見からも，テストステロン自体の骨作用のみならず，アロマターゼによって変換されたエストロゲンが骨代謝に関与している可能性も示唆されている[3,4]。

III. 男性ホルモンの加齢性変化

女性における閉経に代表されるように，加齢に伴う機能変化の中で生殖内分泌器官の老化は重要であり，個体の恒常性（ホメオスタシス）の維持に必要なホルモンの変動も認められる。一般に，甲状腺ホルモンやグルココルチコイドなど生命維持のために不可欠と考えられるホルモンは，加齢に際し比較的一定レベルを維持するのに対し，性ホルモンの血中濃度は加齢によって特異的な変動を示す（図1）。テストステロンについては，男性では精巣，女性では卵巣が主要な産生

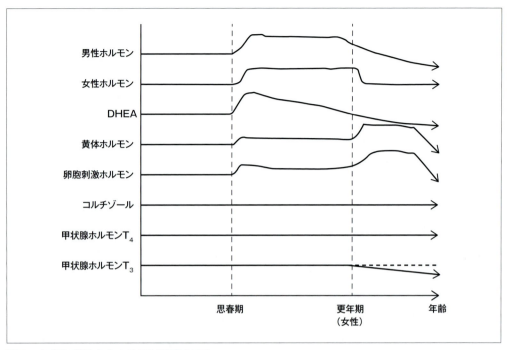

図1 加齢に伴う血中ホルモン濃度の変化

臓器であり，男性だけでなく女性にも存在し，加齢に伴い変動する．男性の場合，精巣Leidig細胞より分泌されるテストステロンは加齢とともに低下するが，その程度には個人差を認める場合が多い．また，性ステロイドの前駆体であるデヒドロエピアンドロステロン（DHEA）は，その硫酸抱合体であるDHEA-sulfate（DHEA-S）とともにそのほとんどが副腎で産生され，それ自体が弱いアンドロゲン活性を有することから副腎アンドロゲンといわれている．DHEA，DHEA-Sは20歳代以後加齢とともに直線的に減少することが明らかとなってきている．加齢に伴い，テストステロンの血中濃度は徐々に低下する一方で，性ホルモン結合グロブリン（SHBG）の増加を認め，生理活性の強い遊離型ホルモンの加齢による低下はより顕著となる[5~7]（**図2**）．

これらの結果として，男性におけるテストステロンの低下は，性欲低下，勃起障害，うつ症状といった男性更年期障害（PADAM, LOH）や，骨粗鬆症，肥満，高脂血症，認知症をはじめとする老年病，生活習慣病と関係することが指摘されており，高齢男性に対するテストステロン補充療法も行われている．

IV. 男性ホルモンと骨粗鬆症，転倒リスク

男性における骨量減少は，女性に比べて少し遅れて認められるようになるが，65歳ころから女性と同様に年間1％程度の骨量減少を認め，死亡に至るまでの間に約20～30％の骨量を失うとされる．50歳男性の場合，欧米において生涯にわたる骨折危険率は約20％程度とされ，

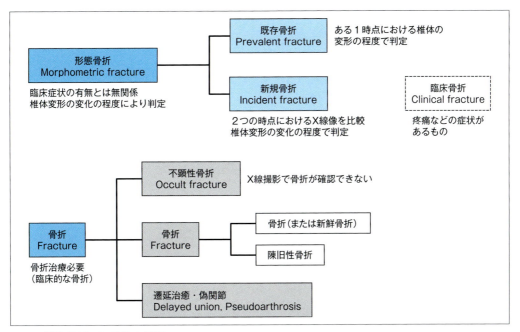

図2 椎体骨折のX線像の分類
（文献8より引用）

陳旧性骨折（old fracture）などの分類がある。既存骨折はある時点における椎体の変形の程度から判定されるのに対して、新規骨折は2つの時点におけるX線像の比較から判定される。臨床症状などから骨折を疑うがX線像では確認できず、MRIや骨シンチグラフィで診断される骨折は不顕性骨折（occult fracture）とよばれる（図2）[8]。

骨折は外力によって骨構造の連続性が絶たれた状態である。一方、椎体形態骨折の多くは陳旧性の既存骨折の段階で診断されるため、椎体が圧壊したまま骨の断裂が癒合して治癒した状態、すなわち椎体の変形から骨折を診断する。骨粗鬆症による椎体圧迫骨折は中位胸椎から腰椎にかけて多く、主に胸椎と腰椎の2枚の側面X線像の椎体形状から評価する。正面像も脊柱の側彎や左右非対称に変形した椎体の評価などに重要である。X線撮影ではX線が焦点からフィルム方向に円錐状に放射されるため、X線中心線の上下の椎体では、X線の斜入射による影響を考慮して判定することが必要となる。X線中心線と離れるほど斜入射の影響が大きく、骨折評価の精度もそれに応じて低下する。また、脊柱の側彎や水平回旋が強い場合も正確な評価は困難である。

側面X線像での椎体変形の判定には椎体計測法（定量的評価法（quantitative measurement: QM法））や半定量的評価法（semiquantitative method: SQ法）が用いられる（図3）[9]。また、最近のDXA装置では胸腰椎の側面スキャン画像から椎体変形の判定を行うことも可能になっている[10]。ただし、簡便性や被曝線量の点では有利であるが、X線像による評価よりも精度が劣り、わが国ではあまり普及していない。

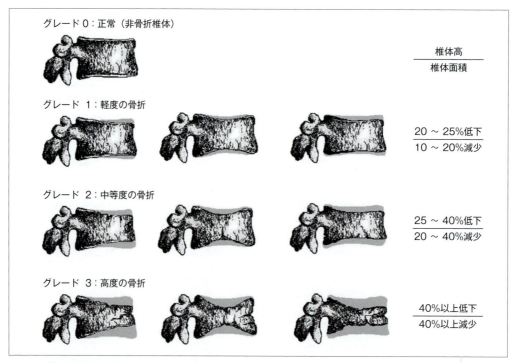

図3 椎体骨折の半定量的評価法（semiquantitative method：SQ法）
（文献9より引用，改変）

椎体圧迫骨折の判定時には，転移性骨腫瘍，退行性変化，Scheuermann病，先天性の変形などほかの要因による椎体変形との鑑別を心がけなければならない。骨転移による脊椎圧迫骨折と骨粗鬆症性圧迫骨折の鑑別では，骨破壊像の有無や周囲の軟部組織影の異常に注意する。多発性骨髄腫も単純X線像で脊椎にびまん性の溶骨性変化をきたした場合や，脊椎圧迫骨折をきたした場合などに骨粗鬆症との鑑別を要する。変形性脊椎症では骨粗鬆症とは逆に骨の増殖性，硬化性変化がみられる。しかし，実際の症例では両者が同時に存在したり，骨粗鬆症の椎体変形に伴い二次的に変形性脊椎症が引き起こされるなど，単純X線写真上，両疾患を明確に区別できないこともある。胸椎でしばしばみられる椎体終板の中央陥凹をほとんど伴わないような軽度の楔型変形は，骨折リスクとの関連がなく，退行性変化による椎体変形と見なすべきとする報告があり[11]，今後の検討が必要である。

2. 大腿骨近位部骨折

大腿骨近位部の骨折は，関節面に近い側から骨頭，頸部，頸基部，転子部，転子下に発生する。このうち，骨粗鬆症患者でしばしばみられる骨折は，頸部骨折，頸基部骨折，転子部骨折である。X線写真では骨梁パターンの乱れ，皮質骨の断裂，大腿骨頸部の短縮，頸体角の変化などを観察する。不明確な症例では，MRIや骨シンチグラフィなどの画像検査を組み合わせることによって，診断の精度や確信度が向上する。例えば，大腿骨近位

部骨折の疑いで救急部を受診した764人の検討結果では，初回のX線写真で骨折が陰性であった545人のうち24人でMRIにより骨折が検出されている[12]。また，別の検討では，骨折を疑ったがX線写真では陰性となった100例のうち，46例でMRIにより骨折が検出されている[13]。

3. 他の部位の骨粗鬆症性骨折

骨盤部では，坐骨，恥骨，仙骨，寛骨臼などに骨粗鬆症と関連する骨折が発生する。多くはinsufficiency fractureであり，単純X線写真による骨折の検出率は限定的である。不顕性骨折の検出には骨シンチグラフィやMRIの感度が高い。とくにMRIの検出感度が高く，骨折が疑われ単純X線写真で陰性の症例ではMRIが推奨される。

単純X線写真による肋骨骨折の検出能はあまり高くなく，とくに疲労骨折の初期では検出が難しい。一般に外傷性の肋骨骨折の評価にはX線CTが，疲労骨折の検出には骨シンチグラフィが適している。他の部位と異なり，肋骨骨折の診断にMRIが適用されることはほとんどない。

4. MRI，CT，骨シンチグラフィによる骨粗鬆症性骨折の診断（表7）

MRIは骨折に伴う骨髄の変化を感度よく描出し，骨周囲の軟部組織との関係も詳細に観察することができる。急性期の骨折の診断，骨折治癒遷延時の評価，偽関節形成の診断，脊髄や神経根の圧迫の評価，骨腫瘍などによる病的圧迫骨折との鑑別などで，MRIの意義が高い。

表7 骨粗鬆症性骨折の診断における各検査モダリティの意義

MRI	急性期の不顕性骨折の診断
	鑑別診断や合併症の評価
CT	骨折線や骨片転位の詳細な把握
	肋骨骨折の評価
骨シンチグラフィ	全身の評価
	肋骨などの不顕性骨折の検出
	術後などでMRIが不適切な場合

腫瘍性病変との鑑別には造影MRIもしばしば用いられる。

MRIと異なり，CTでは骨を直接画像化でき，空間分解能も高いため，MRIよりも骨折線の描出が明瞭で，骨片の転位などの把握も容易である。また，CTはMRIでは評価が難しい肋骨骨折の診断にも適している。関節近傍の骨折では，骨折線が判然としない場合でも，股関節脂肪血症（関節内に血腫と脂肪がniveauを形成している像）が認められれば骨折の診断が可能である。

骨シンチグラフィでは骨折による反応性の骨形成活性の亢進や血流の増加を反映して，骨折部位への集積が亢進する。このため，X線写真で明確でない不顕性骨折も感度よく検出できる。ただし，特異性に乏しく，脊椎や関節の退行性変性疾患などとの鑑別が必要である。また，骨折発生後72時間以内の早期では偽陰性となることがあり[14]，高齢者ではこの傾向が強い。このため現在では，肋骨などを除けば不顕性骨折の診断には骨シンチグラフィよりMRIが用いられることが多い。一方，骨シンチグラフィは，全身の評価が必要な場合や，術後などでMRIではアーチファクトのため評価が難しい場合に適している。

Ⅶ. おわりに

　骨粗鬆症は女性に多い疾患で，従来，男性の骨粗鬆症についてはあまり注目されてこなかった。一方，人口の高齢化に伴って，男性でも骨粗鬆症による骨折の頻度が増加し，現在では男性骨粗鬆症の対策も社会的に重要な課題となっている。女性の骨粗鬆症についてはすでに多くの知見が蓄積されており，ガイドラインに沿った診療が可能となっているが，男性では十分なエビデンスが蓄積されておらず，骨粗鬆症の診断や治療は女性でのガイドラインに準じて行われている。今後，骨粗鬆症の性差の解明をさらに進め，診療に反映させていくことが必要と思われる。

参考文献

1) World Health Organization: Assessment of Fracture Risk and Its Application to Screening for Postmenopausal Osteoporosis. WHO Technical Report Series 843, Geneva, 1994
2) 宗圓　聰，福永仁夫，杉本利嗣，他：原発性骨粗鬆症の診断基準（2012年度改訂版）. Osteoporosis Jpn 21: 9-22, 2013
3) NIH Consensus Development Panel on Osteoporosis Prevention, Diagnosis, and Therapy. Osteoporosis prevention, diagnosis, and therapy. JAMA 285: 785-795, 2001
4) 折茂　肇，林　泰史，福永仁夫，他：原発性骨粗鬆症の診断基準（2000年度改訂版）. 日骨代謝会誌 18: 76-82, 2001
5) Kanis JA, Johnell O, Oden A, et al: Diagnosis of osteoporosis and fracture threshold in men. Calcif Tissue Int 69: 218-221, 2001
6) de Laet CE, van der Klift M, Hofman A, et al: Osteoporosis in men and women: a story about bone mineral density thresholds and hip fracture risk. J Bone Miner Res 17: 2231-2236, 2002
7) Black DM, Cummings SR, Karpf DB, et al: Randomised trial of effect of alendronate on risk of fracture in women with existing vertebral fractures. Fracture Intervention Trial Research Group. Lancet 348: 1535-1541, 1996
8) 森　諭史，宗圓　聰，萩野　浩，他：椎体骨折評価基準（2012年度改訂版）. Osteoporosis Jpn 21: 25-32, 2013
9) Genant HK, Wu CY, van Kuijk C, et al: Vertebral fracture assessment using a semiquantitative technique. J Bone Miner Res 8: 1137-1148, 1993
10) Schousboe JT, Vokes T, Broy SB, et al: Vertebral Fracture Assessment: the 2007 ISCD Official Positions. J Clin Densitom 11: 92-108, 2008
11) Ferrar L, Jiang G, Cawthon PM, et al; Osteoporotic Fractures in Men (MrOS) Study: Identification of vertebral fracture and non-osteoporotic short vertebral height in men: the MrOS study. J Bone Miner Res 22: 1434-1441, 2007
12) Dominguez S, Liu P, Roberts C, et al: Prevalence of traumatic hip and pelvic fractures in patients with suspected hip fracture and negative initial standard radiographs--a study of emergency department patients. Acad Emerg Med 12: 366-369, 2005
13) Frihagen F, Nordsletten L, Tariq R, et al: MRI diagnosis of occult hip fractures. Acta Orthop 76: 524-530, 2005
14) Holder LE, Schwarz C, Wernicke PG, et al: Radionuclide bone imaging in the early detection of fractures of the proximal femur (hip) : multifactorial analysis. Radiology 174: 509-515, 1990

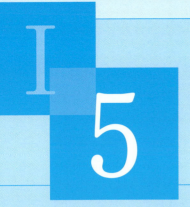

I. 男性骨粗鬆症の診療

5 骨折リスクとその評価ならびに薬物治療の開始基準

医療法人財団健康院 健康院クリニック
細井 孝之

ポイント

- 骨粗鬆症診療の目的は脆弱性骨折の予防であり，臨床的指標を骨折リスクの点から捉えることが必要である。
- 骨折リスク評価の考えかたと手順は男女に違いはない。
- 初発骨折の発生予防が重要であり，まだ脆弱性骨折がない場合には，骨密度が若年成人平均値（YAM）の70％以下の場合に薬物治療を検討する。
- 骨密度がYAMの70〜80％である場合も骨密度以外の骨折リスクを考慮して薬物治療を検討する。
- 大腿骨近位部骨折または椎体骨折を有する場合には骨密度測定の結果にかかわらず薬物治療を検討する。

I. はじめに

骨粗鬆症とは骨強度が低下する全身的な疾患であり，骨折の危険性が増大した状態である。骨折の危険性が増大した状態とは，軽微な外力でも骨折が起こりやすくなった状態であり，このような状態で発生した骨折が脆弱性骨折あるいは骨粗鬆症性骨折と定義される。なお，軽微な外力とは一般的に立った姿勢から転落した場合に受ける外力またはそれ以下の外力をさす。

骨粗鬆症（ここでは原発性骨粗鬆症）は加齢に伴う骨量の低下と骨質の劣化による骨強度が低下した状態であるが，それによる骨折，とくに四肢の骨折発症には転倒・転落も重要な因子である（図1）。これらのことから，骨粗鬆症性骨折の危険因子の全体像を考えてみると，それらは大きく，骨強度そのものに関する因子と転倒・転落に関する因子に分けることができる。さらに転倒の要因は内的要因と外的要因に分類される（表1）。

本章では骨粗鬆症の診断と治療の観点から主に骨強度に関する骨折リスクについて述べる。

II. 骨折リスクと診断基準および薬物治療開始基準との関連

骨粗鬆症とは，骨強度の低下によって骨の脆弱性が亢進し，骨折危険率の増大

― 35 ―

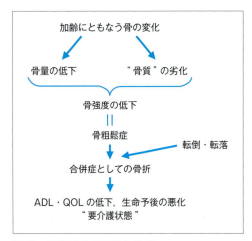

図1 骨粗鬆症の予防と治療

表1 転倒の要因：内的要因と外的要因

内的要因	外的要因
めまいや失神	滑りやすい床表面
せん妄や錯乱	目の荒いじゅうたん
歩行障害	カーペットのほころび
廃用性障害	固定していない障害物
視力障害	家財道具の不備・欠陥
酩酊	照明の不良
薬物の服用	戸口の踏み段
（睡眠薬，降圧剤，血糖降下薬など）	

した疾患であると定義されている[1]。骨粗鬆症の合併症である骨折の発症を予防することは，骨粗鬆症の予防と治療における最大の目標であるが，骨折が発症するまでは，何の症状ももたらさないため，合併症としての骨折発症に関するリスクを把握し，その軽減を図ることが必要である。

わが国で用いられている診断基準は原発性骨粗鬆症の診断基準2000年改訂版をもとに改訂された2012年版である[2]。脆弱性骨折がない場合は骨密度が若年成人平均値（young adult mean: YAM）の70％以下で診断する。腰椎については国際的な基準値である，Tスコアでの−2.5SDにほぼ一致する。また，この診断基準では脆弱性骨折のうち，大腿骨近位部骨折と椎体骨折以外のものを有する場合はYAMの80％で診断する。一方，大腿骨近位部骨折か椎体骨折を有する場合は骨密度測定の結果を問わず，骨粗鬆症と診断する。この診断基準は主に女性のデータをもとに策定されたが男性についても男性のYAMをもとにした診断を行うことに問題はないとされている。ただし，男性についてのデータは絶対的に不足しており，さらなる検討は必要である。

薬物療法の対象を脆弱性骨折のリスクが上昇している患者と考えた場合，どのくらいの高さのリスクの上昇を有意なものととらえるかについては，まずよりどころが骨粗鬆症の診断基準に合致することである。一方，骨脆弱性を規定する要因として，骨量の低下に加えてそれ以外の因子も考慮すべきである。

脆弱性骨折の部位を問わない場合，それらを有する場合の新規骨折の相対リスクは2倍程度である。一方，椎体骨折がすでに存在する場合の新規椎体骨折の相対リスクは骨量測定値による補正をしたうえでも3～4倍程度，大腿骨近位部骨折の相対リスクは3～5倍程度となり，骨折部位を問わない場合にくらべてリスクの上昇が大きい。脆弱性骨折が大腿骨近位部骨折の場合でも同様なリスクの上昇が認められる。

これらのことから，骨粗鬆症の予防と治療ガイドライン2011年版[3]では，閉経後女性および50歳以降の男性においていずれも50歳以降に大腿骨近位部または椎体に脆弱性骨折があった場合には骨量測定の結果を問わず薬物治療を検討することが2011年版ガイドラインでは

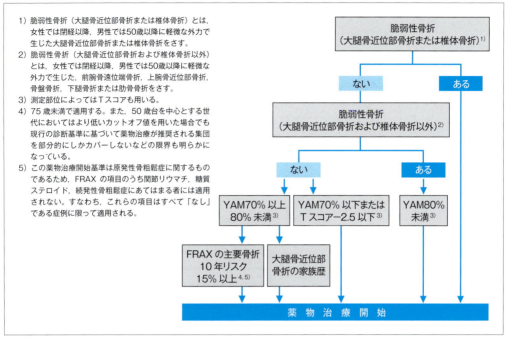

図2 原発性骨粗鬆症の薬物療法開始基準
（文献4より引用，改変）

提案され，2015年版[4]でも踏襲された。一方，大腿骨近位部骨折および椎体骨折以外の脆弱性骨折（前腕骨遠位端骨折，上腕骨近位部骨折，骨盤骨折，下腿骨折，または肋骨骨折）があった場合には，そのことのみでの判断ではなく，骨量がYAMの80％未満であるときに薬物治療を検討する（図2）。

2006年版ガイドライン[5]作成にあたって，既存骨折以外の臨床的危険因子について検討された。その結果，低骨量や既存骨折とは独立した骨折危険因子として，①過度の飲酒（2単位以上を目安として），②現在の喫煙，③大腿骨近位部骨折の家族歴（両親のいずれかに既往がある場合），の3つの危険因子のいずれかを有する場合は，骨量測定値が「骨量減少」（YAMの70％以上80％未満）であっても薬物療法を検討することが提唱された（男女とも50歳以上）。しかしながら，過度の飲酒や現在の喫煙は大腿骨近位部骨折のリスクを1.5倍以上上昇させるものの，日本人に多い骨折である脊椎椎体圧迫骨折のリスク上昇はわずかである一方で，大腿骨近位部骨折の家族歴はいずれの骨折についても大きなリスク上昇をもたらすことが再確認された。これらのことから，2011年版のガイドラインでは，既存骨折をもたない骨量減少者については，大腿骨近位部骨折の家族歴を有する場合には薬物治療を検討することとし，過度の飲酒や現在の喫煙について検討する場合はそれらおよびほかの危険因子との重なりあいを踏まえた総合的な評価をFRAX®を用いて行うことが提案された。この点についても2015年版のガイドラインに引き継がれた。

Ⅰ. 男性骨粗鬆症の診療

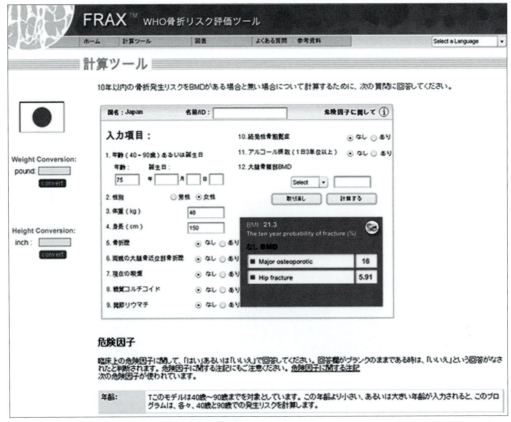

図3 FRAXのホームページより（日本人用の計算画面）

Ⅲ．FRAX®とは

　骨量の低さは骨折の危険因子であり，そのことが診断基準にも反映されているが，骨量以外の骨折危険因子で骨量とは独立したものが疫学によって抽出されている。これらは骨量とは独立した因子として骨折発症に寄与するが，それぞれの寄与度は危険因子によって異なっている。また，個人によって危険因子をどのように合わせもっているかについては多様性がある。

　Kanisによって率いられたWHOの国際共同研究グループは総数6万人にも及ぶ大規模な前向きコホートを用いて，脆弱性骨折の絶対骨折リスクを算出する計算プログラムを作成した（計算式は非公開）[6]。この国際共同研究グループには，わが国を代表する大規模コホートをもつ藤原が参加し，全体に寄与したのみならず，日本人についてのプログラムを得ることにつながった。「fracture risk assessment tool」に由来するFRAX®とよばれるこのプログラムに掲載されている脆弱性骨折の発症にかかわるさまざまな危険因子のうち独立して寄与する10の因子について入力する。この因子には性差が含まれている。

　このプログラムはwebで利用することができ[7]（The World Health Organization Fracture Risk Assessment Tool: http://www.shef.ac.uk/FRAX）（図3），携帯

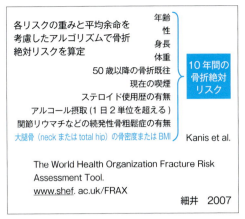

図4 WHOのFracture Assessment Tool (FRAX-TM)
（文献5より作成）

端末用のソフトウェアも市販されている。このホームページ上で，日本人用のFRAX[7]を選択して用いることができる。12の因子（図4）についてweb画面上で入力していくと，二種類の骨折発生確率を得ることができる。そのうちの一つが，hip fracture（＝大腿骨近位部骨折）の10年骨折確率であり，もう一つがmajor osteoporotic fracture（＝主要骨粗鬆症性骨折）の10年骨折確率である。ここでの主要骨粗鬆症性骨折は，臨床椎体骨折（疼痛を主体とする臨床症状を伴うもの），前腕骨遠位端骨折，上腕骨近位部骨折，大腿骨近位部骨折の4つのみをさす。この点は本ツールを用いる際に注意すべきことの一つである。

このツールで骨量測定値を入力する場合は，大腿骨頸部の骨量のみが入力可能である。さらに，その測定値はアメリカ国立衛生研究所のデータベース値（National Health and Nutrition Examination Survey: NHANES）に変換したものであることが原則として必要であった。2009年になり，骨量の入力方式について

ては改善がなされ，主要な機種を選択したのちに，測定値を入力すると自動的にNHANES換算が行われるようになった。一方，骨量測定をしない場合，または施設に骨量測定装置がないためなどで測定ができない場合には骨量測定値の部分を空欄にしておくことによって，患者のbody mass index（BMI）と年齢から算定される骨量測定値をアルゴリズム内でいわば「代用」して，骨折発生確率が算定される。

Ⅳ．FRAX®を用いる場合の留意点

FRAX®は骨粗鬆症診療における中核をなすパラメーターである．骨折リスクを確率として算定する画期的なものであるが，ここでは，このツールを使用する際に留意すべき点について考えてみたい．

まず，FRAX®のホームページにはいくつかの注意事項が述べられている（表2）．すなわち，骨折歴については，その頻度や重症度が反映されていないこと，喫煙・アルコール・糖質ステロイドについてはその用量の多寡が問われていないこと，関節リウマチについてはその重症度や治療内容が反映されていないこと，などである．

また，先にも述べたようにFRAX®が示す「主要骨粗鬆症性骨折」は椎体の臨床骨折，前腕骨，上腕骨，大腿骨近位部骨折であり，すべての骨粗鬆症性骨折を含んでいないことも留意する必要がある．また，椎体骨折は「臨床骨折」であり，X線写真上での形態変化で診断される形態骨折（morphometrical fracture）

表2 危険因子に関する注記

骨折歴（既存骨折）
椎体骨折の病歴に関しては注意点があります。X線撮影だけで検知される骨折（形態計測で分かる脊椎骨折）は骨折歴にカウントします。頻発する椎体骨折は、特に高い危険因子ですが、骨折発生リスクは少なめに算出されるかもしれません。多発性骨折の場合も骨折発生リスクは少なめに算出されています。

喫煙、アルコール、糖質コルチコイド
これらの危険因子は、その量に依存します。すなわち、摂取量が多ければ多いほどリスクが増えますが、これは計算上考慮されずに平均的な摂取量をもとに計算されます。摂取量の多寡に関しては、臨床的な判断が必要です。

関節リウマチ（RA）
RAは骨折の危険因子です。しかし、変形性関節症があったとしても、それは予防可能です。このために、患者が「関節炎」と訴えても、臨床的あるいは検査データが無い限りは、RAと確定をすることはできません。

骨密度（BMD）
測定部位は大腿骨頸部であり、「DXA（二重X線吸収法）」を用います。Tスコアは、20歳〜29歳の女性に対するNHANESの基準値に基づくものを使用します。同じ絶対値が男性でも使用されています。本モデルでは大腿骨頸部のBMDを基準に作成されていますが、女性ではトータルヒップのデータを用いても同等の骨折の予測が可能であると考えられています。

（文献5より引用、改変）

表3 FRAX®における『続発性骨粗鬆症』

患者に、骨粗鬆症と強い関係がある疾患があれば、「はい」を入力してください。この疾患には、
 I型糖尿病（インスリン依存性糖尿病）、
 成人での骨形成不全症、
 長期にわたり未治療であった甲状腺機能亢進症、
 性機能低下症あるいは早発閉経（45歳未満）、
 慢性的な栄養失調あるいは吸収不良
 およびないしは
 慢性肝疾患
が入ります。

（文献5より引用、改変）

は含まれない点もあわせて考えると、このツールによって算定される主要骨粗鬆症性骨折のリスクは実際よりも低くなる傾向にあるといえよう。

続発性骨粗鬆症に含まれる疾患は限られていること（表3）と、関節リウマチと糖質ステロイドは独立した項目になっていることも留意点である。

また、FRAX®の危険因子として含まれていない重要な骨折危険因子が存在することも指摘されており、ビタミンD不足、転倒、身体活動度、骨代謝マーカー、骨粗鬆症の治療歴、骨代謝に影響を与える薬剤などもあげられている[9]。

欧米各国においては、この「10-year fracture risk」を用いた骨粗鬆症診療ガイドラインが策定されている。米国骨粗鬆症財団（National Osteoporosis Foundation: NOF）のガイドラインでは、osteopeniaの場合は大腿骨頸部骨折については3%、主要骨粗鬆症性骨折については20%を薬物療法開始の目安にしている[10]。NOFのガイドラインにおいて注意すべき点は、骨量測定値による薬物療法決定の事項には鑑別診断が付記されているのに対して、FRAX®を用いる場合には、鑑別診断の事項がはずされている点である。つまり、FRAX®は続発性骨粗鬆症（の一部）も骨折危険因子のなかに含めていることが反映されている。画面上でシミュレーションしてみると、NOFの指針のようにosteopeniaで主要骨粗鬆症性骨折リスク20%を上回るケースは関節リウマチや糖質ステロイド使用などの場合などに限られることがわかる。

V. 薬物治療開始基準におけるFRAX®の位置づけ

FRAX®を薬物治療開始の目安として利用する場合の基本的な立場は、あくまでも現行のガイドラインに従った診療をサポートするツールとしてFRAX®を用いるというものである。また、FRAX®では2種類の10年以内の骨折確率が得

られるが，わが国における椎体骨折の発生頻度の高さを考慮し，この骨折の確率を含む主要骨粗鬆症性骨折確率についてカットオフ値を定めることになった。さまざまな検討の結果，骨量減少者における薬物治療のカットオフ値として主要骨粗鬆症性骨折確率15%を採用することが提案された。一方，75歳以上においては，ほとんどすべての女性がこのカットオフ値を上回ることから，カットオフ値の適応は75歳未満とすることが提案された。また，50歳台を中心とする世代においてはより低いカットオフ値を用いた場合でも現行の診断基準に基づいて薬物治療が推奨される集団を部分的にしかカバーしないなどの限界も明らかになっている。

なお，この薬物治療開始基準は原発性骨粗鬆症に関するものであるため，FRAX®の項目のうち関節リウマチ，糖質ステロイド，続発性骨粗鬆症にあてはまる者には適用されない。すなわち，これらの項目はすべて「なし」である症例に限って適用されることになる（図2）。

VI. おわりに

骨折の危険因子にもとづく骨折リスクの評価は，診断基準や薬物治療開始基準の考えかたや具体的な評価項目の基盤となっている。骨脆弱性にかかわる新しい指標が今後とも提案されてくることが予想され，従来の骨折危険因子との関連を考慮したうえで随時応用していくべきであろう。

参考文献

1) NIH Consensus Development Panel on Osteoporosis Prevention, Diagnosis, and Therapy. JAMA 285: 785-795, 2001
2) 日本骨代謝学会，日本骨粗鬆症学会合同原発性骨粗鬆症診断基準改訂検討委員会編：原発性骨粗鬆症の診断基準（2012年度改訂版）. Osteoporosis Jpn 21: 9-21, 2013
3) 骨粗鬆症の予防と治療ガイドライン作成委員会編：骨粗鬆症の予防と治療ガイドライン2011年版. ライフサイエンス出版, 東京, 2011
4) 骨粗鬆症の予防と治療ガイドライン作成委員会編：骨粗鬆症の予防と治療ガイドライン2015年版. ライフサイエンス出版, 東京, 2015
5) 骨粗鬆症の予防と治療ガイドライン作成委員会編：骨粗鬆症の予防と治療ガイドライン2006年版. ライフサイエンス出版, 東京, 2006
6) Kanis JA, Oden A, Johnell O, et al: The use of clinical risk factors enhances the performance of BMD in the prediction of hip fracture and osteoporotic fractures in men and women. Osteoporos Int 18: 1033-1046, 2007
7) The World Health Organization Fracture Risk Assessment Tool.（http：//www.shef.ac.uk/FRAX）
8) Fujiwara S, Nakamura T, Orimo H, et al: Development and application of a Japanese model of the WHO fracture risk assessment tool（FRAX-TM）. Osteoporos Int DOI 10.1007/s00198-007-0544-4, 2008
9) Watts NB, Ettinger B, Leboff MS: Perspective FRAX Facts. J Bone Miner Res 24: 975-979, 2009
10) Clinician's Guide to Prevention and treatment of Osteoporosis. National Osteoporosis Foundation, Washington, D.C., 2010

I. 男性骨粗鬆症の診療

6. 夜間頻尿と転倒リスク

JCHO 東京新宿メディカルセンター泌尿器科
赤倉　功一郎

ポイント

- 高齢者では，多尿や夜間多尿，睡眠障害，膀胱容量の減少，前立腺疾患による残尿増加，過活動膀胱などの要因によって夜間頻尿をきたしやすい。
- 夜間頻尿は転倒リスクを有意に上昇させ，骨折や死亡率増加とも関連する。
- 前立腺癌患者においては，夜間頻尿のみならず，ホルモン療法による筋力低下・貧血・骨塩量減少，さらには骨転移の頻度が高いことなどにより，転倒骨折のリスクが増大する。
- 高齢男性の骨折は，その後の日常生活活動や生命予後に大きく影響するため，適切な対応が望まれる。
- 対策として，転倒リスクの評価に基づいて，抗コリン薬やβ_3アドレナリン受容体作動薬による夜間頻尿の治療，ほかの原因疾患の治療，生活指導，行動療法，住環境の整備などの総合的な対応が必要である。

I. はじめに

　高齢者においてはさまざまな要因により夜間頻尿をきたすことが多い。とくに，前立腺癌患者では局所腫瘍の増大あるいは合併する前立腺肥大症や過活動膀胱のため，夜間頻尿を現す頻度は高い。夜間頻尿が転倒リスクを高める事実は以前より知られており，転倒によって引き起こされるもっとも重篤な転帰は骨折である。これまで，泌尿器科医の間では，前立腺癌における転倒や骨折のリスクについてはあまり注意が払われてこなかった。しかし，前立腺癌患者の治療経過において，骨折は有意な予後因子であることが判明し，ホルモン療法に起因する骨塩量の減少の観点からも，転倒骨折のリスクが増大することについてひろく認識されるようになった。本稿では，前立腺癌患者における夜間頻尿と転倒・骨折リスクの増大，そしてその対策について概説する。

II. 夜間頻尿の原因

　夜間頻尿とは「夜間排尿のために1回以上起きなければならないという訴え」と定義されている[1]。高齢者においては

夜間の排尿回数が増加しやすい。わが国の70歳以上の男性では，夜間頻尿2回以上の人の割合は6割以上と報告されている[2]。

高齢者の夜間頻尿の原因としてさまざまな要因が影響している（**表1**）。加齢により腎機能が低下したり，夜間の抗利尿ホルモンの分泌不全が生じると，夜間の尿量が増加（夜間多尿）して夜間頻尿の原因となる。さらに，筋肉量の減少に伴って下肢筋肉のポンプ機能が減弱して昼間の立位時に下肢の浮腫をきたしやすくなるため，就寝中に臥位になると腎血流量が増加して夜間尿量が増える。この現象はとくに慢性心不全の状態により増悪する。そして，加齢や高血圧により夜間のカテコラミン値が昼間と比較して相対的に低値となると，腎血流量の増加をきたして夜間多尿となる。また，脳梗塞などを心配して過剰に水分を摂取している例も多い。一方，高齢者ではしばしば睡眠障害を生じるため，軽度の尿意でも覚醒しやすく，夜間頻尿を訴える。

膀胱蓄尿障害に関しては，加齢により膀胱が線維化しやすくコンプライアンス（進展性）が低下して膀胱容量が減少する。また，前立腺癌や前立腺肥大症などの前立腺疾患においては，腫大した前立腺による下部尿路閉塞のため，残尿が生じやすい。これにより頻尿，とくに夜間頻尿をきたす。さらに，肥大した前立腺の刺激などにより，しばしば過活動膀胱を合併する[3]。過活動膀胱とは突然起こる強い尿意（尿意切迫感）を主徴とする症候群であり，頻尿や夜間頻尿，尿失禁などの膀胱刺激症状を呈する。

表1　高齢者における夜間頻尿の原因

◆多尿，夜間多尿
　腎機能低下
　抗利尿ホルモン分泌不全
　浮腫，慢性心不全
　高血圧
　糖尿病
　水分過剰摂取
◆睡眠障害
◆膀胱蓄尿障害
　膀胱容量減少：膀胱コンプライアンス（進展性）低下
　残尿増加：前立腺肥大症や前立腺癌による下部尿路閉塞
　尿意切迫：過活動膀胱

表2　転倒の危険因子

◆内的要因
　・循環器疾患：不整脈，心不全，起立性低血圧
　・運動器疾患：関節リウマチ，変形性関節症
　・精神神経疾患：認知機能障害，片麻痺，パーキンソン症候群，迷路機能障害
　・泌尿器疾患：過活動膀胱，前立腺肥大症，前立腺癌
　・薬剤：睡眠導入薬，鎮静薬，鎮痛薬，向精神薬
　・その他：糖尿病
◆外的要因
　・住環境：部屋，階段，浴室，トイレ，敷居
　・履物など

III. 転倒と骨折

転倒とは，本人の意思からではなく，地面または，より低い面に身体が倒れ，足裏以外の身体の部分が接触する事象と定義される。転倒は，何らかの原因で身体の正常位置が大きくずれた場合に姿勢反射で対応しえない結果発生する。転倒の危険因子として，さまざま疾病や治療に基づく内的要因や住環境などの外的な要因が指摘されている（**表2**）[4]。転倒の発生率に関して，わが国の全国調査に

よれば，65歳以上の地域在宅高齢者では1年間での転倒発生率は20％前後との報告が多く，高齢者の転倒は日常的にしばしば経験される事象であるといえる[5]。

高齢者に多い骨折部位は，脊椎骨折，大腿骨近位部骨折，橈骨遠位部骨折（前腕骨骨折），上腕骨近位部骨折である。このうち臨床上もっとも大きな問題である大腿骨近位部骨折に関しては，その90％が転倒により発生するとされている[6]。また，転倒の側からみると，大腿骨近位部骨折を発生するのは全転倒の約1％と推定されている[7]。

一方，骨折した患者の中には，転倒した覚えなしに骨折が生じ，骨折のために転倒したと訴える例がある。癌の骨転移やホルモン療法に伴う骨粗鬆症に起因する病的骨折においては，骨折によって起こる転倒にも留意する必要がある。

Ⅳ．夜間頻尿と転倒リスク

高齢男性において，下部尿路症状の悪化は転倒のリスクと関連することが報告されている[8]。そして，下部尿路症状のうちでも，尿意切迫，排尿開始困難，夜間頻尿との相関が強かった。一方，転倒の発生した場所に関して，居室・食堂などの長時間過ごす場所について，トイレでの割合が高いことが知られている[9]。東京厚生年金病院（現JCHO東京新宿メディカルセンター）での検討でもトイレでの転倒発生の頻度が高かった。したがって，高齢者の転倒においては，排尿に関連する動作中の頻度が高く，頻尿，とくに夜間頻尿が転倒の危険因子である

と推測される。

実際に，夜間頻尿は転倒の有意な危険因子であることが確かめられている。男性520人を対象とした後ろ向き研究によれば，夜間2～3回排尿する群では，夜間排尿回数が0回の群に比較して，転倒率が約2倍増加していた[10]。また，高齢男女692人を対象とした米国での3年間の前向き観察研究によれば，夜間排尿回数0回の群に対する3回以上の夜間頻尿群の転倒の相対危険度は1.28と報告された[11]。また，高齢者の夜間頻尿は，転倒のみならず骨折の危険，さらには死亡率増加とも相関することが観察されている[12,13]。わが国での広域研究でも，夜間頻尿と転倒・骨折や生命予後悪化との関連が示された[14]。以上の事実より，高齢者の夜間頻尿は医療経済的に大きな問題であり，早期の対応が求められる[15]。

Ⅴ．前立腺癌における夜間頻尿と転倒・骨折リスク

前立腺癌においては，局所症状，骨転移およびホルモン療法に起因するさまざまな要因により，転倒および骨折のリスクの増大が懸念される（図1）[16,17]。

まず第一に，前立腺癌患者においては，前立腺肥大症を合併する頻度が高く，下部尿路閉塞や過活動膀胱などを原因とする夜間頻尿をきたす場合が多い。したがって，これにより転倒リスクが増大する。さらには前立腺癌では骨転移の頻度が高いことにより，病的骨折のリスクが高くなる。

前立腺癌の治療として，しばしばホルモン療法が行われる。とくに，高齢患者

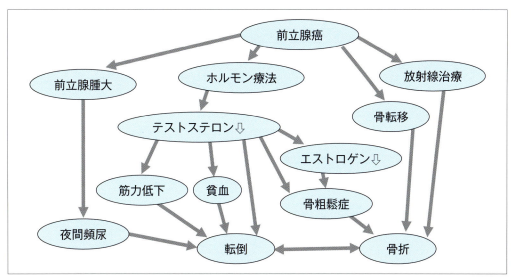

図1　前立腺癌における転倒・骨折のリスク

では，侵襲の大きい手術や放射線治療は避けられる傾向があり，ホルモン療法を施行する場合が多い[18]。したがって，ホルモン療法による合併症として転倒リスクへの配慮が必要である。

前立腺癌に対するホルモン療法の本体は，アンドロゲン作用を遮断する抗アンドロゲン療法である。アンドロゲンは蛋白同化ステロイドであり，血中テストステロンは筋肉量と関連し，さらに脚伸展力や握力などの筋力とも相関する[19]。そして，65歳以上の男性2,587人を対象とした観察研究によって，テストステロンが低い高齢男性では転倒リスクが約40％高いことが報告された[20]。また，アンドロゲンの不足は貧血の原因となり，転倒のリスクを増加すると推測される。したがって，アンドロゲン除去によるホルモン療法を施行している前立腺癌患者においては，夜間排尿時に姿勢制御が不能になった場合に対応する能力が低下しており，結果として転倒のリスクがさらに高まるものと推測される。実際に，前立腺癌患者に対してホルモン療法を施行すると骨折の頻度が増加することが観察された[21]。さらに最近の集団研究によれば，骨転移のない前立腺癌においても1年以上のホルモン療法を施行した例では，約半数が骨に対する治療を受けたにもかかわらず，骨折リスクが2.5倍に上昇していた[22]。

VI. 転倒予防

前立腺癌患者が治療中に骨折を起こすと，骨折の既往のない例と比較してその後の生命予後が不良であることが示された[23]。すなわち，前立腺癌患者の治療対応において，骨折の予防はきわめて重要な意味をもつ。

転倒予防に関して，まず第一に考えるべきことは，転倒・骨折に関するリスク評価である[24,25]。JCHO東京新宿メディカルセンターでは，入院患者に対して**表3**

表3 転倒・転落アセスメントシート

病棟名			病名				
患者名			年齢		性別		
分類	特徴	評価スコア 月日	患者評価				
			入院時 /	2・3日目 /	1週間後 /	/	
年齢	65歳以上・9歳以下	2					
既往歴	転倒・転落したことがある	2					
感覚	平衡感覚障害がある	2					
	視力障害がある 聴力障害がある	1					
運動機能障害	足腰の弱り，筋力低下がある	3					
	麻痺がある しびれ感がある 骨・関節異常がある（拘縮・変形）	1					
運動領域	自立歩行ができるがふらつきがある	3					
	車椅子・杖・歩行器を使用している	2					
	自由に動ける	2					
	移動に介助が必要である 寝たきりの状態であるが，手足は動かせる	1					
記憶力	認知症がある 不穏行動がある 判断力・理解力・記憶力の低下がある 見当識障害，意識混濁がある	4					
薬剤	睡眠薬（ハルシオン・マイスリー・レンドルミン等） 抗不安薬（デパス・セルシン・セディールなど） 抗うつ薬（デプロメール・トレドミン・トフラニールなど） 抗精神病薬・抗てんかん薬（セレネース・ウインタミンなど） 抗ヒスタミン薬（ポララミン・タベジール・ピレチアなど） 抗アレルギー薬（アレグラ・ジルテック・クラリチンなど） 筋弛緩薬（ミオナール・テルネリンなど） 5種類以上の薬を服用	2					
	降圧薬（アムロジン・プロプレス・ラシックスなど） 血糖降下薬（ダオニール・アマリール・ベイスン，インスリンなど） 排尿障害治療剤（ポラキス・バップフォーなど） 鎮痛剤（ロキソニン・ボルタレン錠・坐薬など） 麻薬（MSコンチン・オキシコンチン・デュロテップパッチなど）	1					
排泄	尿・便失禁がある 頻尿 トイレまで距離がある 夜間トイレに行くことが多い	3					
	ポータブルトイレを使用している 車椅子トイレを使用している 膀胱留置カテーテルを使用している 排尿には介助が必要である	1					
病状	38.0℃以上の発熱がある 貧血症状がある	2					
	手術後3日以内である	2					
	リハビリ開始時期，訓練中である 症状・ADLが急に回復・悪化している時期である	1					
患者特徴	ナースコールを押さないで行動しがちである ナースコールを認識できない	4					
	行動が落ち着かない 何事も自分でやろうとする	3					
	環境変化（入院生活，転入）に慣れていない	1					
実施する対策		合計					
		危険度					
		サイン欄					

危険度Ⅰ：1～9点…転倒，転落する恐れがある。
危険度Ⅱ：10～19点…転倒，転落を起こしやすい。

に示す転倒・転落アセスメントシートを用いて評価を行っている。この際にも，排泄に関する状況は重要な評価項目であり，夜間頻尿，頻尿，尿失禁，排尿の方法（介護の必要性，ポータブルトイレの使用，留置カテーテルなど）について判定している。そして，転倒高危険例に対しては適切な運動・生活指導が重要である。メタアナリシス研究により適切な介入で転倒のリスク軽減が可能であることが確かめられた[26]。これを実践啓発するための転倒予防教室が試みられて，成果をあげている[27]。また，バリアフリーに象徴される住環境の整備も重要であり，手すりの取り付け，床段差の解消，すべりの防止，洋式便器への取り換えなどのリフォームが推奨されている[28]。

VII. 夜間頻尿への対策

夜間頻尿の診断に関しては，前立腺疾患などの膀胱蓄尿障害の評価のみならず，多尿，夜間多尿，睡眠障害の評価および鑑別診断が重要である。その結果に基づいて，診断された疾患への治療とともに，過度な飲水の制限などの生活指導，弾性ストッキングの着用，就寝前の入浴，午前中の日光浴などの行動療法を含めた，総合的な対策が必要である（**表4**）[1]。

過活動膀胱を併発している場合には，抗コリン薬やβ_3アドレナリン受容体作動薬が有効であるが，前者では残尿を増大させたり尿閉をきたすことがあるので注意を要する[29]。

表4 夜間頻尿への対策

◆多尿，夜間多尿
- 生活指導：飲水指導，カフェイン・アルコール・塩分の過剰摂取是正
- 行動療法：弾性ストッキング着用，夕刻の運動，就寝前の入浴
- 薬物療法：デスモプレシン，抗うつ薬
- 高血圧・心疾患・腎疾患・糖尿病に対する治療

◆睡眠障害
- 睡眠薬の適切な使用
- 午前中の日光浴（メラトニン分泌促進）

◆膀胱蓄尿障害
- 過活動膀胱：抗コリン薬，β_3アドレナリン受容体作動薬
- 前立腺肥大症：α_1遮断薬，5α還元酵素阻害薬，手術

VIII. おわりに

前立腺癌は高齢者の疾患であり，排尿障害とあいまって夜間頻尿をきたす頻度はきわめて高い。また，前立腺癌に対する抗アンドロゲン療法によって，筋力低下をきたし，また骨塩量減少とともに，転倒・骨折のリスクが増大する。高齢男性の骨折は，その後の日常生活活動や生命予後に大きく影響すると考えられ，適切な対応が望まれる。前立腺癌患者における筋力・日常生活動作，転倒・骨折のリスクなどの評価については，まだ詳細な研究がなされていない。リスク因子の同定や個々の患者への適切な対応方法など未解決な点が多い。今後の研究の進展が期待される。

参考文献

1) 日本排尿機能学会夜間頻尿診療ガイドライン作成委員会：夜間頻尿診療ガイドライン．ブラックウェルパブリッシング，2009
2) Homma Y, Yamaguchi O, Hayashi K; Neurogenic Bladder Society Committee: Epidemiologic survey of lower urinary

tract symptoms in Japan. Urology 68: 560-564, 2006
3) 日本排尿機能学会過活動膀胱ガイドライン作成委員会：過活動膀胱診療ガイドライン改訂ダイジェスト版．ブラックウェルパブリッシング，2008
4) 山本精三：認知症と整形外科的疾患．Clin Neuroscience 25: 224-225, 2007
5) 平成7年度—平成8年度科学研究費補助金研究成果報告書：地域の高齢者における転倒・骨折に関する総合的研究（代表 柴田博）．p.163, 1997
6) Melton LJ III, Riggs BL: Epidemiology of age-related fractures. In Avioli LV ed. The Osteoporotic Syndrome, New York, Grune & Stratton, p.45-72, 1983
7) Nevitt MC, Cummings SR, Kidd S, et al: Risk factors for recurrent nonsyncopal falls. A prospective study. JAMA 261: 2663-2668, 1989
8) Parsons JK, Mougey J, Lambert L, et al: Lower urinary tract symptoms increase the risk of falls in older men. BJU Int 104: 63-68, 2009
9) 新野直明，中村健一：老人ホームにおける高齢者の転倒調査—転倒の発生状況と関連要因．日老医誌 33: 12-16, 1996
10) Stewart RB, Moore MT, May FE, et al: Nocturia: a risk factor for falls in the elderly. J Am Geriatr Soc 40: 1217-1220, 1992
11) Vaughan CP, Brown CJ, Goode PS, et al: The association of nocturia with incident falls in an elderly community-dwelling cohort. Int J Clin Pract 64: 577-583, 2010
12) Temml C, Ponholzer A, Gutjahr G, et al: Nocturia is an age-independent risk factor for hip-fractures in men. Neurourol Urodyn 28: 949-952, 2009
13) Galizia G, Langellotto A, Cacciatore F, et al: Association between noctuira and falls-related long-term mortality risk in the elderly. J Am Med Dir Assoc 13: 640-644, 2012
14) Nakagawa H, Niu K, Hozawa A, et al: Impact of nocturia on bone fracture and mortality in older individuals: a Japanese longitudinal cohort study. J Urol 184: 1413-1418, 2010
15) Hu TW, Wagner TH: Health-related consequences of overactive bladder: an economic perspective. BJU Int 96: 43-45, 2005
16) 赤倉功一郎：泌尿器の立場からみた高齢者の転倒予防．転倒予防医学百科（武藤芳照編），日本医事新報社，p.144-147, 2008
17) 赤倉功一郎：高齢者の前立腺疾患と転倒・骨折予防—整形外科医に必要な実践知識—．MB Orthopaedics 22: 68-72, 2009
18) Cancer Registration Committee of the Japanese Urological Association. Clinico-pathological statistics on registered prostate cancer patients in Japan: 2000 report from the Japanese Urological Association. Int J Urol 12: 46-61, 2005
19) van den Beld AW, de Jong FH, Grobbee DE, et al: Measures of bioavailable serum testosterone and estradiol and their relationship with muscle strength, bone density, and body composition in elderly men. J Clin Endocrinol Metab 85: 3267-3282, 2000
20) Orwoll E, Lambert LC, Marshall LM, et al: Endogenous testosterone levels, physical performance, and fall risk in older men. Arch Intern Med 166: 2124-2131, 2006
21) Shahinian VB, Kuo YF, Freeman JL, et al: Risk of fracture after androgen deprivation for prostate cancer. N Engl J Med 352: 154-164, 2005
22) Morgans AK, Fan KH, Koyama T, et al: Bone complications among prostate cancer survivors: long-term follow-up from the prostate cancer outcomes study. Prostate Cancer Prostatic Dis 17: 338-342, 2014
23) Oefelein MG, Ricchiuti V, Conrad W, et al: Skeletal fractures negatively correlate with overall survival in men with prostate cancer. J Urol 168: 1005-1007, 2002
24) 鳥羽研二，大河内二郎，高橋 泰，他：転倒リスク予測のための「転倒スコア」の開発と妥当性の検証．日老医誌 42: 346-352, 2005
25) Rafiq M, McGovern A, Jones S, et al: Falls

in the elderly were predicted opportunistically using a decision tree and systematically using a database-driven screening tool. J Clin Epidemiol 67: 877-886, 2014
26) Gillespie LD, Robertson MC, Gillespie WJ, et al: Interventions for preventing falls in older people living in the community. Cochrane Database Syst Rev 9: CD007146, 2012
27) 武藤芳照：転倒予防教室の設立と実践．骨・関節・靭帯 19: 17-25, 2006
28) 安田　彩：高齢者の転倒予防と住環境の整備．転倒予防医学百科（武藤芳照編），日本医事新報社，p.226-229, 2008
29) Chapple CR, Kaplan SA, Mitcheson D, et al: Randomized double-blind, active-controlled phase 3 study to assess 12-month safety and efficacy of mirabegron, a $\beta(3)$-adrenoceptor agonist, in overactive bladder. Eur Urol 63: 296-305, 2013

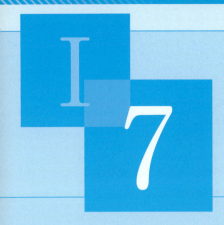

I．男性骨粗鬆症の診療

7 骨代謝マーカーの活用

北陸大学薬学部生命薬学講座臨床解析学分野
三浦　雅一

ポイント

- 骨代謝マーカーには，骨形成マーカー，骨吸収マーカー，骨マトリックス関連マーカーがある。
- 骨吸収マーカーは，治療開始時と開始後6ヵ月以内に1回限り治療効果評価のための測定が保険適用で認められている。
- 最近では，測定法技術の進歩は目覚ましく全自動免疫測定法装置による測定が日常臨床検査でも汎用化されつつある。
- 骨代謝マーカーは，同じ時刻に検体を採取するなど，前回と同じ条件で取り扱うことが望ましい。
- 薬剤選択については，骨密度値および既存骨折の有無とともに骨代謝マーカーの測定値と，患者背景，症状・合併症の有無，薬剤の禁忌，過去の治療歴などを総合して判断し選択すべきである。
- 薬剤投与によっては，骨代謝マーカーの有意変化が得られにくい治療薬があることも留意すべきである。

I．はじめに

骨粗鬆症の予防と効果的な治療がなされれば，骨粗鬆症患者のQOL維持や骨折に対する医療費負担の軽減が可能となる。このためには骨粗鬆症の早期診断とすでに罹患してしまった骨粗鬆症に対する効果的な治療およびより精度のよい治療モニタリング，そして骨折への危険度の評価が必須な事項となる[1]。現時点では，このような要件を備えた臨床検査として，骨の生検による骨形態計測指標があげられる。この所見は骨の石灰化の程度やその速度，骨吸収の領域の広さや程度，骨形成の程度やその速度など骨の動態を把握しうるマーカーを示しえる。また，骨構造の評価を行ううえで必須な手段でもある。しかし，骨の生検は侵襲的な検査法であり，繰り返し施行することは一般臨床では困難である。さらに骨組織採取部位の局所の骨変化を表現するだけで必ずしも全身性の骨所見として考えるには適切でない場合もありうる。

骨粗鬆症の臨床に不可欠な指標は骨代

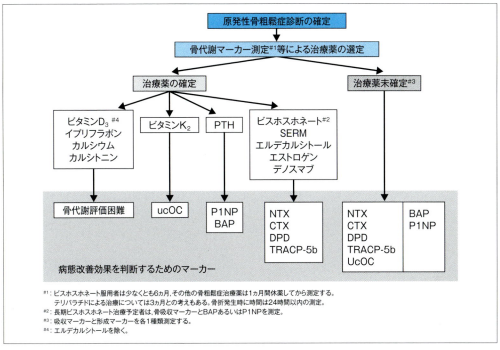

図1 骨粗鬆症の薬物治療における骨代謝マーカー測定
（文献3, 4より引用，改変）

謝マーカーのようなより動的なマーカーである．骨の代謝は日々動的に変化し，同じBMDであっても代謝状態は異なり，病的な意義も異なる．このため，BMD測定を動的マーカーとするためには，半年ないし1年の観察期間をおいた再測定を待たなければならないが，骨代謝マーカーは現時点での骨代謝状態を鋭敏に反映する．

一方，骨代謝マーカーは薬物選択の指針として用いることも考えられ，薬物選択に迷う場合には骨代謝マーカーを用いることで，より適切な選択が可能となることもある．なお，薬物治療による病態改善効果を判断するためにも，できる限り診断時に骨代謝状態を評価することが推奨される（図1）．ただし，骨代謝に及ぼす影響の少ない治療薬を選択する方

針が決まっている場合には，薬物治療の効果を評価するために骨代謝マーカーを測定する意義は少ない．

骨芽細胞や破骨細胞の特異的酵素活性の高感度・特異度の測定の開発に加えて，骨のリモデリング機構に伴う骨コラーゲン代謝が理解されるようになってからコラーゲン代謝に関わる産物の定量による骨代謝マーカーが新規に開発されてきた[2]．このように，骨代謝マーカーは骨代謝回転を臨床的に評価できるツールとしてのポジションを得てきており，骨代謝マーカー以外に骨代謝回転の評価を臨床的に評価する手段がないとされている．わが国では，日本骨粗鬆症学会より提案された「骨粗鬆症診療における骨代謝マーカーの適正使用ガイドライン（2012年版）」[3,4]の普及もあり，骨代謝マーカー

は骨粗鬆症診療においては必要不可欠な臨床検査項目に成長しさらに発展を続けている。本章では骨粗鬆症診療における骨代謝マーカーの種類やその適正使用と活用について述べる。

II．骨代謝マーカーについて

骨粗鬆症診療における各種骨代謝マーカーについて表1に示した。

1．骨吸収マーカー（図2）

コラーゲンのヒドロキシピリジニウム架橋であるデオキシピリジノリン（deoxypyridinoline: DPD）は，線維原性コラーゲンの細胞外成熟中に形成され，成熟コラーゲンの分解の際に放出される。DPDの測定値には，新しく合成された直後のコラーゲンの分解は関与せず，食事の影響も皆無で骨組織に高い特異性を示す。尿中ではDPDは遊離成分（約40％），およびペプチド結合成分（約60％）として存在する（図3）。また，Ⅰ型コラーゲン架橋テロペプチドの測定についても感度の高い免疫測定が開発され，尿中Ⅰ型コラーゲン架橋N-テロペプチド（uNTX）や尿中Ⅰ型コラーゲン架橋C-テロペプチド（uCTX）の測定キットがそれぞれ発売された。遊離型のDPDとNTX，CTXなどの架橋部位を含むコラーゲンテロペプチドは現在のところ，骨吸収評価のための有用な臨床指標であることが確認され，簡便な免疫測定法が1990年代より開発されてきた。それらの尿中レベルはクレアチニン排泄量によって補正され，骨吸収の程度が評価される。わが国でも免疫測定法を用いたⅠ

表1 骨粗鬆症診療における各種骨代謝マーカー

骨形成マーカー	略語	コメント
オステオカルシン	OC	未承認
骨型アルカリホスファターゼ	BAP	自動免疫測定：CLEIA法が中心
Ⅰ型プロコラーゲン-N-プロペプチド	P1NP	RIA法(Intact)／ECLIA法：(total)
骨吸収マーカー	略語	コメント
ピリジノリン	PYD	未承認
デオキシピリジノリン	DPD	
Ⅰ型コラーゲン架橋N-テロペプチド	NTX	Xは大文字とする
Ⅰ型コラーゲン架橋C-テロペプチド	CTX	Xは大文字とする
酒石酸抵抗性酸ホスファターゼ-5b	TRACP-5b	TRAP(TRAP-5b)は商品名称
骨マトリックス関連マーカー	略語	コメント
低カルボキシル化オステオカルシン	ucOC	
ペントシジン	－	未承認 EIA法：開発中
ホモシステイン	HCY	未承認

型コラーゲン架橋とその関連の測定について骨粗鬆症をはじめ骨・カルシウム代謝異常，転移性骨疾患を対象疾患として臨床治験が行われ，多くの臨床成績が蓄積された。その結果，1999年12月に，骨代謝マーカーとして骨粗鬆症を適用症としてDPDとNTXの保険適用がわが国で初めて承認された。これらの測定は各々オステオリンクスDPD，オステオマークという測定キットを用いるが，いずれも尿を用いた酵素結合免疫吸着測定法（enzyme-linked immunosorbent assay: ELISA）であり，骨吸収マーカーに分類されているものである。2003年にはこれらに続いて尿中CTX（uCTX）がフレライザ®βクロスラプス®という測定キットを用いた測定で保険適用となった。

このように尿中の遊離DPDやテロペプチドの測定が日常診療で普及してきたが，NTXとCTXは血中での測定も可能

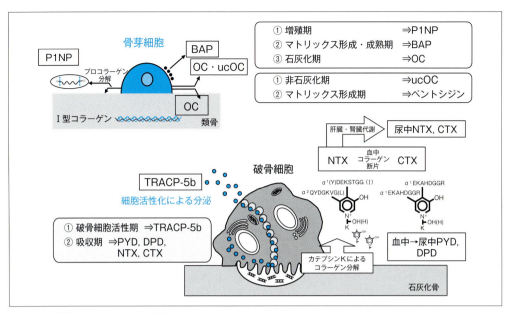

図2 骨代謝マーカーの体内動態

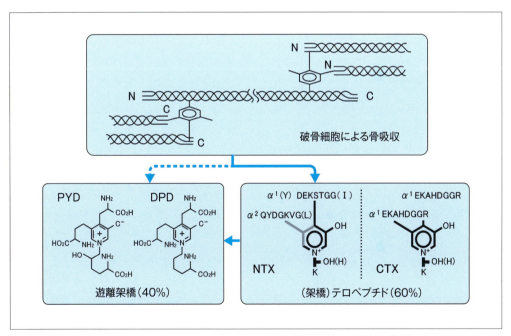

図3 骨吸収マーカーとしてのヒドロキシピリジニウム架橋とⅠ型コラーゲン架橋
（文献3より引用）

であり，血清NTX（sNTX）がオステオマークNTx血清，血中（血清・血漿）CTX（sCTX）がフレライザ®βクロスラプス®-Nのキット名でそれぞれ保険適用となった．さらに，破骨細胞内酵素として知られている酒石酸抵抗性酸ホスファ

ターゼのアイソザイムである骨型酒石酸抵抗性酸ホスファターゼ-5b（TRACP-5b）の血中（血清および血漿）測定が可能となり，オステオリンクス®「TRAP-5b」として 2008 年に保険適用となった。

2. 骨形成マーカー（図2）

骨形成マーカーは，骨芽細胞の分化の各段階において骨芽細胞から直接または間接的に産生される物質であり，骨芽細胞機能および骨形成のさまざまな局面を表し，ほとんどが血中の値として測定される（図2）。その一つであるアルカリホスファターゼ（alkaline phosphatase: ALP）は，類骨形成および石灰化作用において重要な役割を果たす酵素である。総 ALP の血清プールは，肝臓，骨，腸，脾臓，腎臓，胎盤といったさまざまな組織由来のいくつかのアイソザイムからなる。正常な肝機能を有する成人では，血清中の総 ALP 活性の約 50％が肝臓に由来し，50％は骨に由来する。骨型アルカリホスファターゼ（bone specific alkaline phosphatase: BAP）の免疫測定は，骨吸収マーカーと同様に骨代謝の異常をきたす疾患で広く実施可能である。これまで，いくつかの BAP の定量法がわが国でも検討されてきたが，BAP の免疫測定が骨粗鬆症を含めた骨代謝異常ですでに保険適用になり，オステオリンクス® BAP（酵素免疫測定法 enzyme immunoassay: EIA），アクセス オスターゼ（化学発光酵素免疫測定法 chemiluminescent enzyme immunoassay: CLEIA）の2つの測定キットを用いた測定が臨床で用いることができる。また，骨芽細胞で合成・分泌されたⅠ型コラーゲンがペプチダーゼの作用により切断・放出される代謝産物であるⅠ型プロコラーゲン-N-プロペプチド（P1NP）の測定についても可能となり，プロコラーゲン Intact P1NP のキットによる測定が 2010 年に保険適用となった。さらに，2013 年には全自動免疫測定法装置（電気化学発光免疫測定法：ECLIA, エクルーシス®）での total P1NP キット（エクルーシス® 試薬 total P1NP）も保険適用となった。

3. 骨マトリックス関連マーカー（図2）

骨芽細胞から分泌される骨特異的非コラーゲンタンパクとしてオステオカルシンがよく知られている。このオステオカルシンは，分子中にグルタミン酸残基があり，この部分がビタミン K 依存性カルボキシラーゼの作用によりγカルボキシル化される。骨中のビタミン K が不足すると，このγカルボキシル化が十分に起こらず，その分子中のグルタミン酸はγカルボキシグルタミン酸に変換されない。このような骨マトリックス関連マーカーであるオステオカルシンを低カルボキシル化オステオカルシン（ucOC）とよぶ。この測定についても可能となり，ピコルミ® ucOC のキットによる測定が 2007 年に保険適用となった。

また，最近，AGE（糖化最終産物）の一つとして知られているペントジン[5]や葉酸およびビタミン B_{12}・B_6 の代謝に関与するホモシステイン[6]が骨折リスクを反映するマーカーとして注目されている。このため，従来の分類である骨形成マーカーと骨吸収マーカーに加えて，注目されつつある骨質の評価を念頭においた新たなバイオマーカーとして，骨マト

表2 骨粗鬆症診療における各種骨代謝マーカーの保険適用と保険点数（2014年4月現在）

適用対象	項目	保険点数
骨型アルカリホスファターゼ精密測定として算定する。ただし，BAP，ALPアイソザイムを併せて実施した場合は，主な項目のみ算定できる。BAP，Intact P1NP，P1NP（total），ALPアイソザイム（PAGE電気泳動法）のうち2項目以上を併せて実施した場合は，主たるもののみ算定する。	BAP Intact P1NP total P1NP	165点 168点 170点
骨粗鬆症の薬物治療方針の選択時に1回，その後6ヵ月以内の効果判定時に1回に限り，また薬物治療方針を変更後6ヵ月以内に1回に限り算定。なお血中，または尿中精密測定と併せて測定した場合は主たるもののみを算定できる*,**。 (s: 血清，u: 尿)	DPD sNTX, uNTX sCTX, uCTX TRACP-5b	200点 160点 170点 160点
骨粗鬆症におけるビタミンK_2剤の治療選択目的で行った場合または治療経過観察を行った場合に算出できる。ただし，治療開始前においては1回，その後は6ヵ月以内に1回に限り算定できる。	ucOC	167点

* (1) CTXはホルモン療法，ビスホスホネート療法等，骨吸収抑制機能を有する薬物療法の治療効果判定または治療経過観察において算出できる。
　(2) DPD，NTX，TRACP-5bを併せて実施した場合は主たるもののみ算出できる。
**TRACP-5bは，代謝性骨疾患（骨粗鬆症など）の診断補助ならびに治療経過観察時の補助的指標として実施した場合に6ヵ月以内に1回に限り算定できる。また，治療方針を変更した際には変更後6ヵ月以内に1回算定できる。
（文献3より引用，一部改変）

リックス関連マーカーとして分類した[3,4]）。

表2に示したように，各種骨代謝マーカーが骨粗鬆症診療で測定が可能となったが，その測定についてはいくつかの保険診療上の制約がある。骨粗鬆症における骨代謝マーカー測定の主な目的は，臨床的に骨粗鬆症と診断された患者の骨代謝状態の評価による治療薬の選択と治療効果の判定であり，このことを反映して骨吸収マーカーについては治療開始時と開始後6ヵ月以内に1回限り治療効果評価のための測定が認められている。また，骨吸収マーカーのうちDPD，NTX，TRACP-5bの測定を併用して行うことは認められていない。さらに最近では，測定法技術の進歩は目覚ましく全自動免疫測定法装置による測定が日常臨床検査でも汎用化されつつある。

Ⅲ．骨代謝マーカーの測定意義

従来の骨代謝マーカーは「BMD変化率のサロゲート指標」であったが，現在では，①現時点での骨代謝状態を鋭敏に反映するため効果的な治療薬選択ができる，②薬物治療による病態改善効果を早期に表すため治療継続の一助となる，③将来の骨折リスクに対する評価の手段となるなどの利点を有する有用な指標と考えられている。さらに最近，骨吸収抑制薬による骨折リスクの低下は，BMDのみでは過小評価されることが明らかになっており，この意味でも骨代謝マーカー測定によって評価を補完できる。

骨代謝マーカーの動きによって骨代謝回転状態が正確に把握できるので，その時点において病態に応じてもっとも有効性が期待できる治療選択が可能となる。X線検査では効果を確認するためには6ヵ月～1年を要するが，骨代謝マーカーでは骨折診断のみならず，BMDやQOLなどの指標より早期に値が変化することから，2～3ヵ月での評価が可能で，治療継続の必要性も早期に判断することが

できる。さらに数値化できる骨代謝マーカーは，患者にとっても治療効果を実感しやすいことで，治療に対するモチベーションが高まり，コンプライアンス向上の一助ともなる。さらに，予防医学的見地からは将来の骨折リスクを示すこともできるようになるのではないかと期待されている。

IV. 骨代謝マーカー測定時の注意点

1. 検体の採取と取り扱い

簡便に測定が可能な骨代謝マーカーではあるが，ガイドラインでは日内変動に配慮して，早朝空腹時の採尿・採血を推奨している。すなわち，尿中 DPD，uNTX，uCTX は早朝第一もしくは第二尿で測定を行いクレアチニンで補正した値を用いる。早朝に測定できない場合は，できるだけ同じ時間帯で測定して変動幅を減らすことが望ましい。一方，血中 BAP，P1NP，TRACP-5b，ucOC は食事摂取の影響が少ないので空腹時に検体を採取する必要がない。ただし，血中 CTX は GLP-2（glucagon like protein-2）との関連で食後に変動するため測定は食前に行うものとしている[7]。

最近，高齢者，とくに女性で慢性腎臓病（chronic kidney disease: CKD）の罹患率の高いことが明らかとなってきた。また高齢に伴う筋肉量の減少が血清クレアチニン，尿中クレアチニン排泄量に影響のあることも判明している[8]。これら腎機能の低下や筋肉量の減少は加齢とともに進展すると考えられる。骨粗鬆症治療では長期間の投薬加療を前提とするため，これら要素に影響を受ける骨代謝マーカーでは，この点を考慮して数値を解釈する必要がある。骨代謝マーカーでも，腎機能の低下で影響を受けるものと受けないものとが存在する（**表3**）[3,4,9]。さらに血清マーカーでは尿中クレアチニン補正がないため，ADL 低下や加齢に伴う筋肉量の減少や，加齢に伴う腎機能の低下を考慮する必要が少なく，測定ごとの数値を直接比較することが可能な骨代謝マーカーの有用性が示唆される。

初めて薬物治療を目的に骨代謝の評価のため骨代謝マーカーを測定する際には，骨・カルシウム代謝に影響のある薬物は，少なくとも1ヵ月前には中止しておくと，骨代謝マーカーへの影響は少ない。ただし，ビスホスホネートに関しては服薬後少なくとも3ヵ月間の影響がある。なお，すでに薬物治療中の患者で新たな治療薬を選択する可能性のある場合は現状の治療を継続したままで骨代謝の評価を行う。

表3 骨代謝マーカーの腎機能に対する影響の有無

マーカー	腎機能低下の影響
骨形成マーカー	
OC	（＋）
BAP	（－）
P1NP	（－）
骨吸収マーカー	
DPD	（＋）
sNTX	（＋）
uNTX	（＋）
sCTX	（＋）
uCTX	（＋）
TRACP-5b	（－）
骨マトリックス関連マーカー	
ucOC	（＋）

腎機能低下：CKD ステージ3以上のこと。
（＋）：影響を受けやすい，（－）：影響を受けにくい
（文献3,4より引用）

表4 骨代謝マーカーの基準値と設定条件

マーカーの種類（測定法）	基準値	設定条件
骨形成マーカー		
BAP（CLEIA）	2.9～14.5 μg/L	閉経前女性
BAP（EIA）	7.9～29.0 U/L	30～44歳，女性
P1NP	17.1～64.7 μg/L	30～44歳，女性
骨吸収マーカー		
DPD	2.8～7.6 nmol/mmol・Cr	30～44歳，女性
sNTX	7.5～16.5 nmolBCE/L	40～44歳，女性
uNTX	9.3～54.3 nmolBCE/mmol・Cr	30～44歳，女性
sCTX	0.100～0.653 ng/mL	30～44歳，女性
uCTX	40.3～301.4 μg/mmol・Cr	30～44歳，女性
TRACP-5b	120～420 mU/dL	若年成人平均値（YAM：30～44歳），女性
骨マトリックス関連マーカー		
ucOC	カットオフ値 4.5 ng/mL	原発性骨粗鬆症の診断基準を満たす骨粗鬆症患者を対象に骨折リスクを考慮したビタミンK不足濃度を用いてカットオフ値を算出

基準値には施設間差があることに注意する。
（文献3, 4より引用，一部改変）

2. 骨代謝マーカーの基準値と設定条件

表4に各種骨代謝マーカーの基準値を示した。骨粗鬆症では，その病態を反映して骨代謝マーカーで評価した骨形成の程度と骨吸収の程度が一致しない場合がある。多くの場合が骨吸収の程度が骨形成の程度より優位となる。したがって，診断が確定された患者においては介入前に骨粗鬆症の骨形成マーカーと骨吸収マーカーの両者を同時に測定することで，より詳細な骨代謝状態を把握できる。

骨代謝マーカーの基準値は，健常閉経前女性で確立された平均±1.96標準偏差（SD）の範囲とする。設定条件は，ucOCを除いて健常閉経前女性（日本人）で確立された平均±1.96標準偏差（SD）の範囲を記載した。ucOCは，基準値としての設定はなされておらずカットオフ値（日本人）として4.5 ng/mLが臨床検査値として汎用されている。

一方，骨代謝マーカーの高値すなわち，性や閉経の有無での層別の基準値を超える値を呈する場合は，転移性骨腫瘍やほかの代謝性骨疾患，カルシウム代謝異常の存在の可能性もあるため，それらの検索が必要である（表5）。

3. 骨代謝マーカーの最小有意変化（Minimum Significant Change：MSC）

骨代謝マーカーも用いた骨粗鬆症治療薬の効果判定は，MSCを超える変化を示すかどうかが一つの基準となる。MSCは，閉経前女性における午前の日間変動を2倍することで求められる値と定義されており，骨代謝マーカー測定による効果判定として利用されている（表6）[3,4]。

4. 骨代謝マーカーを用いた薬剤の選択（図4, 5）

骨代謝マーカー，とくに骨吸収マーカーであるDPD，NTX，CTX，TRACP-5bの測定値は，治療薬を選択する一つの根拠となり，基準値の上限以上の高値を呈す

表5 転移性骨腫瘍などの骨疾患や骨・カルシウム代謝異常を検索すべき骨代謝マーカーの測定値

マーカーの種類 （測定法／検体）	男性	閉経前女性	閉経後女性	単位
骨形成マーカー				
BAP（CLEIA）	20.9＜	14.5＜	22.6＜	µg/L
BAP（EIA）	44.0＜	29.0＜	75.7＜	U/L
P1NP	66.8＜	64.7＜	79.1＜	µg/L
骨吸収マーカー				
DPD	5.6＜	7.6＜	13.1＜	nmol/mmol・Cr
sNTX	17.7＜	16.5＜	24.0＜	nmolBCE/L
uNTX	66.2＜	54.3＜	89.0＜	nmolBCE/mmol・Cr
sCTX	0.845＜	0.653＜	1.030＜	ng/mL
uCTX	299.0＜	301.4＜	508.5＜	µg/mmol・Cr
TRACP-5b	590＜	420＜	760＜	mU/dL

転移性骨腫瘍の骨転移マーカーとしてはI型コラーゲン-C-テロペプチド（1CTP）精密測定がある。
上記の骨代謝マーカーの測定値（平均＋1.96標準偏差）以上の高値は，転移性骨腫瘍などの骨疾患や，副甲状腺・甲状腺機能亢進症などの骨・カルシウム代謝異常の存在が疑われる。測定値には施設間差があることに注意する。
（文献3，4より引用）

表6 骨粗鬆症診療で使用されている各種骨代謝マーカーのMSC

マーカーの種類	測定法	MSC（％） （日差変動の平均値の2倍）
骨形成マーカー		
BAP	CLEIA	9.0
P1NP	RIA	12.1
骨吸収マーカー		
DPD	EIA	23.5
sNTX	EIA	16.3
uNTX	EIA	27.3
sCTX	EIA	23.2
uCTX	EIA	23.5
TRACP-5b	EIA	12.4
骨マトリックス関連マーカー		
ucOC	ECLIA	32.2

MSC：委員会で求めた日差変動の平均値の2倍より算出したMSC値（設定根拠：10例の閉経前ボランティア女性について，14日間5回，採血および採尿を行い，測定まで深凍保存，検査センターで一括測定を実施した）。
（文献3，4より引用，一部改変）

る患者の薬剤選択については，ビスホスホネート，選択的エストロゲン受容体モジュレーター（selective estrogen receptor modulator: SERM），エストロゲン，活性型ビタミンD_3（とくに，エルデカネシトール）など骨吸収抑制作用を有する薬剤が推奨される。しかしながら，薬剤選択については，骨密度値および既存骨折の有無とともに骨代謝マーカーの測定値と，患者背景，症状・合併症の有無，薬剤の禁忌，過去の治療歴などを総合して判断し選択すべきである。また，骨マトリックス関連マーカーであるucOCの測定値は，ビタミンK不足を反映することからビタミンK_2製剤の選択およびその薬剤効果判定の補助として有用である。

V. 骨代謝マーカーを用いた骨粗鬆症治療薬の効果判定（図6）

1. 効果判定が可能な骨代謝マーカーと治療薬剤の組み合わせ

骨代謝マーカーのベースライン値のみでは薬物療法の効果の予測は困難であり，治療開始から一定期間後に再測定を行い，基礎値からの変化を評価することにより薬物治療効果のモニタリングを行う。薬物療法により，骨代謝マーカーのベースライン値からの有意な変化が認め

7 骨代謝マーカーの活用

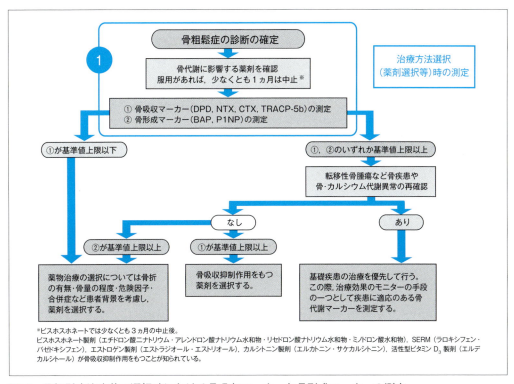

図4 骨粗鬆症治療薬の選択時における骨吸収マーカーと骨形成マーカーの測定
（文献3, 4より引用，一部改変）

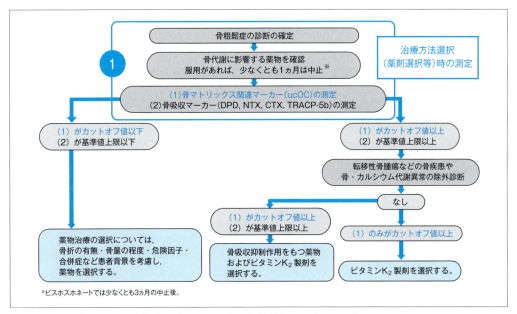

図5 骨粗鬆症治療薬の選択時におけるucOCと骨吸収マーカーの測定
（文献3, 4より引用，一部改変）

Ⅰ．男性骨粗鬆症の診療

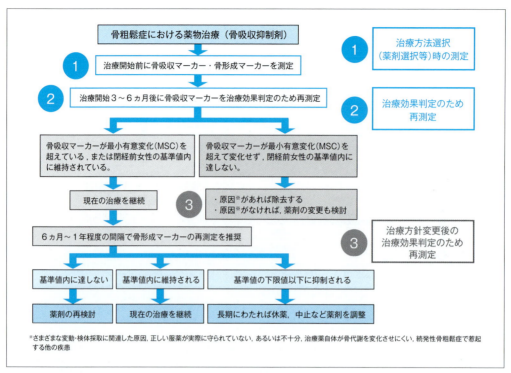

図6 骨吸収マーカーを用いた骨吸収抑制薬の治療効果判定
（文献3,4より引用，一部改変）

られたときにのみ，骨代謝に変化があり，薬剤効果が発揮されていると判定できる。個々の患者におけるビスホスホネート，SERM，エストロゲンの効果は，DPD，NTX，CTX，TRACP-5b，BAP，P1NPいずれでも判定可能である。活性型ビタミンD_3（とくに，エルデカルシトール）の効果も，NTXやBAPで判定可能である。PTH製剤（連日皮下投与製剤）の効果判定も，P1NPで判定可能である。その他の治療薬については，これらの骨代謝マーカー測定による判定は容易ではない。なお，アレンドロネートなどのアミノ基を含有するビスホスホネートを用いた治療では，尿中遊離DPDの変化はテロペプチドに比較して小さいことが知られている[10]。

2．効果判定における適切な骨代謝マーカーの測定時期

骨吸収マーカーであるDPD，NTX，CTX，TRACP-5bは，治療開始時と治療開始後から3～6ヵ月の間隔をあけて2回目の測定を実施し，変化率を算出する。骨吸収抑制薬を投与する場合骨形成マーカーであるBAP，P1NPの変化はやや遅れるため，治療開始時と治療開始から6ヵ月程度の間隔をあけて2回目の測定を実施し，変化率を算出するとよい。

また，骨形成促進剤であるPTH製剤（遺伝子組換え：連日皮下投与製剤）では投与後，骨形成マーカーでも，BAPよりP1NPの変化が著しく，治療開始時と治療開始から4ヵ月程度の間隔をあけて2回目の測定を実施し，変化量・変化

率を算出するとよい[11]。ただし，PTH製剤（テリパラチド酢酸塩：週1回皮下投与）について週1回18ヵ月間投与したところ，骨形成マーカーであるOCは投与期間を通して高値傾向で推移したが，P1NPは3ヵ月後までは高値を示すが，6ヵ月後以降は低値傾向を示す。また，骨吸収マーカーのDPDやuNTXも投与開始後から低値傾向を示すことが報告されているので注意が必要である。

　保険で認められていないが骨吸収マーカーの変動幅が大きい場合には治療開始前に2回以上測定し，平均値を基礎値としてもよい。また，保険では認められていないが変化が不明確な場合は，3ヵ月後に再測定を実施して確認することも必要であろう。

VI. 骨代謝マーカーが有意な変化を示さない原因

　薬物治療にもかかわらず骨代謝マーカーが有意な変化を示さない場合，次のような原因が考えられる。まず，①測定時刻や測定間隔の違い，測定が長期にわたるための誤差や測定依頼先の変更など，測定条件が異なる場合，②服薬が正しくなされていなかったり，不十分な場合，③治療薬自体骨代謝を変化させにくい場合，そして，④続発性骨粗鬆症を惹起するほかの疾患が合併している場合である。

VII. おわりに

　本章では，わが国における骨代謝マーカーの種類やその適正使用などのポイントなどを中心に述べた。最近，米国内分泌学会より提案された「男性骨粗鬆症ガイドライン」では，骨代謝マーカーに関する記述については薬物治療のモニタリングとして骨形成マーカーはP1NP，骨吸収マーカーはsNTX，uNTXおよびsCTXがそれぞれ推奨されている[12]。ただし，前記したように本邦では保険適用に制限があるため，米国内分泌学会提案のガイドラインに準拠した骨代謝マーカー使用については注意を要する。また，米国内分泌学会ガイドラインにも記載されているように，すでに体外診断用診断としてFDA承認となっている血中の25-水酸化ビタミンD測定の有用性が高く，本邦においても骨粗鬆症診療での保険適用が期待されている。

　一方，国際的には同じ骨代謝マーカーであっても全自動免疫測定法装置による測定と用手法による測定によっては，その基準値には大きな差があり，各国間での施設に大きな違いがあることが問題視されている[13]。このため，国際的には骨代謝マーカー測定の標準化作業が，国際臨床化学会（International Federation of Clinical Chemistry: IFCC）と国際骨粗鬆症財団（International Osteoporosis Foundation: IOF）とで共同作業部会を設立して取り進められている[14〜16]。IFCC/IOF作業部会（IFCC/IOF Working Group on the Standardization of Bone Marker Assays）では，ランダムアクセス測定が可能な全自動免疫測定法装置（Elecsys® System）でのP1NPおよびCTXでのリファレンス測定を推奨している。一方，Eastellと著者ら[17]は諸外国での測定間差をなくすために標準

化作業の一つとして各国（各地域）におけるハーモナイゼーションを提唱している。

最後に，今後の課題として，糖尿病やCKDなど生活習慣病関連骨粗鬆症で，とくに関与が大きいとされる骨質の劣化について評価が可能なバイオマーカー（コラーゲン非生理的架橋物質：ペントシジン）の開発が早期に待たれる。また，高齢化社会を迎えて骨粗鬆症に対する予防・診断・治療の意識がますます高まりつつある。骨代謝マーカー検査は，骨粗鬆症診療においては必要不可欠な検査となり，その需要も拡大している。骨代謝マーカーは骨粗鬆症の病態を明らかにするとともに，治療効果を明らかにできる代用指標の一つで，骨代謝状態を知ることで，患者の治療意欲を高め，治療の脱落を防止することも期待されている。

参考文献

1) 日本骨粗鬆症学会 骨粗鬆症の予防と治療ガイドライン作成委員会（代表 折茂 肇）：骨粗鬆症の予防と治療のガイドライン2011年版．ライフサイエンス出版社，2011
2) 西澤良記，三浦雅一，稲葉雅章：これだけは知っておきたい骨代謝マーカーの基礎と適正使用 骨代謝マーカー 改訂版，医薬ジャーナル，2010
3) 日本骨粗鬆症学会 骨代謝マーカー検討委員会（代表 西澤良記）：骨粗鬆症診療における骨代謝マーカーの適正使用ガイドライン（2012年版）. Osteoporosis Jpn 20: 33-53, 2012
4) Nishizawa Y, Ohta H, Miura M, et al: Guidelines for the use of bone turnover markers in the diagnosis and treatment of osteoporosis (2012 edition). J Bone Miner Metab 31: 1-15, 2013
5) Saito M, Marumo K: Collagen-crosslinks as a determinant of bone quality: possible explanation for bone fragility in aging, osteoporosis and diabetes mellitus. Osteoporosis Int 21: 195-214, 2010
6) Shiraki M, Urano T, Kuroda T, et al: The synergistic effect of bone mineral density and methylenetetrahydrofolate reductase (MTHFR) polymorphism (C677T) on fractures. J Bone Miner Metab 26: 595-602, 2008
7) Bjarnason NH, Henriksen EE, Alexandersen P, et al: Mechanism of circadian variation in bone resorption. Bone 30: 307-313, 2002
8) Inaba M, Kurajoh M, Okuno S, et al: Poor muscle quality rather than reduced lean body mass is responsible for the lower serum creatinine level in hemodialysis patients with diabetes mellitus. Clin Nephrol 74: 266-272, 2010
9) Yamada S, Inaba M, Kurajoh M, et al: Utility of serum tartrate-resistant acid phosphatase (TRACP5b) as a bone resorption marker in patients with chronic kidney disease: independence from renal dysfunction. Clin Endocrinol (Oxf) 69: 189-196, 2008
10) Delmas PD, Eastell R, Garnero P, et al: The Use of Biochemical Markers of Bone Turnover in Osteoporosis. Osteoporosis Int 11 (Suppl. 6): S2-17, 2000
11) Miyauchi A, Matsumoto T, Sugimoto T, et al: Effects of teriparatide on bone mineral density and bone turnover markersin Japanese subjects with osteoporosis at high risk of fracture in a 24-month clinical study: 12-Months, randomized, placebo-controlled, double-blind and 12-month open-label phases. Bone 47: 493-502, 2010
12) Watts NB, Adler RA, Bilezikian JP, et al: Osteoporosis in men: an Endocrine Society clinical practice guideline. J Clin Endocrinol Metab 97: 1802-1822, 2012
13) Eastell R, Garnero P, Audebert C, et al: Reference intervals of bone turnover markers in healthy premenopausal women: results from a cross-sectional European study. Bone 50: 1141-1147, 2012
14) Vasikaran S, Eastell R, Bruyere O, et al:

Markers of bone turnover for the prediction of fracture risk and monitoring of osteoporosis treatment: a need for international reference standards. Osteoporos Int 22: 391-420, 2011

15) Johoon L, Vasikaran S: Current Recommendations for Laboratory Testing and Use of Bone Turnover Markers in Management of Osteoporosis. Ann Lab Med 32: 105-112, 2012

16) Bauer D, Krege J, Lane N, et al: National Bone Health Alliance Bone Turnover Marker Project: current practices and the need for US harmonization, standardization, and common reference ranges. Osteoporos Int 23: 2425-2433, 2012

17) リチャード イーステル,三浦雅一:骨粗鬆症診療における骨代謝マーカーの適正使用ガイドラインの役割と日本および欧米における標準化・ハーモナイゼーションについて.医学と薬学 70: 753-767, 2013

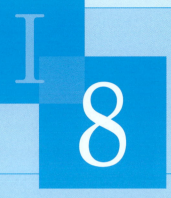

I. 男性骨粗鬆症の診療

8 骨粗鬆症治療薬の特徴と男性骨粗鬆症におけるエビデンス
i. デノスマブ

医療法人財団健康院 健康院クリニック
細井　孝之

ポイント
- デノスマブはRANKLに特異的に結合しその活性を阻害する分子標的薬である。
- デノスマブはホルモン療法下の前立腺癌患者において骨密度を上昇させ，新規椎体骨折の発生を予防する。
- デノスマブは前立腺癌の転移を抑制し生命予後を改善する。

I. デノスマブとは

デノスマブ（Denosumab）は破骨細胞分化因子であるreceptor activator of nuclear factor-κB ligand（RANKL）に対する完全ヒト型モノクローナルIgG2抗体であり，高い親和性と特異性でRANKLに結合しその活性を阻害する分子標的薬である。

骨では骨吸収と骨形成の両者が絶え間なく進行し，骨構造を保つとともにダイナミックなカルシウム代謝の調整をも担っている。骨吸収を司る破骨細胞は多能性血液幹細胞に由来する顆粒球・単球系幹細胞から分化する破骨細胞前駆細胞を経て形成される（図1）。この過程で細胞融合が進み細胞の大型化と多核化が進行する。RANKLに対する受容体であるRANKは破骨細胞前駆細胞や破骨細胞の表面に存在し，これにRANKLが結合するが分化と機能（骨吸収）に必須である[1]。

デノスマブはRANKLに結合することにより，RANKL・RANK系のシグナルを遮断し，破骨細胞の分化ならびに機能を抑制する薬剤として開発された（AMG162）。デノスマブは骨吸収抑制作用を発揮する。デノスマブは閉経後骨粗鬆症患者において骨量増加効果を示し[2]，骨折発生予防をエンドポイントにした試験でも有用性が証明され[3]，海外ではすでに実用化されている。さらにアロマターゼ阻害剤を用いている乳癌患者における有用性も確認されている[4]。わが国においても閉経後骨粗鬆症における骨量増加や骨代謝回転マーカーの抑制作用が報告され[5]，骨折発生抑制を椎体，非椎体，大腿骨近位部のそれぞれの骨折抑制も報告された[5,6]。

骨粗鬆症領域で用いられる場合，6ヵ月に1度の皮下注射（60 mg/回）が標準的な使用方法であるが，悪性腫瘍や悪

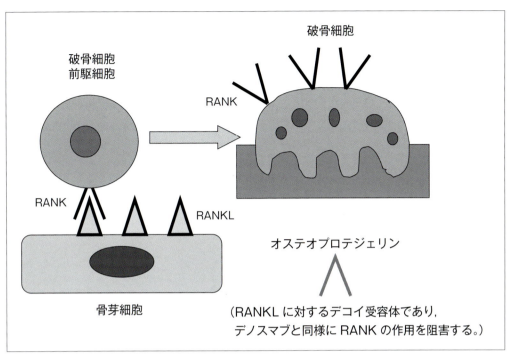

図1 破骨細胞の分化と機能におけるRANKL・RANK系

性腫瘍骨転移に対する用量や使用方法は異なることが予想され，注意を要する。

前立腺癌の治療において汎用されるホルモン療法は骨吸収の亢進を介して続発性骨粗鬆症のリスクが上昇するため，デノスマブによる骨脆弱化の予防が期待される。ここではホルモン療法下にある前立腺癌患者におけるデノスマブの効果について海外で得られた知見を中心に紹介する。

II. アンドロゲン除去療法を受けている前立腺癌患者におけるデノスマブの効果

Smithらは1,468名のアンドロゲン除去療法を受けている前立腺癌患者をデノスマブ群と対照群に無作為に割り付け前向き試験を行った[7]。デノスマブ群では6ヵ月に一度60 mgのデノスマブが皮下注射され，対照群ではプラセボが皮下注射された。36ヵ月の試験を完結した症例数はデノスマブ群467例，対照群445例である。プライマリーエンドポイントは24ヵ月目の腰椎骨密度の増加率であり，セカンダリエンドポイントとして，大腿骨近位部の骨密度増加率（24ヵ月目），腰椎・大腿骨近位部・橈骨遠位端の骨密度増加率（36ヵ月目），そして新規椎体骨折発生率が設定された。

デノスマブ群では腰椎，大腿骨近位部，そして橈骨遠位端の骨密度を有意に上昇させた（図2）。新規椎体骨折の発生は12ヵ月目から有意に抑制された（図3）。12ヵ月目，24ヵ月目，36ヵ月目の対照群に対する相対危険度は，それぞれ0.15，0.31，0.38であり，新規椎体骨折のリスクを60％以上低下させた。複数の脆弱

I. 男性骨粗鬆症の診療

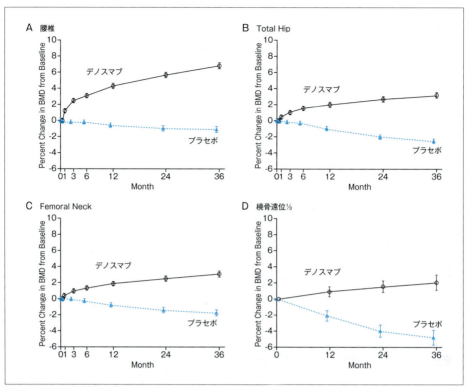

図2 デノスマブの骨密度に対する影響
（文献7より引用）

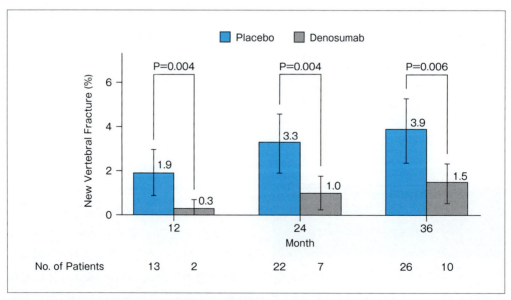

図3 デノスマブの新規椎体骨折発生に対する影響
（文献7より引用）

性骨折の発生頻度はデノスマブ群 0.7％，対照群 2.5％であり統計学的有意差が認められている（p＜0.006）。なお，有害事象については両群間で差がなかった。

以上の結果をもとに，2011 年 9 月には米国で，2010 年 5 月には欧州で，前立腺癌ホルモン抑制療法に伴う骨量減少に対してデノスマブの使用が承認されている。

上記の試験における骨密度の変化についてサブ解析の結果も報告されている[8]。それによると，試験期間中に骨密度が低下した者の割合はデノスマブ群で 1％，対照群で 43％であり，骨密度が増加した者の割合はそれぞれ 68％と 8％であった。また，デノスマブによる骨密度増加の程度はベースラインの骨密度が低いほど大きかったと報告されている。

III. 骨転移や生命予後に対する効果

前立腺癌の診療において骨転移は大きな課題であるが，この点についてもデノスマブの効果が検討されている。Smith らは，ベースラインにおいて骨転移を含めた転移がない去勢療法抵抗性で骨転移について高リスク（PSA≧8.0μg/L または PSA の倍化時間が 10 ヵ月以内）の症例 1,432 名をデノスマブ群と対照群に無作為に分け，骨転移がない生存期間，骨転移発生までの期間そして死亡をプライマリーエンドポイントとする試験を行った[9]。デノスマブ群では 4 週間ごとに 120mg のデノスマブが皮下注射され，対照群ではプラセボが皮下注射された。その結果デノスマブは骨転移がない生存期間，骨転移発生までの期間の両方を有意に延長させた。メディアンを比較すると，前者は対照に比して 4.2 ヵ月，後者は対照に比して 3.7 ヵ月の延長であった。なお，生存期間については，有意差は認められなかった。

骨転移に対する効果はビスホスホネートの中でも骨吸収抑制作用がもっとも強力であるとされるゾレドロン酸と比較してもデノスマブが優位であったと報告されている[10]。さらにこの優位性は医療経済の面からも指示されている[11]。

参考文献

1) Lacey DL, Timms E, Tan HL, et al: Osteoprotegerin ligand is a cytokine that regulates osteoclast differentiation and activation. Cell 93: 165-176, 1998
2) McClung MR, Lewiecki EM, Cohen SB, et al: Denosmab in postmenopausal women with low bone mineral density. N Engl J Med 354: 821-831, 2006
3) Nakamura T, Matsumoto T, Sugimoto T, et al: Dose-response study of denosumab on bone mineral density and bone turnover markers in Japanese postmenopausal women with osteoporosis. Osteoporos Int 23: 1131-1140, 2012
4) Ellis GK, Bone HG, Chlebowski R, et al: Randomized trial of denosumab in patients receiving adjuvant aromatase inhibitors for nonmetastatic breast cancer. J Clin Oncol 26: 4875-4882, 2008
5) Cummings SR, San Martin J, McClung MR, et al: Denosumab for prevention of fracture in postmenopausal women with osteoporosis. N Engl J Med 361: 756-765, 2009
6) Nakamura T, Matsumoto T, Sugimoto T, et al: Clinical Trials Express: fracture risk reduction with denosumab in Japanese postmenopausal women and men with osteoporosis: denosumab fracture interven-

tion randomized placebo controlled trial (DIRECT). J Clin Endocrinol Metab 99: 2599-2607, 2014

7) Smith MR, Egerdie B, Toriz NH, et al: Denosumab in men receiving androgen-deprivation therapy for prostate cancer. N Engl J Med 361: 754-755, 2009

8) Egerdie RB, Smith MR, Tammela TL, et al: Responder analysis of the effects of denosumab on bone mineral density in men receiving androgen deprivation therapy for prostate cancer. Prostate Cancer Prestatic Dis 15: 308-312, 2012

9) Smith MR, Saad F, Coleman R, et al: Denosumab and bone-metastasis-free survival in men with castration-resistant prostate cancer: results of a phase 3, randamised, placebe-controlled trial. Lancet 379: 39-46, 2012

10) Lipton A, Fizazi K, Stopeck AT, et al: Superiority of denosumab to zoledronic acid for prevention of skeletal-related events; a combined analysis of 3 pivotal, randomised, phase 3 trials. Eur J Cancer 48: 3082-3092, 2012

11) Snedecor SJ, Carter JA, Kaura S, et al: Denosumab versus zoledronic acid for treatment of bone metastases in men with castration-resistant prostatic cancer: A cost-effictiveness analysis. J Med Econ 16: 19-29, 2013

I. 男性骨粗鬆症の診療

8 骨粗鬆症治療薬の特徴と男性骨粗鬆症におけるエビデンス
ii. PTH製剤

徳島大学藤井節郎記念医科学センター
福本　誠二

ポイント

- PTHは，骨や腎臓を標的とし，血中カルシウム濃度を上昇させるように作用するホルモンである。
- PTHの持続投与は，主に皮質骨の骨量低下を惹起するのに対し，間歇投与は海綿骨量を増加させる。
- 本邦では，PTHのN端34個のアミノ酸からなるテリパラチドが骨形成促進薬として使用されている。
- 男性骨粗鬆症患者においても，テリパラチドは主に海綿骨量を増加させる。
- 動物実験においてテリパラチドが骨肉腫を惹起したとの成績から，現状ではテリパラチドの投与は72週～24ヵ月に限定されている。
- テリパラチドは，本邦では原発性の悪性骨腫瘍もしくは転移性骨腫瘍のある患者には禁忌である。

I. はじめに

副甲状腺ホルモン（parathyroid hormone: PTH）は，骨と腎臓を主な標的臓器とし，血中カルシウム（Ca）濃度を上昇させるように作用するホルモンである。PTHは骨吸収を促進することから，PTH作用の持続的亢進を特徴とする副甲状腺機能亢進症では，主に皮質骨量の低下が認められる。一方PTHを間歇的に投与した場合には，骨形成の促進によりとくに海綿骨量が増加することが知られている[1]。このためPTH製剤が，骨形成促進薬として本邦でも使用されている。以下本稿では，PTHの作用とPTH製剤の男性骨粗鬆症に対する効果につき概説する。

II. PTHの構造と作用

ヒトPTHは，115アミノ酸のプレプロPTHとして合成され，90アミノ酸のプレPTHを経て，84個のアミノ酸からなるペプチドとして分泌される。PTHは，G蛋白共役受容体の一つであるPTH1受容体に結合することにより，後述の作用を発揮する。このPTHのPTH1受容体への結合には，PTHのN

端側アミノ酸が重要である。

PTHは，骨と腎臓を標的臓器としている（図1）。骨においてPTHは，骨芽細胞系細胞に作用し，RANKL（receptor activator of nuclear factor kappaB ligand）発現を促進することなどにより，破骨細胞形成，活性を促進し，骨吸収を亢進させる。一方PTHは，腎近位尿細管では，2a型，および2c型ナトリウム-リン共輸送体の発現低下を介してリン再吸収を抑制するとともに，25-水酸化ビタミンDから1,25-水酸化ビタミンD [1,25(OH)$_2$D] への変換を促進する。さらにPTHは，遠位尿細管においてTRPV5（transient receptor potential vanilloid 5）を介したCa再吸収を促進する。したがってPTHは，骨吸収や腎遠位尿細管Ca再吸収，さらには1,25(OH)$_2$D濃度の上昇を介した腸管Ca吸収の亢進により，血中Ca濃度を上昇させる。血中リン濃度に関しては，PTHによる骨吸収の亢進や1,25(OH)$_2$D濃度の上昇を介した腸管リン吸収の促進は，血中リン濃度を上昇させるように作用する。一方，慢性的な血中リン濃度を規定するもっとも重要な因子は，近位尿細管におけるリン再吸収である。このためPTHは，近位尿細管でのリン再吸収を抑制することにより血中リン濃度を低下させる。

Ⅲ．PTHの骨への作用（表1）

PTHは上記の骨吸収促進作用に加え，骨において多様な作用を発揮する。PTH1受容体は破骨細胞には存在せず，骨芽細胞系細胞に存在する。PTHは，骨芽細胞や骨細胞のアポトーシスの抑制や骨芽細

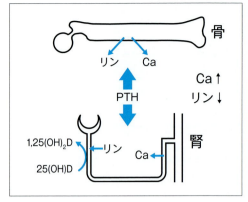

図1 Ca調節ホルモンとしてのPTHの作用
PTHは骨と腎を標的臓器とし，血中カルシウム濃度を上昇させるとともに，リン濃度を低下させる。

表1 PTHの間葉系細胞への作用

骨芽細胞，骨細胞アポトーシスの抑制
骨芽細胞分化の促進
骨芽細胞系細胞のRANKL発現促進
脂肪細胞分化の抑制
骨表面の骨芽細胞（lining cell）の活性化
IGF-Ⅰ，Ⅱ産生の促進
FGF2産生の促進
IL-11産生の促進
スクレロスチン産生の抑制　　など

胞分化の促進を介し，骨芽細胞機能を亢進させるように作用する。またPTHは，IGF-ⅠやⅡ（insulin-like growth factor Ⅰ，Ⅱ），FGF2（fibroblast growth factor 2），IL-11（interleukin-11）といったサイトカインの産生上昇を介しても骨形成に促進的に作用する。さらに最近注目されているのが，PTHのWnt系に対する作用である。

Sclerosteosisとvan Buchem病は，とくに頭蓋骨，下顎骨，鎖骨，長管骨骨幹部の骨硬化，骨量増加を特徴とする常染色体劣性遺伝疾患である。このsclerosteosisの原因遺伝子として，骨に発現しスクレロ

スチンをコードする*SOST*が同定された[2,3]。実際sclerosteosis患者では，*SOST*遺伝子の変異が確認されている。一方van Buchem病患者では，*SOST*遺伝子のエクソン部分に変異は認められないものの，*SOST*遺伝子下流約35 kbの部分に，52 kbの欠失が確認されている。この欠失は，骨でのSOST発現を低下させるものと考えられる。したがって，sclerosteosisとvan Buchem病はいずれも，スクレロスチンの活性低下により惹起されることが明らかとなった。

Wntの受容体の一つである*LDL receptor-related protein 5*（*LRP5*）遺伝子の活性型変異により，骨形成の亢進による骨量増加を特徴とする疾患が惹起される[4,5]。このためWnt作用の促進により，骨形成の亢進や骨量の増加が期待できる。スクレロスチンは，WntとLRP5やLRP6との結合に拮抗的に作用することによりWnt作用を阻害し，骨形成を抑制する。PTHは，このスクレロスチン産生を抑制することから[6]，Wnt系の促進を介して骨形成に促進的に作用するものと考えられる。

Ⅳ．PTHの骨密度増加作用

通常の骨リモデリングでは，骨吸収が起こりその後に骨形成が起こる。したがって通常骨吸収マーカーと骨形成マーカーは同一方向に変化する。実際ビスホスホネート使用により，骨吸収マーカーも骨形成マーカーも低下する。一方PTHの間歇投与初期には，骨吸収マーカーの上昇を伴わずに骨形成マーカーが増加する。このことは，通常のリモデリングで

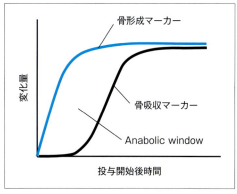

図2　アナボリックウィンドウ
PTH製剤投与後，骨吸収マーカーの上昇に先んじて骨形成マーカーが増加する。この骨形成量が骨吸収量を上回ることをanabolic windowとよんでいる。

はなく，PTHによりde novoの骨形成が促進されることを示している。ただし，PTH製剤により骨吸収マーカーが上昇し始めた後でも，骨密度の増加は認められる。この骨形成量が骨吸収量を上回ることをanabolic windowとよんでいる[7]（図2）。

Ⅴ．テリパラチドの男性骨粗鬆症患者の骨密度に対する効果

PTH製剤としては，PTHのN端34個のアミノ酸に相当するテリパラチドと，全長PTHであるPTH（1-84）がある。このうち本邦で使用可能な薬剤は，テリパラチドである。テリパラチドは，本邦では24ヵ月までの連日20μg皮下投与か，72週までの週1回56.5μg皮下投与が，骨折の危険性の高い骨粗鬆症に対し保険適用となっている。ただし，男性骨粗鬆症患者に対する効果が十分検討されているのは，テリパラチド連日投与である。

表2 テリパラチドの男性骨粗鬆症患者骨密度に対する効果

対象患者数	投与量	腰椎骨密度	大腿骨頸部骨密度	大腿骨近位部骨密度	橈骨骨密度	全身骨密度
147	0	0.52%	0.31%	0.54%	−0.29%	−0.45%
151	20 μg/日	**5.87%**	**1.53%**	1.17%	−0.48%	**0.64%**
139	40 μg/日	**9.03%**	**2.93%**	**2.33%**	0.22%	**0.87%**

太字はプラセボ群との有意差を示す。
(文献9より引用，改変)

　Kurlandらは，23名の男性骨粗鬆症患者を対象に，テリパラチドとプラセボを用いた18ヵ月間のランダム化プラセボ対照二重盲検試験の結果を報告している[8]。その結果腰椎骨密度は，プラセボ群では変化しなかったのに対し，テリパラチド群では投与前に比較し13.5±3.0%（平均±標準誤差）と有意に増加した。またPTH投与群の大腿骨頸部の骨密度は，18ヵ月後には2.0±1.5%増加しており，プラセボ群に比較し有意に高い。一方PTH群の橈骨遠位1/3の骨密度は，18ヵ月後には−1.2±0.6%と低下傾向を示し，プラセボ群に比較し有意に低かった。したがってこれら少数の男性例の検討では，テリパラチドは海綿骨量を増加させるものの，皮質骨量は低下させる可能性が明らかとなった。

　一方Orwollらは，より多数の437名の男性を対象としたランダム化プラセボ対照二重盲検試験を報告している[9]（**表2**）。本検討では，特発性，あるいは性腺機能低下による骨粗鬆症患者がプラセボ，20μg/日，および40μg/日の3群に分けられている。本試験は，後述の骨肉腫の問題により平均11ヵ月で中止されている。しかし約1年間で，腰椎骨密度は20μg群で5.87±0.37%，40μg群で9.03±0.55%と，プラセボ群の0.52±0.32%と比較し，明らかに増加している。この20μg群と40μg群の骨密度の増加量の差も，有意である。大腿骨頸部や全身においても，有意な骨密度の増加が確認された。一方本検討では，プラセボ群とテリパラチド群の間で，橈骨骨密度に有意な差は認められていない（**表2**）。したがって本検討では，40μg/日のテリパラチドは20μg/日に比較し，海綿骨量をより増加させるものの，テリパラチドは必ずしも皮質骨量は低下させないことが示された。ただし，40μg/日群では嘔気による試験中止や頭痛の有害事象が多かったと報告されている。この検討の対象者はテリパラチド投与中止後30ヵ月までフォローされている。テリパラチド中止後の治療は統一されていないものの，テリパラチド群では新規椎体骨折がプラセボ群に比較し少ない傾向を示した（p=0.07）。また中等度〜重度の椎体骨折に限定した場合には，テリパラチド群で有意に少ない[10]。したがって女性の場合と同様，男性においてもテリパラチドは椎体骨折発症を予防するものと推定された。75名の男性と488名の女性に対するテリパラチド連日投与の効果の検討でも，骨量や骨代謝マーカーの変化に性差は認められていない[11]。

VI. テリパラチドのステロイド骨粗鬆症に対する効果

　Saagらによる345名の女性と83名の男性ステロイド骨粗鬆症患者を対象としたランダム化二重盲検試験では，1日10 mgのアレンドロネートと20 μgのテリパラチド18ヵ月投与の効果が比較検討されている[12]。その結果腰椎骨密度は，テリパラチド群では7.2±0.7％，アレンドロネート群では3.4±0.7％と，テリパラチド群でアレンドロネート群に比較し有意に増加していた。また大腿骨近位部骨密度の増加も，テリパラチド群で3.8±0.6％と，アレンドロネート群の2.4±0.6％に比較し有意に高かった。本検討のうち，男性群を抽出したサブ解析においても，腰椎骨密度の増加はテリパラチド群で平均7.3％とアレンドロネート群の3.7％に比較し有意に高かった[13]。また大腿骨近位部の骨密度も，アレンドロネート群では基礎値と有意に変化しなかったのに対し，テリパラチド群では約4％程度有意に増加していた[13]。ただし，アレンドロネート群とテリパラチド群の大腿骨近位部の骨密度の差は，有意ではない。また新規椎体骨折症例は，アレンドロネート群4名に対し，テリパラチド群では認められなかった。したがって，とくに腰椎においては，女性と同様男性ステロイド骨粗鬆症患者においても，テリパラチドはアレンドロネートに比較しより高い骨密度増加効果を示すことが示された。

　この試験はさらに36ヵ月まで延長されており，腰椎，大腿骨近位部，大腿骨頸部いずれにおいても，テリパラチド群の骨密度増加はアレンドロネート群より大きいこと，またテリパラチド群で有意に椎体骨折の発生率が低いことが示された[14]。テリパラチド20 μgの連日投与とリセドロネート週1回35 mg投与の効果を92名の男性患者で検討した結果でも，テリパラチドはリセドロネートに比較し，腰椎骨密度や有限要素法で評価した骨強度により優れた効果を示すことが報告されている[15]。

VII. テリパラチドとほかの薬剤の併用，連続使用

　テリパラチドは骨形成を促進し，ビスホスホネート製剤は骨吸収を抑制することから，これら両者の併用により，より高い効果が得られる可能性がある。そこで，テリパラチドとビスホスホネート併用の効果が検討されている。Finkelsteinらは，83名の男性骨粗鬆症患者を対象に，アレンドロネート10 mg/日とテリパラチド40 μg/日，およびこれら併用の効果を検討した[16]。この検討では，アレンドロネートはテリパラチド開始6ヵ月前から投与されており，合計アレンドロネートは30ヵ月，テリパラチドは24ヵ月投与されている。腰椎骨密度の増加量は，テリパラチド単独群で平均18.1％であり，併用群の14.8％，アレンドロネート単独群の7.9％より有意に大きかった。大腿骨近位部の骨密度も，テリパラチド単独群で9.7％と，併用群の6.2％，アレンドロネート単独群の3.2％に比較し有意に増加している。骨代謝マーカーでは，テリパラチド単独群で骨型アルカリホスファターゼの上昇が認められたのに対し，併用群ではこの上昇が抑制されてい

る[16]。これらの結果から，テリパラチドは骨代謝回転を促進し，骨形成の亢進から骨密度を増加させると考えられる。一方アレンドロネートとテリパラチドの併用では，骨代謝回転が抑制され，骨吸収の低下に伴いカップリングから骨形成も抑制されるため，テリパラチド単独群を超える効果が得られなかった可能性がある。一方，29名の男性骨粗鬆症患者を対象としたリセドロネート35 mg/週とテリパラチド20 μg/日の18ヵ月併用投与の検討では，大腿骨近位部の骨密度増加量は併用群で3.86±1.10％と，テリパラチド群の0.29±0.95％，リセドロネート群の0.82±0.95％に比較し有意に大きい[17]。また，412名の閉経後女性を対象とした検討では，テリパラチドとゾレドロネート年1回投与の併用は，単独群より早期に骨密度の上昇を惹起すると報告されている[18]。したがって，ビスホスホネートの種類や投与法により，テリパラチドとの併用効果が異なる可能性が残されている。

一方現状では，テリパラチドの投与可能期間は限定されている。そこで，テリパラチド治療終了後の治療が問題となる。テリパラチド終了後無治療の場合には骨密度は低下するのに対し，ビスホスホネート治療では骨密度は増加することが報告されている[19]。ただし，このテリパラチド終了後のビスホスホネート投与が，骨折を予防するかどうかは明らかとなっていない。また，テリパラチド40 μg/日，1年投与後1年休薬し，さらに1年テリパラチドを投与した検討では，最初の1年間の腰椎骨密度の増加量が12.5％であったのに対し，2回目のテリパラチド投与での増加量は5.2％であったと報告されている[20]。またオステオカルシンの上昇も，最初のテリパラチド使用時のほうが大きい。したがってテリパラチド再使用時には，初回時より効果が減弱する可能性がある。ただし，本検討で使用されているテリパラチドの投与量は通常使用量より多く，また休薬期間が1年以外の場合の効果については不明である。

Ⅷ．PTH製剤の安全性

テリパラチドの使用により，血中Caや尿酸の上昇など，いくつかの有害事象が起こり得る[1]。このうち，PTH製剤の開発段階でもっとも問題となったものが骨肉腫である。テリパラチドの安全性検討で，ラットに骨肉腫が惹起されることが明らかにされた。ただしこの検討では，ヒト投与量よりはるかに多いテリパラチドが，ヒトに換算すると75年程度投与されている[21]。実際，サルにおいてはテリパラチドにより骨肉腫発生は知られていない。また，テリパラチド市販後の調査によっても，ヒトにおいてテリパラチドにより骨肉腫発生が増加するとのエビデンスは得られていない。ただし本邦では以上の経過から，テリパラチドは原発性の悪性骨腫瘍もしくは転移性骨腫瘍のある患者には禁忌となっている。

Ⅸ．おわりに

テリパラチドは，現状では唯一の骨形成促進作用を有する薬剤である。テリパラチドの連日投与は，女性の場合と同様男性においても海綿骨量を増加させる。

またテリパラチドの連日投与に加え週1回投与も，男性の椎体骨折の発症に予防的に作用するものと考えられる[22]。本邦では，連日投与製剤に加え，テリパラチド週1回投与製剤が使用可能となった。ただし，これらの製剤の作用機序や効果の差異については，不明な点が少なくない。テリパラチドは，前立腺癌患者においても，骨密度増加作用を示すと考えられる。一方，前立腺癌患者は骨転移を示しやすいことから，テリパラチドの使用については適切な症例選択が必要である。

参考文献

1) Neer RM, Arnaud CD, Zanchetta JR, et al: Effect of parathyroid hormone (1-34) on fractures and bone mineral density in postmenopausal women with osteoporosis. N Engl J Med 344: 1434-1441, 2001
2) Brunkow ME, Gardner JC, Van Ness J, et al: Bone dysplasia sclerosteosis results from loss of the SOST gene product, a novel cystine knot-containing protein. Am J Hum Genet 68: 577-589, 2001
3) Balemans W, Ebeling M, Patel N, et al: Increased bone density in sclerosteosis is due to the deficiency of a novel secreted protein (SOST). Hum Mol Genet 10: 537-543, 2001
4) Little RD, Carulli JP, Del Mastro RG, et al: A mutation in the LDL receptor-related protein 5 gene results in the autosomal dominant high-bone-mass trait. Am J Hum Genet 70: 11-19, 2002
5) Boyden LM, Mao J, Belsky J, et al: High bone density due to a mutation in LDL-receptor-related protein 5. N Engl J Med 346: 1513-1521, 2002
6) Keller H, Kneissel M: SOST is a target gene for PTH in bone. Bone 37: 148-158, 2005
7) Bilezikian JP: Combination anabolic and antiresorptive therapy for osteoporosis: opening the anabolic window. Curr Osteoporos Rep 6: 24-30, 2008
8) Kurland ES, Cosman F, McMahon DJ, et al: Parathyroid hormone as a therapy for idiopathic osteoporosis in men: Effects on bone mineral density and bone markers. J Clin Endocrinol Metab 85: 3069-3076, 2000
9) Orwoll ES, Scheele WH, Paul S, et al: The effect of teriparatide [human parathyroid hormone (1-34)] therapy on bone density in men with osteoporosis. J Bone Miner Res 18: 9-17, 2003
10) Kaufman JM, Orwoll E, Goemaere S, et al: Teriparatide effects on vertebral fractures and bone mineral density in men with osteoporosis: treatment and discontinuation of therapy. Osteoporos Int 16: 510-516, 2005
11) Niimi R, Kono T, Nishihara A, et al: Analysis of daily teriparatide treatment for osteoporosis in men. Osteoporos Int 26: 1303-1309, 2015
12) Saag KG, Shane E, Boonen S, et al: Teriparatide or alendronate in glucocorticoid-induced osteoporosis. N Engl J Med 357: 2028-2039, 2007
13) Langdahl BL, Marin F, Shane E, et al: Teriparatide versus alendronate for treating glucocorticoid-induced osteoporosis: an analysis by gender and menopausal status. Osteoporos Int 20: 2095-2104, 2009
14) Saag KG, Zanchetta JR, Devogelaer JP, et al: Effects of teriparatide versus alendronate for treating glucocorticoid-induced osteoporosis: thirty-six-month results of a randomized, double-blind, controlled trial. Arthritis Rheum 60: 3346-3355, 2009
15) Glüer CC, Marin F, Ringe JD, et al: Comparative effects of teriparatide and risedronate in glucocorticoid-induced osteoporosis in men: 18-month results of the EuroGIOPs trial. J Bone Miner Res 28: 1355-1368, 2013
16) Finkelstein JS, Hayes A, Hunzelman JL, et al: The effects of parathyroid hormone, alendronate, or both in men with osteoporosis. N Engl J Med 349:

17) Walker MD, Cusano NE, Sliney J Jr, et al: Combination therapy with risedronate and teriparatide in male osteoporosis. Endocrine 44: 237-246, 2013
18) Cosman F, Eriksen EF, Recknor C, et al: Effects of intravenous zoledronic acid plus subcutaneous teriparatide [rhPTH (1-34)] in postmenopausal osteoporosis. J Bone Miner Res 26: 503-511, 2011
19) Kurland ES, Heller SL, Diamond B, et al: The importance of bisphosphonate therapy in maintaining bone mass in men after therapy with teriparatide [human parathyroid hormone (1-34)]. Osteoporos Int 15: 992-997, 2004
20) Finkelstein JS, Wyland JJ, Leder BZ, et al: Effects of teriparatide retreatment in osteoporotic men and women. J Clin Endocrinol Metab 94: 2495-2501, 2009
21) Vahle JL, Sato M, Long GG, et al: Skeletal changes in rats given daily subcutaneous injections of recombinant human parathyroid hormone(1-34) for 2 years and relevance to human safety. Toxicol Pathol 30: 312-321, 2002
22) Harvey NC, Kanis JA, Oden A, et al: Efficacy of weekly teriparatide does not vary by baseline fracture probability calculated using FRAX. Osteoporos Int in press

I. 男性骨粗鬆症の診療

I-8 骨粗鬆症治療薬の特徴と男性骨粗鬆症におけるエビデンス
iii. ビタミン K_2（メナテトレノン）

慶應義塾大学医学部スポーツ医学総合センター
岩本　潤

ポイント

- 天然のビタミンKには，ビタミン K_1（フィロキノン）とビタミン K_2（メナキノン1〜14）の2つの型がある。摂取されたビタミンKは，側鎖が置換されてメナキノン4となって骨組織に作用する。骨粗鬆症治療薬として使用されているビタミン K_2（メナテトレノン）はメナキノン4である。
- 男性において，ビタミンK欠乏と骨密度および骨折リスクに関連があることから，ビタミンKが男性の骨の健康維持に重要な役割を果たしていることに疑う余地はないといえる。
- 現状では，男性の原発性骨粗鬆症患者を対象としてビタミン K_2（メナテトレノン）の骨折抑制効果を明確に示したエビデンスは存在しない。
- 男性骨粗鬆症モデルラットを用いた前臨床試験により，ビタミン K_2（メナテトレノン）は海綿骨および皮質骨の骨量減少を緩和することが確認されている。
- 男性の原発性骨粗鬆症患者を対象とした無作為化比較試験によるメナテトレノンの骨折抑制効果の検証が期待される。

I. はじめに

骨の健康維持に重要な栄養素としてカルシウム，ビタミンD，ビタミンKがあげられる[1]。わが国の「骨粗鬆症の予防と治療ガイドライン2011年版」によると，摂取目標量はカルシウム800 mg/日，ビタミンD 400〜800 IU/日，ビタミンK 250〜300 μg/日である[1]。女性において，疫学調査によりビタミンK欠乏と骨折リスクとの関連が明らかにされ，無作為化比較試験によりビタミン K_1 および ビタミン K_2 の骨折抑制効果が報告されている[2]。わが国で骨粗鬆症治療薬として使用されているのはメナテトレノン（ビタミン K_2）である。しかし，対象者を男性骨粗鬆症患者に限定して，メナテトレノンの効果を検討した臨床研究の報告は見当たらない。本稿ではビタミンKの特徴について述べた後，男性におけるビタミンK欠乏と骨密度および骨折リスクの関連について検討した疫学調査のデータを紹介し，男性骨粗鬆症患者におけるビタミンK（主としてメナテトレノ

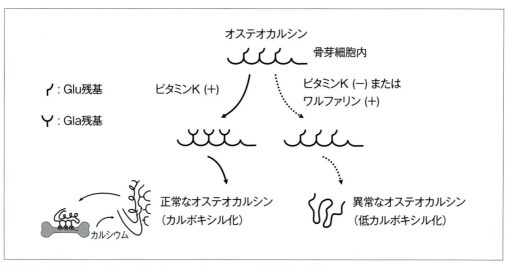

図1 ビタミンKによるオステオカルシンのγ-カルボキシル化
オステオカルシンは骨芽細胞により生成されるビタミンK依存性蛋白である。ビタミンKはオステオカルシンの3つのGlu残基をGla残基に変換する（γ-カルボキシル化）。γ-カルボキシル化されたオステオカルシン（カルボキシル化オステオカルシン）はハイドロキシアパタイトと結合する。ビタミンKの欠乏あるいはワルファリンの存在によりこの変換が行われない場合，オステオカルシン（低カルボキシル化オステオカルシン）はハイドロキシアパタイトと結合することができない。
（文献2より引用）

ン）の骨折抑制効果について，男性も対象者として含まれている臨床試験や，男性骨粗鬆症モデル動物を用いた前臨床試験のデータを提示する。

II．ビタミンKの特徴

ビタミンKはオステオカルシン（OC）の3つの側鎖をγ-カルボキシル化することが知られている[3]。γ-カルボキシル化されたOC（カルボキシル化オステオカルシン）はハイドロキシアパタイトと結合する。しかし，ビタミンK欠乏あるいはワルファリンの存在によりこの変換が行われない場合，OC（低カルボキシル化OC：ucOC）はハイドロキシアパタイトと結合することができず，血中に放出される（図1）[2]。したがって，ビタミンK欠乏と血清ucOC高値とは有意な関連がある[4]。オステオカルシンの作用は確立されていないが，ビタミンKはオステオカルシンのγ-カルボキシル化を介して骨の石灰化に影響を与えると想定される。

天然のビタミンKには，ビタミンK_1（フィロキノン）とビタミンK_2（メナキノン）の2つの型がある。すべての型のビタミンKには構造の一部に2-メチル-1・4-ナフトキノン環が含まれ，3位にはさまざまな脂肪族側鎖が結合し，その長さと飽和度は型によって異なる（図2）。基本的にビタミンK_1が緑色野菜などの食品から摂取されるのに対し，ビタミンK_2は腸内細菌によって合成されるあるいは納豆などの食品から摂取される。もっとも豊富なメナキノンの供給源は納豆であり，メナキノンとしてはメナキノン7である。摂取されたビタミンKは，

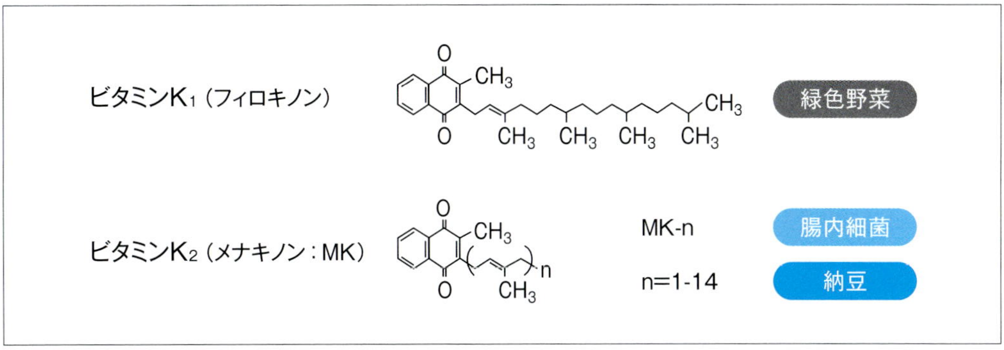

図2 ビタミンK_1（フィロキノン）とビタミンK_2（メナキノン）の構造
天然のビタミンKには，ビタミンK_1（フィロキノン）とビタミンK_2（メナキノン）の2つの型がある。すべての型のビタミンKには構造の一部に2-メチル-1・4-ナフトキノン環が含まれ，3位にはさまざまな脂肪族側鎖が結合し，その長さと飽和度は型によって異なる。

側鎖が置換されてメナキノン4となって骨組織に作用する[5～7]。骨粗鬆症治療薬として使用されているビタミンK_2（メナテトレノン）はメナキノン4である。

III. ビタミンK欠乏と骨密度および骨折リスクの関連

ビタミンKは側鎖が置換されてメナキノン4（ビタミンK_2）となって骨組織に作用することから，ビタミンK欠乏はメナキノン4（ビタミンK_2）欠乏を意味する。男性におけるビタミンKの栄養状況と骨量の関連に関して，海外の報告では，Boothら[8]は，Framingham Heart Studyに参加した741名の男性（平均年齢：59歳）において（1996～2000年の調査），血清フィロキノン濃度および%ucOC（ucOC/total OC）と大腿骨頸部骨密度と有意な相関が認められたと報告した。また，McLeanら[9]は，583名の男性（平均年齢：59.5歳）において，血清フィロキノン濃度と踵骨超音波パラメーター（BUAとSOS）との間に有意な正の相関が認められたと報告した。

わが国においても，Fujitaらの1,662名の高齢男性（65歳以上）を対象としたFujiwara-kyo Osteoporosis Risk in Men（FORMEN）studyにより[10]，ビタミンK摂取量とucOCや骨密度との関連が検討されている。ビタミンK摂取は納豆摂取量により評価され（週1パック未満，週1パック，週に数パック，1日1パック以上），納豆摂取の多い男性では，①血清ucOC値が低いこと（図3），②大腿骨近位部と頸部の骨密度が高いこと（図3），③骨量減少・骨粗鬆症（大腿骨近位部・頸部の骨密度T score＜－1.0）のリスクが低いこと（表1）が明らかにされている。さらに，Yaegashiら[11]は，2002年の全国調査の結果から，男性においてビタミンK摂取量（都道府県別）と大腿骨近位部骨折発生率との間に有意な負の相関が認められたと報告した（図4）。

以上のことから，男性においてもビタミンK欠乏と骨密度および骨折リスクに関連があると考えられる。したがって，ビタミンKは男性の骨の健康維持に重要な役割を果たしているといえる。

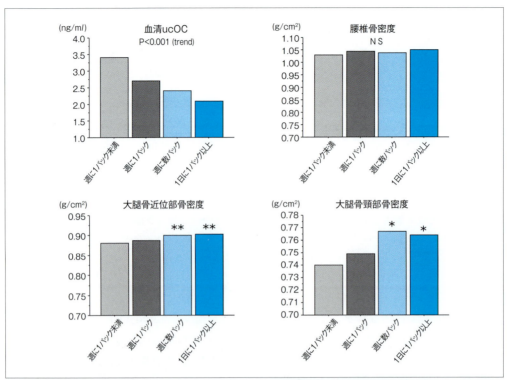

図3 男性における納豆摂取量とucOCおよび骨密度との関連 － FORMEN study －
納豆摂取量と血清ucOC値との間に負の相関を認める。また，納豆を週に数パックあるいは1日に1パック以上消費する男性では，週に1パック未満しか消費しない男性に比べて，大腿骨近位部と頸部の骨密度は高い。*P＜0.05，**P＜0.01（週に1パック未満に対して）。
（文献10より引用，改変）

表1 納豆摂取と骨密度Tスコア＜−1.0のリスク － FORMEN study －

	オッズ比（95％信頼区間）		
	腰椎骨密度	大腿骨近位部骨密度	大腿骨頸部骨密度
週に1パック未満	1 (Reference)	1 (Reference)	1 (Reference)
週に1パック	0.64 (0.42, 0.98)	0.94 (0.62, 1.41)	0.85 (0.57, 1.28)
週に数パック	0.83 (0.54, 1.28)	0.72 (0.45, 1.14)	0.65 (0.41, 1.04)
1日に1パック以上	0.66 (0.38, 1.16)	0.44 (0.23, 0.84)	0.42 (0.22, 0.81)
P値（trend）	0.389	0.025	0.001

Ⅳ．ビタミンKの骨密度増加および骨折抑制効果

　ビタミンKは側鎖が置換されてメナキノン4（ビタミンK₂）となって骨組織に作用することから，ビタミンK投与は，側鎖の変換酵素に異常がなければ，メナキノン4（ビタミンK₂）投与と同義である。しかし，骨粗鬆症治療薬として使用されているメナテトレノン（メナキノン4）の至適用量は45 mg/日と，摂取目標量の250〜300 μg/日よりはるか

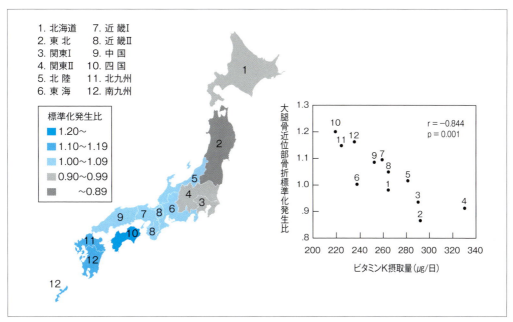

図4　都道府県別にみた男性の大腿骨近位部骨折標準化発生比（全国平均を1とした時の骨折発生率）
ビタミンK（主として納豆）摂取不足の高齢男性（四国，北九州，南九州）では大腿骨近位部骨折の発生率（大腿骨近位部骨折標準化発生比）が高い。
（文献11より引用，改変）

に大きいことを念頭におく必要がある。

　閉経後女性において，メナテトレノンは血清ucOC値を減少させ[12,13]，血清OC値やアルカリホスファターゼ値を増加させることが報告されているが[12〜15]，骨吸収マーカーの有意な減少は認められていない[2]。メナテトレノンはマイルドな骨形成促進薬としてとらえられる。メナテトレノンは，腰椎骨密度をわずかではあるが増加させる効果がある[13,14,16]。メナテトレノンには椎体および非椎体骨折を予防するとのエビデンスがあり，「骨粗鬆症の予防と治療ガイドライン2011年版」では，メナテトレノンの椎体および非椎体骨折予防効果はグレードB（行うよう勧められる）である[1]。男性においても閉経後女性同様，ビタミンK欠乏と骨密度および骨折リスクに関連があると考えられることから，骨折抑制におけるビタミンKの必要性には疑う余地はないといえる。

　男性も含めた対象者におけるビタミンK_1またはビタミンK_2の効果を検討した無作為化比較試験の報告が散見される。海外の報告では，Boothら[17]は，185名の男性（平均年齢：69歳）と267名の閉経後女性（平均年齢：68歳）において，フィロキノン（500μg/日）補充により血清フィロキノン濃度は増加し，%ucOCは減少したが，腰椎，大腿骨頸部，全身の骨密度の増加効果は認められなかったと報告した。一方，Forliら[18]は，94名の肺・心臓移植後の患者（男性65名，女性29名，平均年齢：48.6〜54.6歳）において，ビタミンK_2（メナキノン7：180μg/日）補充により腰椎骨密度は増

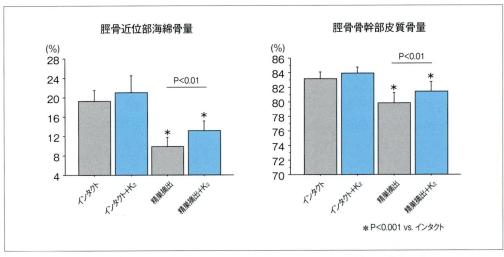

図5　男性骨粗鬆症モデルラットに対するビタミン K_2 の効果—骨形態計測の構造パラメーター—
40匹ラットを10匹ずつインタクト群，インタクト＋ビタミン K_2 投与群，精巣摘出群，精巣摘出＋ビタミン K_2 投与群の4群に分けた。ビタミン K_2 はメナテトレノン（30 mg/kg）を週2回経口投与した。10週間飼育した後，脛骨を摘出し，近位部海綿骨と骨幹部皮質骨の骨量を骨形態計測の手法を用いて計測した。インタクトラットに対してビタミン K_2 は骨量に有意な影響を及ぼさなかったが，精巣摘出による皮質骨および海綿骨の骨量の減少を緩和することが示された。
（文献22より引用）

加したと報告した。

わが国の報告では，Sato ら[19]は，108名の脳卒中後片麻痺患者（男性48名，女性60名，平均年齢：66歳）において，ビタミン K_2（メナテトレノン 45 mg/日）投与により血清 OC とビタミン K_2 濃度は増加し，中手骨骨密度は増加したと報告した。Sasaki ら[20]は，20名のステロイド治療を受けている慢性糸球体腎炎患者（男性12名，女性8名，平均年齢：38.5～41.6歳）において，ビタミン K_2（メナテトレノン 15 mg/日）投与により腰椎骨密度は維持されたと報告した。

これらの男性も含めた続発性骨粗鬆症患者に対するビタミン K_2（メナキノン7およびメナテトレノン）の骨密度増加および骨折抑制効果の報告ではビタミン K_2 の重篤な副作用はなく，男性の続発性骨粗鬆症患者におけるビタミン K_2 の安全性は確認されたといえる。しかし，男性の原発性骨粗鬆症患者を対象としてビタミン K_2（メナテトレノン）の骨折抑制効果を検討した報告は見当たらない。

V．男性骨粗鬆症モデル動物におけるビタミン K_2 の効果（前臨床試験）

われわれは前臨床試験により，ビタミン K_2（メナテトレノン）が精巣摘出ラットの脛骨の骨量に及ぼす影響について骨形態計測の手法を用いて検討した[21,22]。精巣摘出による脛骨の皮質骨および海綿骨の骨量の減少は，メナテトレノン（30 mg/kg, 週2回経口投与）により緩和されることが明らかとなった（図5）。

VI. 今後の課題

　男性において性腺機能低下は骨粗鬆症の原因となることや[23]，前立腺癌術後のアンドロゲン除去療法により骨密度は減少し，骨折リスクが増加することは知られている[24]。男性の原発性骨粗鬆症患者を対象としてビタミンK_2（メナテトレノン）の骨折抑制効果を明確に示したエビデンスは存在せず，Translational researchの観点からみても，今後の臨床試験による検証は興味深い。さらに，メナキノン摂取量と前立腺癌の発生率との間に負の相関があることが報告されていることから（Heidelberg cohort of the European Prospective Investigation into Cancer and Nutrition）[25]，男性においてビタミンK_2（メナテトレノン）の前立腺癌抑制効果を調査することも興味深い。

VII. おわりに

1. 男性においてビタミンK欠乏と骨密度および骨折リスクに関連があることから，ビタミンKは男性の骨の健康維持に重要な役割を果たしているといえる。
2. 男性骨粗鬆症モデルラットを用いた前臨床試験により，ビタミンK_2（メナテトレノン）は海綿骨および皮質骨の骨量減少を緩和することが確認されたが，男性骨粗鬆症に対するメナテトレノンの骨密度増加および骨折抑制効果のエビデンスは見当たらなかった。
3. 男性の原発性骨粗鬆症患者を対象とした無作為化比較試験によるメナテトレノンの骨折抑制効果の検証が期待される。

参考文献

1) 骨粗鬆症の予防と治療ガイドライン作成委員会編：骨粗鬆症の予防と治療ガイドライン2011年版．ライフサイエンス出版社，東京，2011
2) Iwamoto J, Sato Y, Takeda T, et al: High-dose vitamin K supplementation reduces fracture incidence in postmenopausal women: a review of the literature. Nutr Res 29: 221-228, 2009
3) Shearer MJ: Vitamin K. Lancet 345: 229-234, 1995
4) 白木正孝, 青木長寿, 山崎典美, 他：電気化学発光免疫法による血清中低カルボキシル化オステオカルシン（ucOC）測定キットの臨床的有用性の検討―カットオフ値の設定と骨粗鬆症患者におけるビタミンK_2剤選択時の有用性の検討―. 医学と薬学 57: 537-546, 2007
5) Okano T, Shimomura Y, Yamane M, et al: Conversion of phylloquinone (Vitamin K_1) into menaquinone-4 (Vitamin K_2) in mice: two possible routes for menaquinone-4 accumulation in cerebra of mice. J Biol Chem 283: 11270-11279, 2008
6) Suhara Y, Wada A, Okano T, et al: Elucidation of the mechanism producing menaquinone-4 in osteoblastic cells. Bioorg Med Chem Lett 19: 1054-1057, 2009
7) Nakagawa K, Hirota Y, Sawada N, et al: Identification of UBIAD1 as a novel human menaquinone-4 biosynthetic enzyme. Nature 468: 117-121, 2010
8) Booth SL, Broe KE, Peterson JW, et al: Associations between vitamin K biochemical measures and bone mineral density in men and women. J Clin Endocrinol Metab 89: 4904-4909, 2004
9) McLean RR, Booth SL, Kiel DP, et al: Association of dietary and biochemical measures of vitamin K with quantitative

ultrasound of the heel in men and women. Osteoporos Int 17: 600-607, 2006
10) Fujita Y, Iki M, Tamaki J, et al: Association between vitamin K intake from fermented soybeans, natto, and bone mineral density in elderly Japanese men: the Fujiwara-kyo Osteoporosis Risk in Men (FORMEN) study. Osteoporos Int 23: 705-714, 2012
11) Yaegashi Y, Onoda T, Tanno K, et al: Association of hip fracture incidence and intake of calcium, magnesium, vitamin D, and vitamin K. Eur J Epidemiol 23: 219-225, 2008
12) Shiraki M, Itabashi A: Short-term menatetrenone therapy increases gamma-carboxylation of osteocalcin with a moderate increase of bone turnover in postmenopausal osteoporosis: a randomized prospective study. J Bone Miner Metab 27: 333-340, 2009
13) Purwosunu Y, Muharram, Rachman IA, et al: Vitamin K_2 treatment for postmenopausal osteoporosis in Indonesia. J Obstet-Gynaecol Res 32: 230-234, 2006
14) Shiraki M, Shiraki Y, Aoki C, et al: Vitamin K_2 (menatetrenone) effectively prevents fractures and sustains lumbar bone mineral density in osteoporosis. J Bone Miner Res 15: 515-521, 2000
15) 折茂 肇, 藤田拓男, 小野村敏信, 他: 骨粗鬆症に対するEa-0167 (Menatetrenone) の臨床評価—アルファカルシドールを対照とした臨床第Ⅲ相多施設二重盲検比較試験—. 臨床評価 20: 45-100, 1992
16) Ushiroyama T, Ikeda A, Ueki M, et al: Effect of continuous combined therapy with vitamin K_2 and vitamin D_3 on bone mineral density and coagulofibrinolysis function in postmenopausal women. Maturitas 41: 211-221, 2002
17) Booth SL, Dallel G, Shea MK, et al: Effect of vitamin K supplementation on bone loss in elderly men and women. J Clin Endocrinol Metab 3: 1217-1223, 2008
18) Forli L, Bollerslev J, Simonsen S, et al: Dietary vitamin K_2 supplement improves bone status after lung and heart transplantation. Transplantation 89: 458-464, 2010
19) Sato Y, Honda Y, Oizumi K, et al: Menatetrenone ameliorates osteopenia in disuse-affected limbs of vitamin D- and K-deficient stroke patients. Bone 23: 291-296, 1998
20) Sasaki N, Kusano E, Takahashi H, et al: Vitamin K_2 inhibits glucocorticoid-induced bone loss partly by preventing the reduction of osteoprotegerin (OPG). J Bone Miner Metab 23: 41-47, 2005
21) Iwamoto J, Takeda T, Yeh JK, et al: Effect of vitamin K_2 on cortical and cancellous bones in orchidectomized young rats. Maturitas 44: 19-27, 2003
22) Iwamoto J, Yeh JK, Takeda T, et al: Effect of vitamin K_2 on cortical and cancellous bones in orchidectomized and/or sciatic neurectomized rats. J Bone Miner Res 18: 776-783, 2003
23) Bilezikian JP: Osteoporosis in men. J Clin Endocrinol Metab 84: 3431-3434, 1999
24) Brown JE, Neville-Webbe H, Coleman RE: The role of bisphosphonates in breast and prostate cancers. Endocr Related Cancer 11: 207-224, 2004
25) Nimptsch K, Rohrmann S, Kaaks R, et al: Dietary vitamin K intake in relation to cancer incidence and mortality: result from the Heidelberg cohort of the European Prospective Investigation into Cancer and Nutrition (EPIC-Heidelberg). Am J Clin Nutr 91: 1348-1358, 2010

I. 男性骨粗鬆症の診療

8. 骨粗鬆症治療薬の特徴と男性骨粗鬆症におけるエビデンス
iv. 活性型ビタミンD_3製剤（エルデカルシトールを含めて）

虎の門病院内分泌センター
竹内　靖博

ポイント

- ビタミンDはカルシウム・リン代謝調節因子である。
- 活性型ビタミンD_3はカルシウム・リン代謝調節に加えて，骨吸収抑制作用をもつことにより骨代謝を改善する。
- 新規活性型ビタミンD_3誘導体であるエルデカルシトールは，カルシウム・リン代謝調節作用はそのままに，骨吸収抑制作用を増強した骨粗鬆症治療薬である。
- エルデカルシトールは既存の活性型ビタミンD_3であるアルファカルシドールより強力な骨折抑制効果を有する。
- 骨粗鬆症治療薬の男性骨粗鬆症におけるエビデンスは少なく，今後の蓄積が期待される。

I. はじめに

　性別に関係なく，骨粗鬆症治療においてビタミンDが非常に重要な役割を果たすものであることは論を俟たない。しかしながら，その関与のしかたは重層的かつ多面的であり，未解明な点も多く残されている。もっとも重要なビタミンDの役割は抗くる病・骨軟化症作用である。この点に関するビタミンDの役割は，そのカルシウム・リン代謝作用を介するものであると理解されている。二番目に，ビタミンDの不足は，くる病・骨軟化症を惹起するほど著しいものでなくとも骨脆弱性を高めることから，成長期の小児や高齢者においては，骨の健康を維持するために十分量のビタミンDが必要であるとされている。この点に関するビタミンDの役割には，そのカルシウム・リン代謝作用に加えて，骨量と骨構造を維持する骨代謝に対する作用も関与していると考えられている。

　これまでの臨床研究から，活性型ビタミンD_3は骨粗鬆症による椎体骨折の発症を抑制し，その治療薬として有用であることが明らかにされている。さらに最近では，活性型ビタミンD_3のさまざまな誘導体のうち，骨粗鬆症治療薬としての薬理作用が選択的に強化されたものが薬剤として開発され，その臨床的有効性が実証されている。しかしながら，骨粗鬆症に関する多くの臨床試験は閉経後女

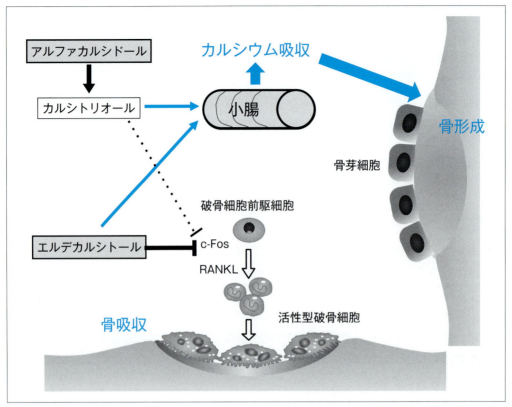

図1　アルファカルシドールとエルデカルシトールの骨代謝調節作用（模式図）
アルファカルシドールは肝でカルシトリオールに代謝され，小腸におけるカルシウム吸収を促進することで骨石灰化および骨形成に寄与する．アルファカルシドールはまた，破骨細胞前駆細胞におけるc-Fosの発現を抑制することで破骨細胞の形成を阻害し，骨吸収を低下させる．エルデカルシトールはカルシトリオールの誘導体であり，アルファカルシドールと同等のカルシウム吸収作用を発揮する用量で，破骨細胞形成および骨吸収をより強力に抑制する．

性を対象に実施されており，男性骨粗鬆症に関する知見は乏しい．本稿では，活性型ビタミンD_3製剤の臨床成績について，新規活性型ビタミンD_3誘導体のエルデカルシトールに関する知見を含めて概説する．

II. 活性型ビタミンD_3のカルシウム・リン代謝作用と骨作用

ビタミンDは抗くる病作用をもつ栄養素として発見されたものである．今日では，その抗くる病作用の大半は，ビタミンDの活性型代謝物である$1α,25$水酸化ビタミンD_3〔$1,25(OH)_2D_3$〕によるビタミンD受容体の活性化を介した，細胞外液中のカルシウムとリン濃度の調節によるものであることが明らかにされている．また，この作用に関するビタミンDの主要な標的臓器は小腸であると考えられている（図1）．

一方で，ビタミンDの骨に対する直接作用についてのヒトにおける研究成績

はいまだ十分とはいえない。極端な考え方としては，ビタミンDの骨に対する直接作用そのものは正常な骨代謝の維持には必須とはいえず，細胞外液のカルシウムとリン濃度が一定に維持されていれば十分であるとする説もある。さらに，ビタミンD受容体欠損マウスを用いた実験からは，カルシウム・リンが十分に供給される条件下では，ビタミンD作用は骨形成を抑制する可能性すら示唆されている[1]。

しかしながら，活性型ビタミンD_3の薬理学的な骨作用をラットやマウスで検討してみると，意外にも強力な骨吸収の抑制を認めることが明らかにされている（図1）。一方で骨形成は低下せず，結果として卵巣摘除ラットに活性型ビタミンD_3を投与することにより骨量の減少が食い止められるという成績が得られている[2]。このような実験結果は，活性型ビタミンD_3にはビタミンDと同様の生理作用に加えて，骨吸収を抑制し骨形成を維持するという薬理作用が期待できることを示唆している。

しかしながら，ビタミンDのカルシウム代謝に関する作用が過剰になると，高カルシウム血症やそれに伴う腎障害が問題となる。したがって，ビタミンDのカルシウム代謝作用はそのままで，選択的に骨代謝に対する作用が強化された誘導体が得られれば，骨粗鬆症に対する有望な治療薬となることが期待される。

このような発想から，多くの活性型ビタミンD_3誘導体が合成され，その薬理作用が検討されてきた。日本を中心とするビタミンDと骨代謝に関する研究から，1980年代初頭にはアルファカルシドールによる骨粗鬆症治療が可能となった。その後アルファカルシドールを上回る骨粗鬆症治療効果を発揮する誘導体の研究が進められ，エルデカルシトール［$1\alpha,25$-dihydroxy-2-(3-hydroxypropoxy) vitamin D_3］が，動物実験のみならず臨床試験においても，アルファカルシドールを上回る効果を示すことが明らかにされるに至っている[3]。

III. アルファカルシドールの作用機序

ビタミンD作用は，肝臓と腎臓における特異的な水酸化反応により，天然型ビタミンDが$1,25(OH)_2D$となり発揮される。このうち，腎尿細管における1α水酸化酵素による反応がビタミンD活性化の律速段階である。したがって，1位に水酸基を導入したビタミンDは，生体内で高い生物学的活性を有することになる。アルファカルシドールはビタミンD_3の1位に水酸基を有しており，生体内に入ると直ちに肝臓で25位に水酸化を受け，ビタミンD作用を発揮する。このように，1位に水酸基をもち，腎尿細管での水酸化反応を必要とせずにビタミンD作用を発揮する誘導体は，活性型ビタミンDと総称される。

アルファカルシドールは1日あたり0.5〜1μgの内服により，十分なカルシウム吸収作用を発揮する。また，副甲状腺ホルモン分泌不全により低カルシウム血症となる副甲状腺機能低下症においては，1.5〜4μg/日のアルファカルシドール投与でカルシウムとリンの血中濃度は良好に維持される。

Ⅳ. アルファカルシドールの骨折抑制効果

アルファカルシドールは1980年代初期に骨粗鬆症治療薬として承認された。当時の治療薬承認に必要な要件は現在と大きく異なるため，骨折抑制効果を確認する臨床試験は比較的小規模なものに留まっており，複数のプラセボ対照無作為化割り付け試験の結果を統合することにより骨折抑制効果が検討されている。さらに，海外では骨粗鬆症に対して天然型ビタミンDを投与することが一般的であり，アルファカルシドールによる骨粗鬆症治療効果に関する日本以外での臨床研究は乏しく，Cochrane systematic review で取りあげられている骨折を指標とした臨床研究のほとんどは日本で行われたものである[4]。

Cochrane systematic review では，脳卒中後やパーキンソン病など特定の対象に対してはアルファカルシドールによる大腿骨近位部骨折の抑制効果が期待される（骨折相対危険度0.18：95％信頼区間0.05〜0.67）と結論されているが，椎体骨折や非椎体骨折についてはその効果が確認されるには至っていない[4]。一方，Papadimitropoulos らによるメタ解析では，アルファカルシドールとカルシトリオールを統合して解析すると，これらの活性型ビタミンD_3は椎体骨折抑制効果をもつと結論されている（骨折相対危険度0.64：95％信頼区間0.44〜0.92）[5]。しかしながら，同時に検討された非椎体骨折については活性型ビタミンD_3の効果は明らかではないと結論されている。

男性骨粗鬆症を対象としたアルファカルシドールの臨床研究は乏しく，対象患者の大半は閉経後女性である。しかしながら，ビタミンD作用に性差が存在するという可能性は乏しく，積極的に性差の存在を示唆する研究もないことから，アルファカルシドールの臨床的効果に性差が存在する可能性は低いと考えられる。

Ⅴ. アルファカルシドールのビスホスホネート製剤との併用効果

骨粗鬆症治療にはビタミンDとカルシウムの充足が必須であり，ほとんどの骨粗鬆症治療薬の臨床試験では，天然型ビタミンDとカルシウムが補充された条件下で実施されている。一方，国内では処方薬としての天然型ビタミンDが存在しないため，ビタミンDの充足は患者の自己判断に委ねられているという現状がある。この状態を改善するためにアルファカルシドールは単独での使用に留まらず，ほかの骨粗鬆症治療薬との併用が広く行われている。国内で実施された，アルファカルシドール併用の有無によるアレンドロネートの骨折抑制効果を検討した大規模な臨床試験では，重症の閉経後骨粗鬆症患者においてはアルファカルシドールの併用により椎体骨折および荷重骨骨折の発症頻度が低下することが明らかにされている（図2）[6]。ここでいう重症の骨粗鬆症とは，試験開始時に2個以上の椎体骨折を有する，もしくは半定量的な椎体骨折に関する重症度分類（SQ分類）グレード3（40％以上の椎体高減少）の重度の椎体骨折を有する

層別		n	ハザード比	95%CI	p値
全例		2,016	0.89	0.64～1.25	0.51
年齢（歳）	<75	805	0.87	0.47～1.63	0.67
	75≦<80	662	1.19	0.67～2.13	0.54
	80≦	549	0.66	0.38～1.16	0.15
25水酸化ビタミンD	<20	435	1.02	0.47～2.24	0.96
(ng/mL)	20≦	1,426	0.84	0.57～1.23	0.36
既存椎体骨折数	0	805	1.73	0.85～3.55	0.13
	1	626	1.28	0.66～2.47	0.46
	2≦	585	0.51	0.32～0.84	0.01
既存椎体骨折の	0	805	1.74	0.85～3.55	0.13
最重症グレード	1	391	1.04	0.33～3.21	0.96
	2	395	0.89	0.46～1.71	0.72
	3	425	0.55	0.38～0.94	0.03

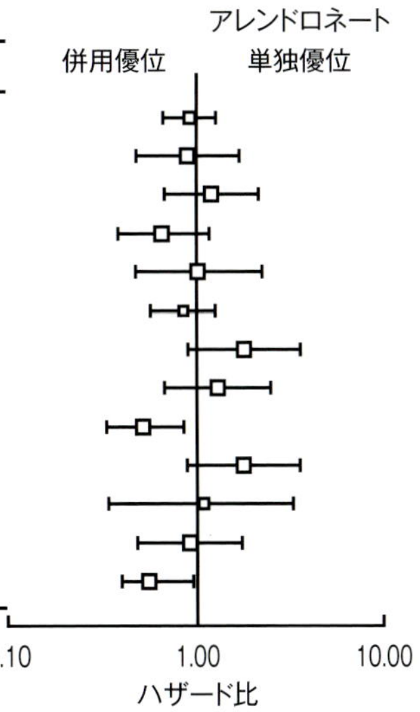

図 2　日本人閉経後骨粗鬆症患者におけるアレンドロネートとアルファカルシドールの併用による骨折抑制効果の検討

70 歳以上の女性骨粗鬆症患者を無作為に 2 群に分け，アレンドロネート単独あるいはアレンドロネートとアルファカルシドールの併用に割り付け，2 年間にわたり観察した。既存椎体骨折を 2 個以上有する，もしくは半定量法による椎体骨折グレード分類で 3 度の既存椎体骨折を有する患者においては，アルファカルシドールの併用により新規椎体骨折発症リスクの低下が認められた。
（文献 6 より引用）

患者を指している。

Ⅵ. エルデカルシトールの前臨床試験結果

エルデカルシトールは，生理的にビタミン D 受容体と結合しその作用を発揮する 1,25$(OH)_2D_3$ の 2β 位に hydroxypropoxy 基をもつ誘導体である（**図 3**）。この誘導体はビタミン D 受容体に対する親和性は 1,25$(OH)_2D_3$ の 8 分の 1 しかないが，ビタミン D 結合蛋白に対しては 2.7 倍の親和性をもつことから，1,25$(OH)_2D_3$ に比べて血中での半減期が長くなるという特徴を有している[7]。

	1,25$(OH)_2D_3$	エルデカルシトール
ビタミンD受容体との親和性	1	1/8
ビタミンD結合蛋白との親和性	1	2.7
血中半減期	短い	長い

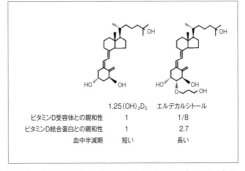

図 3　エルデカルシトールと 1,25 水酸化ビタミン D_3 [1,25$(OH)_2D_3$] の分子構造の比較

エルデカルシトールは 1,25$(OH)_2D_3$ に比べてビタミン D 受容体との親和性は低いもののビタミン D 結合蛋白との親和性が高く，その結果血中半減期が長くなっている。

エルデカルシトールは卵巣摘除ラット骨粗鬆症モデルにおいて，活性型ビタミン D_3 のアルファカルシドールよりも強力に骨吸収を抑制すると同時に，骨形成

は同様に維持することが示されている[8]。その結果としてエルデカルシトールは卵巣摘除による骨量減少を防止するのみならず、むしろ対照ラットよりも骨量を増加させることが報告されている[8]。一方で、血中カルシウム濃度に対する卵巣摘除後ラットにおける本薬剤投与の効果は、アルファカルシドール群および偽手術群との比較で差を認めなかった。また、尿中カルシウム排泄量と血中副甲状腺ホルモン濃度のいずれも、エルデカルシトール投与群とアルファカルシドール投与群との間に有意差は認められなかった[8]。

VII. エルデカルシトールの臨床試験結果

1. 前期第II相臨床試験

109例の骨粗鬆症患者を対象にした6ヵ月間の前期第II相試験（無作為割り付け試験）において、0.25〜1.0 μg/日のエルデカルシトールは用量依存的に腰椎骨密度を上昇させ、骨吸収マーカーを低下させることが報告されている[7]。骨形成マーカーであるオステオカルシンには変化を認めず、骨吸収抑制が主な薬理作用であると推測されている。この臨床試験の成績から、本薬剤の至適用量は0.75〜1.0 μg/日と推測された。

2. 後期第II相臨床試験

次に、閉経後女性を主体とする219例の骨粗鬆症患者を対象として、プラセボを対照とした12ヵ月間の二重盲検無作為割り付け試験が施行された[9]。この臨床試験の特徴は、被験者のビタミンD充足度をできる限り均一にすることにより、エルデカルシトールの薬理学的効果をより厳密に検証することを試みた点である。臨床試験開始時に、被験者の血中25水酸化D濃度を測定してビタミンD充足度を評価し、20 ng/mL以下の場合には400 IU/日の、20 ng/mL以上の場合には200 IU/日の天然型ビタミンD_3を試験期間中補充した。この処置により、ほぼ全例の被験者において血中25水酸化D濃度は20 ng/mL以上に維持することが可能であったと報告されている[9]。

これまで活性型ビタミンD_3の治療効果の評価に関しては、対象者のビタミンD充足度が常に問題とされてきた。すなわち、治療薬の効果が、ビタミンDの補充によりもたらされたものか、活性型ビタミンD_3の薬理学的な骨吸収抑制作用によりもたらされたものかが判然としないことから、その治療薬としての意義付けが明確にされていなかった。エルデカルシトールの後期第II相臨床試験[9]は、この疑問に説得力のある答えを提供するものである。12ヵ月間のエルデカルシトール0.75〜1.0 μg/日の投与はプラセボ群に比べて、腰椎骨密度で3.4〜3.8％、大腿骨頸部骨密度で1.5〜1.8％の上昇をもたらすことが明らかにされ、ビタミンD充足状態においても、本薬剤が骨粗鬆症の改善をもたらす可能性が示された[9]。

本薬剤の副作用としてもっとも懸念されるものは高カルシウム血症と高カルシウム尿症である。エルデカルシトール1.0 μg/日投与群では、56例中2例が高カルシウム血症のために、1例が高カル

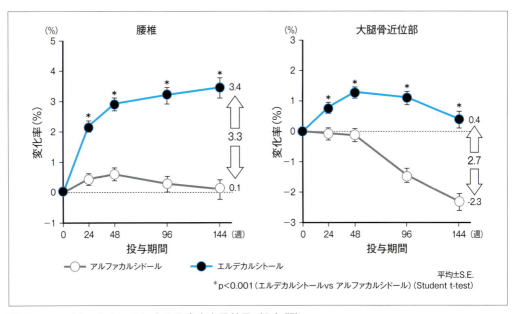

図4 エルデカルシトールによる骨密度上昇効果（3年間）
エルデカルシトール 0.75 μg/日の投与により，144週まで腰椎・大腿骨近位部ともに有意な骨密度上昇効果が認められる。さらに，アルファカルシドール 1.0 μg/日と比較してもその効果は上回っている。
（文献3より引用）

シウム尿症のために薬剤投与中止となっている。また，この副作用には用量依存性があることを示唆する結果が報告されている。しかしながら，それ以外の有害事象による脱落はプラセボ群との間に有意差を認めていないことから[9]，カルシウム代謝異常に注意を払うことにより安全性を確保できるものと考えられる。また，本研究の成績からエルデカルシトールの至適用量として 0.75 μg/日が選択され，引き続き骨折抑制試験が実施された。

3．第Ⅲ相臨床試験（骨折抑制試験）

骨粗鬆症患者におけるエルデカルシトールの骨折抑制効果を検討するために，対照薬として従来から骨粗鬆症治療に広く用いられてきたアルファカルシドール 1.0 μg/日を設定した二重盲検無作為割り付け試験が実施された[3]。大部分が閉経後女性で少数の男性を含む被験者は，エルデカルシトール群528例とアルファカルシドール群526例に割り付けられ，3年間にわたり骨密度，骨代謝マーカーおよび骨折について評価された。

エルデカルシトール内服により，腰椎骨密度は3年間で3.4％の上昇を認め，対照群のアルファカルシドールと比較しても3.3％もの有意な上昇効果が得られた（図4）。同様の成績は大腿骨近位部骨密度でも得られており，エルデカルシトールはアルファカルシドールを上回る骨密度上昇効果をもつことが明らかにされた[3]。

骨吸収マーカーである尿中NTXに対する効果を両薬剤で比較すると，アルファカルシドール投与による変化はほとんど認められないが，エルデカルシトール投与により投与24週目で約30％の低

下効果を認め，その効果は3年間にわたり安定して持続することが明らかにされた（図5）[3]。骨形成マーカーである血清骨型ALPについても同様の効果が明らかにされている。カルシウム代謝に対する効果はエルデカルシトールとアルファカルシドールでほぼ同等であるという結果が得られていることから，エルデカルシトールは主に骨吸収を抑制することにより骨密度の上昇をもたらすものと推測される。

骨折抑制効果に関しては，エルデカルシトール投与によりアルファカルシドールと比較して，新規椎体骨折の発症が3年間で26％減少することが明らかにされている（図6）[3]。疼痛を伴う臨床椎体骨折や前腕骨折についても，アルファカルシドールと比較してエルデカルシトールは3年間で有意な抑制効果を発揮することが示されている。このようなエ

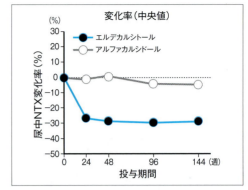

図5 エルデカルシトールによる骨吸収マーカー抑制効果（3年間）
エルデカルシトール0.75 μg/日の投与により，24週以降144週まで尿中NTXは投与前に比べて約30％抑制されている。一方，アルファカルシドールではほとんど抑制効果は認められない。
（文献3より引用）

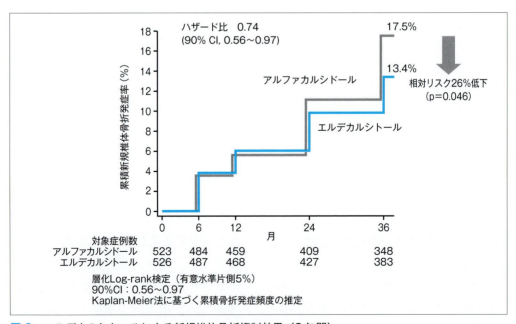

図6 エルデカルシトールによる新規椎体骨折抑制効果（3年間）
エルデカルシトール0.75 μg/日の投与により，アルファカルシドール投与に比べて，3年間で26％（p＝0.046）の新規椎体骨折抑制効果が認められた。
（文献3より引用）

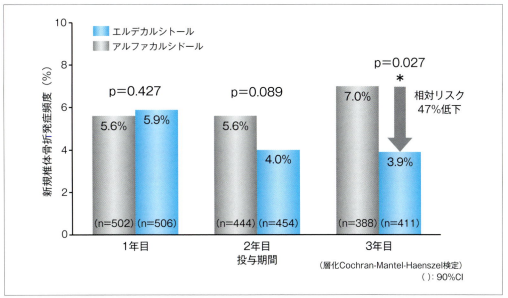

図7 エルデカルシトールによる新規椎体骨折抑制効果（投与期間による解析）
エルデカルシトール 0.75 μg/日の投与により，アルファカルシドール投与に比べて，1年目では新規椎体骨折発症に差を認めなかったが，2年目では減少傾向を認め，3年目では47%（p=0.027）と統計学的に有意な骨折抑制効果が認められた。
（文献3より引用）

ルデカルシトールの骨折抑制効果は，投与開始1年目では明らかではないが，2年目から3年目へと投与期間が長くなるにつれてはっきりとしてくる傾向が認められている（図7）[3]。

4. アレンドロネートとの併用効果

アレンドロネートと天然型ビタミンD_3およびカルシウムの併用に比べて，エルデカルシトールを併用した場合は，48週間の継続により，骨吸収マーカーの抑制効果が強まり，大腿骨頸部の骨密度上昇効果が高まることが報告されている（図8）[10]。したがって，ビスホスホネート製剤にエルデカルシトールを併用することで，相加的な効果が期待される。

5. 男性骨粗鬆症に対するエルデカルシトールの効果

前期第Ⅱ相，後期第Ⅱ相および第Ⅲ相臨床試験におけるエルデカルシトールが投与された男性被験者数は20名であり，対照群と均等に割り付けられている。骨密度，骨代謝マーカーに対するエルデカルシトールの効果は，閉経後女性において認められた効果の範囲内にあり，性差は認められなかった。また，有害事象についても性差は認められなかった。男性に限った骨折抑制効果は，対象症例数が少ないため検証は不可能であるが，明らかな性差は認められなかったとされている。

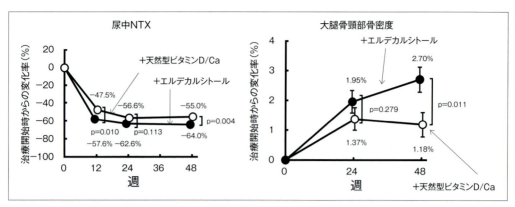

図8 アレンドロネート治療における天然型ビタミンDおよびカルシウム併用に対するエルデカルシトールの併用効果の検討

アレンドロネート35 mg週1回内服の骨粗鬆症患者において，天然型ビタミンD_3 400単位/日およびカルシウム（Ca）610 mg/日を補充した群とエルデカルシトール0.75 μg/日を併用した群との比較を48週間にわたり検討した．エルデカルシトール併用により，12週目以降の尿中NTXの有意な低下効果が認められ，48週目における大腿骨頸部骨密度の有意な上昇効果が認められた．
（文献10より引用）

Ⅷ．おわりに

活性型ビタミンD_3にはカルシウム代謝改善作用に加えて，直接的な骨代謝作用があるものと推測されてきたが，これまで臨床的にその仮説を実証することは困難であった．新規の活性型ビタミンD_3誘導体であるエルデカルシトールは，アルファカルシドールと同程度のカルシウム代謝改善作用を発揮する用量で骨吸収を有意に抑制することにより，アルファカルシドールを上回る骨密度上昇作用をもつことが明らかとなった．さらに，エルデカルシトールは3年間の投与で，アルファカルシドールを凌駕する椎体骨折抑制効果を発揮することが示された．これらの臨床試験の結果は，エルデカルシトールがカルシウム代謝改善作用に加えて骨代謝改善作用を有することを示すものである．男性の骨粗鬆症治療におけるエルデカルシトールの役割については，現時点では臨床成績が乏しいが，今後のさらなる臨床研究によりそのエビデンスが構築されることが期待される．

参考文献

1) Tanaka H, Seino Y: Direct action of 1, 25-dihydroxyvitamin D on bone: VDRKO bone shows excessive bone formation in normal mineral condition. J Steroid Biochem Mol Biol 89-90(1-5): 343-345, 2004
2) Shiraishi A, Takeda S, Masaki T, et al: Alfacalcidol inhibits bone resorption and stimulates formation in an ovariectomized rat model of osteoporosis: distinct actions from estrogen. J Bone Miner Res 15: 770-779, 2000
3) Matsumoto T, Ito M, Hayashi Y, et al: A new active vitamin D3 analog, eldecalcitol, prevents the risk of osteoporotic fractures--a randomized, active comparator, double-blind study. Bone 49: 605-612, 2011
4) Avenell A, Gillespie WJ, Gillespie LD, et al: Vitamin D and vitamin D analogues for preventing fractures associated with involutional and post-menopausal osteoporosis. *Cochrane Database of Systematic Reviews* 2009, Issue 2. Art. No.:

CD000227. DOI: 10. 1002/14651858. CD000227. pub3
5) Papadimitropoulos E, Wells G, Shea B, et al; Osteoporosis Methodology Group and The Osteoporosis Research Advisory Group: Meta-analyses of therapies for postmenopausal osteoporosis. VIII: Meta-analysis of the efficacy of vitamin D treatment in preventing osteoporosis in postmenopausal women. Endocr Rev 23: 560-569, 2002
6) Orimo H, Nakamura T, Fukunaga M, et al; A-TOP (Adequate Treatment of Osteoporosis) research group: Effects of alendronate plus alfacalcidol in osteoporosis patients with a high risk of fracture: the Japanese Osteoporosis Intervention Trial (JOINT)-02. Curr Med Res Opin 27: 1273-1284, 2011
7) Kubodera N, Tsuji N, Uchiyama Y, et al: A new active vitamin D analog, ED-71, causes increase in bone mass with preferential effects on bone in osteoporotic patients. J Cell Biochem 88: 286-289, 2003
8) Uchiyama Y, HiguchI Y, Takeda S, et al: ED-71, a vitamin D analog, is a more potent inhibitor of bone resorption than alfacalcidol in an estrogen-deficient rat model of osteoporosis. Bone 30: 582-588, 2002
9) Matsumoto T, Miki T, Hagino H, et al: A new active vitamin D, ED-71, increases bone mass in osteoporotic patients under vitamin D supplementation: a randomized, double-blind, placebo-controlled clinical trial. J Clin Endocrinol Metab 90: 5031-5036, 2005
10) Sakai A, Ito M, Tomomitsu T, et al: Efficacy of combined treatment with alendronate (ALN) and eldecalcitol, a new active vitamin D analog, compared to that of concomitant ALN, vitamin D plus calcium treatment in Japanese patients with primary osteoporosis. Osteoporos Int 26: 1193-1202, 2015. doi: 0.1007/s00198-014-2991-z

ビタミン D と前立腺癌

東京警察病院泌尿器科
松島　常

　ビタミン D は骨格系の維持に必要なだけでなく，前立腺にも作用する。前立腺にはビタミン D 受容体（VDR）が存在しており，活性型ビタミン D による制御を受けている。ビタミン D は皮膚で紫外線により産生されるか，食物摂取により体内に入り，肝臓に運ばれて 25(OH)D に変換される。25(OH)D は安定した物質であり，ビタミン D の充足状態を表す指標とされる。25(OH)D は腎臓で $1,25(OH)_2D$ に変換されこれがビタミン D 受容体と結合して生理作用を起こす。前立腺には正常組織だけでなく癌細胞にもビタミン D 受容体が存在しており，$1,25(OH)_2D$ は VDR と結合することで前立腺上皮の分化・増殖を制御する。前立腺癌患者では血中 25(OH)D が低下している症例が多く，ビタミン D 欠乏は前立腺癌発症と関連性があると考えられている。血中 25(OH)D は多くの因子によって影響を受けることがわかっている。年齢，人種，紫外線曝露時間，ビタミン D 摂取量，喫煙などである。人種に関しては，アフリカ系アメリカ人（AA）でビタミン D の欠乏が顕著である。アフリカ系アメリカ人は前立腺癌の頻度，致死的前立腺癌の割合が高く，ビタミン D 欠乏との因果関係が示唆されている[1]。前立腺癌患者と前立腺肥大症患者での血中 25(OH)D 値の比較検討では，前立腺癌患者で有意に低値を示すことが報告されており[2]，さらに前立腺癌患者の中では high Gleason score の患者でより低値を示すことがわかっている[3,4]。またビタミン D はアンドロゲンと協調して前立腺癌の分化・増殖を調節することが明らかとなっており，低アンドロゲン血症，低ビタミン D 血症と前立腺癌の悪性度との関連も示唆されている。とくにビタミン D 補充療法は前立腺癌の分化誘導を促すことが報告されており，PSA 監視療法（AS）施行前立腺癌患者にビタミン D 補充を行うと再生検での Gleason score の低下と癌陽性コア数の減少を認めたとの報告もみられる[5]。Ki67 labeling index による検討ではビタミン D 投与で細胞増殖が抑えられることが報告されている[6]。ただし分化誘導の観点から PSA 産生は低下しないため PSA による効果判定は困難とされる。ビタミン D 欠乏状態が持続すると全生存期間が短縮する[7,8]ともいわれ，25(OH)D 低値症例ではビタミン D の補充によりアンドロゲン感受性が維持されることが期待される。ただし過剰のビタミン D はむしろ前立腺癌の進行を早めるとも指摘されており，ビタミン D 補充療法に際しては定期的な血中 25(OH)D のチェックが不可欠である[9]。現在保険適応となっているのは $1,25(OH)_2D$ のみで 25(OH)D

は保険適応外である。1,25(OH)$_2$D は腎機能低下例では産生が低下するのでビタミンD 充足状態の指標としては使用できないが，VDR を介した前立腺癌への影響をしる手掛かりとなると考えられる。一方，ビタミン D 関連遺伝子であるビタミン D 結合タンパクや VDR の 1 塩基多型（SNP）に関する報告も増えている[10,11]。VDR の rSNP では 1,25(OH)$_2$D の増加がみられたり，逆に正常の VDR では 1,25(OH)$_2$D の低下がみられるとの知見もあり，この辺りの inteaction は複雑である[10,12,13]。また市販のVD3 アナログは血清カルシウム増加作用があるが，高カルシウム血症は心筋梗塞と前立腺癌の進行を促す危険因子である[14]ため，カルシウムに影響を与えない VD3 アナログの開発が進められているが，まだ実臨床では使用できない。アンドロゲン除去により AR 径路がストップした状態で VDR 径路がどのように影響を受けるのか，また糖質コルチコイド受容体（GR）の径路はどうなるのか，不明な点が多い。ビタミン D に関しては人種差が大きく影響してくる可能性があるため今後日本人やアジア人のデータの蓄積が必要である。また，ビタミン D の原点に還り，骨代謝に及ぼす影響に関して新規活性型ビタミン D アナログ製剤が ADT 施行患者で十分にビタミン D の補充効果を発揮し，骨密度や骨質の改善効果や骨折防止効果があるか[15]についても臨床データの蓄積が待たれる。

参考文献

1) Steck SE, Arab L, Zhang H, et al: Association between Plasma 25-Hydroxyvitamin D, Ancestry and Aggressive Prostate Cancer among African Americans and European Americans in PCaP. PLoS One 10: e0125151, 2015
2) Wieczorek K, Braczkowski RS, Skrzypek M, et al: The comparison between vitamin d concentration in upper silesia patients with prostate cancer and with benign prostatic hyperplasia. J Biol Regul Homeost Agents 29: 207-211, 2015
3) Murphy AB, Nyame Y, Martin IK, et al: Vitamin D deficiency predicts prostate biopsy outcomes. Clin Cancer Res 20: 2289-2299, 2014
4) Grant WB: Vitamin D status: ready for guiding prostate cancer diagnosis and treatment? Clin Cancer Res 20: 2241-2243, 2014
5) Marshall DT, Savage SJ, Garrett-Mayer E, et al: Vitamin D3 supplementation at 4000 international units per day for one year results in a decrease of positive cores at repeat biopsy in subjects with low-risk prostate cancer under active surveillance. J Clin Endocrinol Metab 97: 2315-2324, 2012
6) Wagner D, Trudel D, Van der Kwast T, et al: Randomized clinical trial of vitamin D3 doses on prostatic vitamin D metabolite levels and ki67 labeling in prostate cancer patients. J Clin Endocrinol Metab 98: 1498-1507, 2013
7) Trummer O, Langsenlehner U, Krenn-Pilko S, et al: Vitamin D and prostate cancer prognosis: a Mendelian randomization study. World J Urol 2015
8) Der T, Bailey BA, Youssef D, et al: Vitamin D and prostate cancer survival in veterans. Mil Med 179: 81-84, 2014
9) Schwartz GG: Vitamin D in blood and risk of prostate cancer: lessons from the Selenium

and Vitamin E Cancer Prevention Trial and the Prostate Cancer Prevention Trial. Cancer Epidemiol Biomarkers Prev 23: 1447-1449, 2014
10) Jingwi EY, Abbas M, Ricks-Santi L, et al: Vitamin D receptor genetic polymorphisms are associated with PSA level, Gleason score and prostate cancer risk in African-American men. Anticancer Res 35: 1549-1558, 2015
11) Shui IM, Mondul AM, Lindstrom S, et al: Circulating vitamin D, vitamin D-related genetic variation, and risk of fatal prostate cancer in the National Cancer Institute Breast and Prostate Cancer Cohort Consortium. Cancer 121: 1949-1956, 2015
12) Gilbert R, Bonilla C, Metcalfe C, et al: Associations of vitamin D pathway genes with circulating 25-hydroxyvitamin-D, 1,25-dihydroxyvitamin-D, and prostate cancer: a nested case-control study. Cancer Causes Control 26: 205-218, 2015
13) Giangreco AA, Dambal S, Wagner D, et al: Differential expression and regulation of vitamin D hydroxylases and inflammatory genes in prostate stroma and epithelium by 1,25-dihydroxyvitamin D in men with prostate cancer and an in vitro model. J Steroid Biochem Mol Biol 148: 156-165, 2015
14) Datta M, Schwartz GG: Calcium and vitamin D supplementation during androgen deprivation therapy for prostate cancer: a critical review. Oncologist 17: 1171-1179, 2012
15) Alibhai SM, Mohamedali HZ, Gulamhusein H, et al: Changes in bone mineral density in men starting androgen deprivation therapy and the protective role of vitamin D. Osteoporos Int 24: 2571-2579, 2013

I. 男性骨粗鬆症の診療

8 骨粗鬆症治療薬の特徴と男性骨粗鬆症におけるエビデンス
v. カルシトニン製剤

鳥取大学医学部保健学科，鳥取大学附属病院リハビリテーション部
萩野　浩

ポイント

- カルシトニンは，骨や腎臓を標的とするホルモンで，破骨細胞の骨吸収を抑制し，血中カルシウム濃度を低下させる。
- カルシトニンには骨吸収抑制に伴う骨量増加作用だけでなく，主に中枢セロトニン神経系を介した機序による鎮痛作用も有する。
- カルシトニン製剤は，わが国では30年近い使用経験があり，椎体骨折後早期などの疼痛を有する症例に対し，最初に選択する薬剤の一つである。
- 男性骨粗鬆症患者においての使用経験はあり，効果は期待できるものの男性を対象とした試験は実施されていない。
- 海外で用いられている高頻度，高用量投与のカルシトニン含有製剤で，長期使用により発癌リスクが高まるとした報告はあるが，国内の製剤ではそのような結果は得られていない。

I. はじめに

カルシトニンは32アミノ酸残基からなるペプチドホルモンで，1961年にCoppらにより血清カルシウム低下因子として発見された。活性中心がなく，活性の発現には32個のアミノ酸すべてが必要とされるが，動物種によりそのアミノ酸構成はまちまちである。哺乳類では主に甲状腺傍濾胞細胞（C細胞）から分泌される。魚類のカルシトニンはヒトより高活性であるため，カルシトニンが魚類の進化に重要な役割を果たしてきたと考えられている。

カルシトニンの重要な作用は破骨細胞の骨吸収を抑制して血清カルシウム濃度を低下させる作用であるが，それ以外にも胃酸分泌の抑制，食欲抑制，鎮痛作用などがある。

治療薬としてのカルシトニンはわが国では約30年にわたる使用経験があり，広く臨床現場で使用されている。カルシトニンで特筆される治療効果は骨粗鬆症に起因する疼痛を軽減する点で，痛みを伴う症例に使用されることが多い。長い使用経験から重篤な副作用はきわめて少ないことが知られている。

現在，わが国で使用可能な骨粗鬆症治

療薬のカルシトニン製剤は，サケカルシトニンおよびウナギカルシトニンの合成誘導体であるエルカトニンの筋注製剤のみである[1]。骨粗鬆症に起因する疼痛に対してはエルカトニン10単位，サケカルシトニン10単位の週2回筋肉内投与，また骨粗鬆症の骨量減少に対してはエルカトニン20単位の週1回筋肉内投与を行う。注射剤であるため長期間の投与は難しく，骨粗鬆症の骨量減少に対して6ヵ月間までの投与が認可されている。

II．カルシトニンの特徴

破骨細胞の膜表面にはカルシトニン受容体が発現しており，カルシトニンが作用すると，破骨細胞の波状縁の動きが停止し吸収活性を失い，骨表面から離れる。その結果，骨吸収が抑制され，血清カルシウム濃度が低下する。カルシトニンはビタミンD_3，副甲状腺ホルモンとならぶカルシウム代謝調節ホルモンの一つで，血清カルシウム濃度が上昇すればカルシトニンの分泌が亢進し，血清カルシウム濃度が低下すれば分泌が抑制されることで，カルシトニンは血清カルシウムの維持に関与している。

またカルシトニンには，主に下行性疼痛抑制系（セロトニン神経系）を介した鎮痛作用があり，明確な鎮痛効果を有する[1]。さらに，末梢性のNaチャネル発現異常の改善による痛覚過敏の解消および血流改善作用も報告されている[1]。これらのことから早期の疼痛緩和，quality of life（QOL）の改善を期待し，骨粗鬆症性骨折発生直後や椎体骨折に伴う姿勢変形などが生じた症例に対し，最初に選択される薬物の一つである。

カルシトニン受容体は腎臓にも存在し，遠位尿細管に作用してカルシウム排泄を増加させる。また腎におけるビタミンD活性化も促進することが知られている[2]。

これらの特徴からカルシトニンは骨粗鬆症治療薬として臨床応用され，骨折抑制効果と同時に，早期の疼痛緩和，QOLの改善を期待し，骨折発生直後や椎体骨折に伴う姿勢変形などが生じた症例に対し，最初に選択される薬剤の一つである。

III．骨密度に対する効果

エルカトニン20単位週1回投与の骨密度増加効果については，これまでランダム化比較試験（RCT）（このうち一つは二重盲検下での試験）が4件[4～7]報告されている（表1）。このRCTのうち2件[6,7]ではエルカトニンの有意な骨密度増加の効果が示され，非無作為化比較試験[8]においても対照群に比して腰椎骨密度の増加が認められている。

図1はエルカトニン（筋注20 IU/週）（100 mgカルシウムを基礎治療薬として投与）を24週間にわたって投与した結果である[6]。腰椎骨密度がエルカトニン群で1.87％上昇したのに対して，対照群であるカルシウム単独群では減少が観察され，両群間に有意な差を認めた。橈骨（図2）[4,5]，第二中手骨（図3）[5]の骨密度増加も認められている。サケカルシトニン10単位週2回投与でも腰椎骨密度の増加が報告されている[9]。

カルシトニンの併用効果に関する研究

表1 骨密度に対する効果

報告者	症例数	薬剤（治療期間）測定方法	結果（骨密度変化量）			
Ishida (2004年)[4]	全対象：396 (372) ECT：66 (62) 対照：66 (60) 男性は含まず	ECT（筋注20 IU/週） （2年間） 橈骨（DXA）	橈骨 　カルシトニン群 　対照群	1.6% −3.3%	p<0.001	
Orimo (1996年)[6]	ECT：67 (45) 対照：60 (42) 男性は含まず	ECT（筋注20 IU/週）100 mgカルシウムを基礎薬剤と して投与（試験期間:24週間） 腰椎（DXA）	腰椎 　カルシトニン群 　対照群	1.87% −0.39%	p<0.05	
藤田 (1990年)[5]	全対象：231 (219) ECT：115 (110) 対照：116 (109) 男性23	ECT（筋注20 IU/週） 300 mgカルシウム を基礎薬剤として投与 （試験期間：26週間） 橈骨骨密度（遠位1/3 部位と遠位1/10部位） (SPA), 中手骨骨密度, 腰椎骨密度(QCT)	橈骨遠位1/3 橈骨遠位1/10 中手骨　MCI 中手骨　SGS 中手骨　GS/D 腰椎　QCT	ECT群 0.25% 6.27% 2.59% 4.86% 2.78% −4.01%	対照群 0.82% 1.17% −2.18% −0.96% −0.95% −5.93%	ns ns p<0.05 p<0.05 p<0.01 ns
Fujita (1997年)[8]	全対象：136 ECT：19 ECT+αD3：34 対照：27 男性0〜2	ECT（筋注20 IU/週）， αD3 1μg/日 （試験期間：3年間） 腰椎（DXA）	腰椎 　対照 　ECT群 　ECT+αD3群	−3.5% −0.6% 8.0%	（18ヵ月までは対照より高 値：p=0.0201） p=0.0004 (vs. 対照)	

ECT：エルカトニン，αD3：アルファカルシドール
DXA：dual x-ray absorptiometry, SPA：single-photon absorptiometry, QCT：quantitative computed tomography

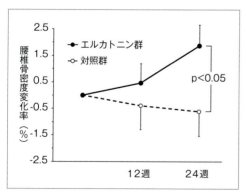

図1 エルカトニン治療による腰椎骨密度増加効果
腰椎骨密度がエルカトニン群で1.87%上昇したのに対して，対照群であるカルシウム単独群では減少が観察され，両群間に有意な差を認めた。（文献6より引用）

では，単独投与に比べ，活性型ビタミンD_3と併用したほうが，腰椎骨密度増加が大きいとするサケカルシトニン[9]，エルカトニンの試験結果[8]が報告されている。また，エストロゲンと併用したほうが，骨密度増加が大きいという報告もある[7]。

このように，カルシトニン製剤による単独あるいは併用投与での骨密度増加効果は複数の臨床試験により証明されている。しかしながら，その骨密度増加量は，これまで報告されているビスホスホネートやテリパラチドに比べて小さい。

Ⅰ．男性骨粗鬆症の診療

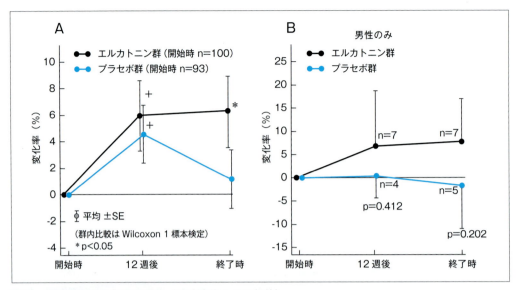

図2　橈骨骨密度変化率の推移（前腕遠位1/10部位）
A：全症例，B：男性のみの層別解析結果
6ヵ月間の二重盲検比較試験の結果，エルカトニン群の橈骨骨密度増加はプラセボ群と比較して有意に大きかった。
男性のみを層別解析した結果では，エルカトニン群のほうが骨密度増加効果が大きかったが，統計学的に差はなかった。
（文献5より引用，改変）

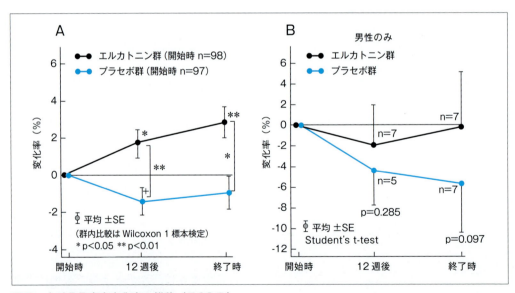

図3　中手骨骨密度変化率の推移（ΣGS/D）
A：全症例，B：男性のみの層別解析結果
6ヵ月間の二重盲検比較試験の結果，エルカトニン群の中手骨骨密度増加はプラセボ群と比較して有意に大きかった。
男性のみを層別解析した結果では，エルカトニン群のほうが骨密度維持効果が大きかったが，統計学的に差はなかった。
（文献5より引用，改変）

表2 骨折抑制効果

骨折部位	報告者(年)	症例数	薬剤（治療期間）	結果		
椎体骨折	Ishida (2004年)[4]	全対象：396 ECT：66 対照：66 男性は含まず	ECT（筋注 20 IU/週）（2年間）	ECT群　8例（12%） 対照　　17例（26%） RR 0.41（95% CI：0.17〜−0.93）　$p<0.05$		
	Chesnut (2000年)[12]	SCT：944 (383) 対照：311 (128) 男性は含まず	SCT（鼻注 100〜400 IU/日）1,000 mg カルシウム，400 ID ビタミンDを基礎薬剤として投与（5年間）	100 IU 群　59例（22%）　RR 0.85（0.60〜1.21） 200 IU 群　51例（18%）　RR 0.67（0.47〜0.97） 400 IU 群　61例（22%）　RR 0.84（0.59〜1.18） 対照群　　70例（26%）		
	Rico (1995年)[10]	SCT：36 (33) 対照：36 (35) 男性は含まず	SCT（筋注 100 IU/日，10日/月）500 mg カルシウムを基礎薬剤として投与（2年間）	新規椎体 骨折発生率	SCT群 0.07	対照群 0.45　$p<0.001$
	Rico (1992年)[11]	SCT：32 (30) 対照：28 (27) 男性は含まず	SCT（筋注 100 IU/日，10日/月）500 mg カルシウムを基礎薬剤として投与（2年間）	変形椎体指数 新規椎体 骨折発生率	SCT群 0.64 8%	対照群 0.73　$p<0.05$ 42%　$p<0.025$
非椎体骨折	Chesnut (2000年)[12]	SCT：944 (383) 対照：311 (128) 男性は含まず	SCT（鼻注 100〜400 IU/日）1,000 mg カルシウム，400 ID ビタミンDを基礎薬剤として投与（5年間）	100 IU 群　32例（10%）　RR 0.64（0.41〜0.99） 200 IU 群　46例（15%）　RR 0.88（0.59〜1.32） 400 IU 群　41例（13%）　RR 0.81（0.53〜1.23） 対照群　　48例（16%）		

ECT：エルカトニン，SCT：サケカルシトニン，αD3：アルファカルシドール
RR：相対危険度

IV．骨折抑制に対する効果

2年間にわたるエルカトニン20単位週1回投与した臨床試験[4]では，椎体骨折発生を対照群に比較して59%低下させた（$p<0.05$）（表2）。しかしながら，これ以外にエルカトニンの骨折予防効果を証明した報告はない。海外の試験ではサケカルシトニン100単位/日（月10回）2年間の筋注投与により，新規椎体骨折の有意な抑制効果が認められている[10,11]。

点鼻サケカルシトニン（わが国では未承認）の5年間にわたる治療では中用量群でプラセボ群と比較して有意な椎体骨折抑制効果が観察された（図4）[12]。この結果から，海外では連日点鼻製剤が骨粗鬆症治療薬として承認・臨床応用されている。

非椎体骨折抑制に関しては前向き研究でカルシトニンの有効性を示した報告はみられていない。観察研究では欧州で2,086例の大腿骨近位部骨折例と3,532例の対照によるコホート研究結果が報告されている[13]。その解析結果では，カルシトニンの投与はカルシウム併用群で大腿骨近位部骨折を有意に抑制することが示された（相対危険度 0.69，95%信頼区間 0.51〜0.92）。

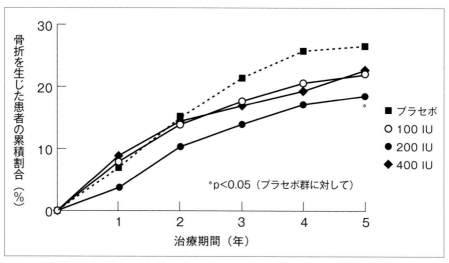

図4 点鼻カルシトニンの骨折抑制効果
5年間にわたる点鼻カルシトニン治療では、中用量群でプラセボ群と比較して有意な椎体骨折抑制効果が観察された。
(文献12より引用)

V. 骨粗鬆症の疼痛への効果

カルシトニンの最大の特徴は骨粗鬆症例での疼痛の改善に有効な点である。骨粗鬆症の予防と治療診療ガイドラインでも疼痛改善効果に関してグレードAで推奨されている[1]。

1. 骨粗鬆症に伴う疼痛発生

一般に、骨粗鬆症における疼痛には、椎体骨折が原因となり骨折直後に生じる急性の疼痛と、脊柱変形に伴い骨折治癒後にも続く慢性疼痛とがある。骨折直後に生じる疼痛は骨折椎体部位に一致した痛みで、寝返り、起き上がりなどの動作時に痛みが強いのが特徴である。

椎体骨折に伴う急性腰背部痛は骨折による局所組織の歪み、炎症、骨吸収亢進で増加した酸(H^+)、神経の傷害などがその疼痛の原因と考えられる。これに対して、骨量減少自体が疼痛を生じるかどうかは、十分には解明されていない。これは骨粗鬆症の疼痛の原因が多岐にわたるため、臨床的に関連性を証明するのは困難である。実験的には、閉経後骨粗鬆症モデルである卵巣摘除マウスモデルで疼痛閾値が低下し、持続的な痛覚過敏が報告されたことから[14]、過剰な骨吸収が疼痛を惹起している可能性が指摘されている[15]。したがって閉経後骨粗鬆症では急性腰背部痛、慢性腰背部痛が神経系の退行性変化によって増悪している可能性がある。

2. 鎮痛作用機序

カルシトニンは破骨細胞性骨吸収を抑制することで疼痛を改善している可能性がある。また骨粗鬆症に伴う侵害刺激の多くはC線維の機能異常によって増強し、カルシトニンはこれらを抑制することで鎮痛作用を発揮することが推察されている(図5)[3]。さらにカルシトニン

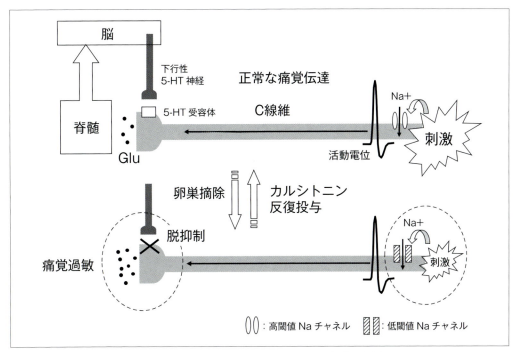

図5 卵巣摘除ラットにおけるカルシトニンの抗侵害受容（鎮痛）作用機序
卵巣摘除ラットでは下行性セロトニン神経系の脱抑制とC線維の興奮閾値低下が起こり、痛覚過敏と痛覚閾値の低下が起こる。カルシトニンの全身性反復投与はこれらを回復させて鎮痛作用を発揮する。
（文献3より引用、改変）

には血流改善作用があることも報告されており、血流障害に伴う疼痛の改善効果もあると考えられている。このようなさまざまな作用機序によってカルシトニンは急性腰背部痛や慢性腰背部痛に対して鎮痛作用を発揮するものと考えられる（図6）[3]。

卵巣摘除ラットのみではなく、性ホルモンの影響を受けない神経障害性疼痛モデルにおいてもカルシトニンが鎮痛作用を示すこと[16]から、カルシトニンの鎮痛作用については、閉経後女性の骨粗鬆症患者のみならず男性骨粗鬆症患者においても、その効果が期待される。

3. 鎮痛効果に関する臨床試験結果

二重盲検下の臨床試験[17]で、エルカトニンが対照に比べて有意に骨粗鬆症に伴う腰背痛の改善効果を示した（改善度が19%優っていた）。新鮮椎体骨折例を対象とした国内のオープンRCTでも、治療開始2週後に有意な疼痛改善効果が得られている[18]。さらに活性型ビタミンD_3の治療群と比較して、有意な下肢痛改善も認められている[19]。

椎体骨折により生じた疼痛に対する鎮痛効果に関するシステマティックレビュー[20]では、治療開始後1〜4週間にわたり、継続的に日常生活動作での疼痛スコアが本剤投与により有意に低下すると結論されている。椎体骨折後の疼痛に対するカルシトニンの鎮痛効果に関するメタアナリシスでも、骨粗鬆症に伴う椎体骨折後の疼痛をカルシトニンが有意

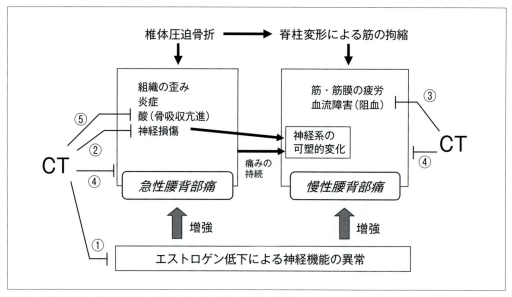

図6 骨粗鬆症に伴う疼痛とカルシトニンによる緩和作用
CT：カルシトニン
カルシトニンは，①神経機能異常（下行性5-HT抑制系の減弱およびC線維興奮閾値の低下）の回復をはじめ，②神経障害性疼痛の抑制，③血流改善作用，④上行性5-HT神経への作用および，⑤骨吸収抑制作用などによって鎮痛作用を発揮する。
（文献3より引用，改変）

に抑制することが示された[21]。しかしながら同時に本メタアナリシスでは椎体変形に伴う慢性疼痛に対しての効果は一定の結果が得られていない。

VI. QOLに対する効果

カルシトニンの鎮痛効果は骨粗鬆症例のQOL改善に寄与する。QOLに関するRCTの結果[22]では，3ヵ月目で対照との間にSF-36の日常役割機能（精神）（role emotional: RE），全体的健康感（general health: GH）のカテゴリーで有意な差が確認された。また，骨粗鬆症患者の大腿骨頸部骨折後の人工股関節全置換術に対するRCTで12ヵ月目までに対照との間に鎮痛・ADLに有意な差が認められ[23]，活性型ビタミンD_3との併用によるRCTでは4ヵ月後の歩行能力に対照との有意な差が認められた[24]。さらに，リハビリテーションの効果（歩行能力）がエルカトニン投与によって増強されることも報告されている[25,26]。

VII. 男性における臨床効果

これまでの骨粗鬆症に対する臨床試験は女性を対象とした研究が中心で，男性のみを対象とした試験はない（**表1, 2**）。しかしながら一部の試験には男性が含まれ，一般臨床でも男性患者に広く処方されている。

過去に実施された二重盲検試験[5]を層別解析して，男性のみの比較を行った。この試験では115例のエルカトニン投与群と116例のプラセボ群で6ヵ月間のエ

ルカトニンの治療効果が検討された。このうち骨密度の検討が可能であった男性例はエルカトニン群が7例，プラセボ群が5例であった。男性例について橈骨および中手骨骨密度の推移を両群間で比較するとエルカトニン治療群がプラセボ群に比べて維持効果がより大きかったが，症例数が少なく，両群間で有意な差は認められなかった（図2，3）。全般改善度（患者の所見をもとに医師が判断した結果）を比較できた男性例はエルカトニン群が12例，プラセボ群が11例で，男性患者でも全般改善度が有意に優れていた（表3）。

Ⅷ．カルシトニンの副作用

1．発がんリスク

欧州医薬品庁（European Medicines Agency：EMA）は，2012年にカルシトニン含有製剤の長期使用が発がんリスクを高めるとして，短期使用に限定すべきとの勧告を出した。これはサケカルシトニン含有製剤の報告を精査したところ長期投与患者における発がんリスクの上昇が認められたとする結論に基づくものである。また，サケカルシトニン経鼻剤を6ヵ月を超えて投与した場合，発がん性が高まるとした報告もある。また，台湾で保険データベースに基づいて発がんリスクを検討した結果では，骨粗鬆症女性例で点鼻カルシトニンで肝がん発生リスクの上昇（オッズ比1.94，95％信頼区間1.23～3.05）と乳がんリスクの低下（オッズ比0.35，95％信頼区間0.15～0.80）が観察された[27]。

海外でもっともよく用いられているカ

表3 男性例における最終全般改善度（層別解析結果）

治療群		累積改善率（％）			悪化率（％）	検定結果			
		著明改善	改善以上	やや改善以上		U検定	χ^2検定		
							改善以上	やや改善以上	悪化
治療群	E群	16.7	66.7	91.7	0.0	**	**	NS	NS
	P群	0.0	0.0	54.5	9.1	E>P	E>P		

二重盲検試験（文献5の層別解析結果）
E：エルカトニン，P：プラセボ，**p＜0.01，NS：有意差なし

ルシトニン含有製剤は，サケカルシトニン連日200 IU投与の経鼻剤であり，一方，国内では，ウナギカルシトニン誘導体のエルカトニン週1回20 Uあるいは週2回10 U投与（注射剤）がほとんどで，カルシトニン種も，投与頻度，投与量も異なる。また，国内では現在，毎年数十万人以上の患者に投与され，さらに30年近い使用経験があるものの，発がんリスクを高めたとする報告は得られていない。

2．その他の副作用

カルシトニンの副作用としては顔面紅潮，悪心などがときにみられる。また，そのほかにも過敏症，循環器・消化器・神経系症状，肝機能異常（AST，ALTの上昇），電解質代謝異常（低ナトリウム血症，低リン血症），喘息発作などがある。きわめて頻度は少ないがショックも報告されている。

本剤に対し過敏症の既往歴のある患者への投与は禁忌であり，発疹などの過敏症状を起こしやすい体質の患者，気管支喘息またはその既往歴のある患者には慎

重に投与すべきである．

　カルシトニンをヒトに投与すると用量に応じて抗体が産生するが，このような抗体は薬剤の効果に影響せず，副作用にも関係しないので，モニターする必要はない[1]．

IX. おわりに

　カルシトニンは骨粗鬆症治療薬としての歴史が長く，高い安全性が知られ，鎮痛効果を有することから現在も臨床現場では広く使用されている．

参考文献

1) 骨粗鬆症の予防と治療ガイドライン作成委員会編：骨粗鬆症の予防と治療ガイドライン2015年版. ライフサイエンス出版, 東京, 2015
2) 須田立雄：血清カルシウムの恒常性とその調節機構, in 新骨の科学. 須田立雄編, 医歯薬出版, 東京, p.193-218, 2007
3) 吉村健史，伊藤彰敏：カルシトニン. 日薬理誌 135: 40-41, 2010
4) Ishida Y, Kawai S: Comparative efficacy of hormone replacement therapy, etidronate, calcitonin, alfacalcidol, and vitamin K in postmenopausal women with osteoporosis: The Yamaguchi Osteoporosis Prevention Study. Am J Med 117: 549-555, 2004
5) 藤田拓男，井上哲郎，折茂 肇，他：骨粗鬆症に対するエルカトニンの効果 プラセボを対照薬とした多施設二重盲検比較試験. 医学のあゆみ 152: 261-282, 1990
6) Orimo H, Morii H, Inoue T, et al: Effect of elcatonin on involutional osteoporosis. J Bone Miner Metab 14: 73-78, 1996
7) Meschia M, Brincat M, Barbacini P, et al: A clinical trial on the effects of a combination of elcatonin (carbocalcitonin) and conjugated estrogens on vertebral bone mass in early postmenopausal women. Calcif Tissue Int 53: 17-20, 1993
8) Fujita T, Fuji Y, Goto B, et al: A three-year comparative trial in osteoporosis treatment: Effect of combined alfacalcidol and elcatonin. J Bone Miner Metab 15: 223-226, 1997
9) Ushiroyama T, Ikeda A, Sakai M, et al: Effects of the combined use of calcitonin and 1 alpha-hydroxycholecalciferol on vertebral bone loss and bone turnover in women with postmenopausal osteopenia and osteoporosis: a prospective study of long-term and continuous administration with low dose calcitonin. Maturitas 40: 229-238, 2001
10) Rico H, Revilla M, Hernandez ER, et al: Total and regional bone mineral content and fracture rate in postmenopausal osteoporosis treated with salmon calcitonin: a prospective study. Calcif Tissue Int 56: 181-185, 1995
11) Rico H, Hernandez ER, Revilla M, et al: Salmon calcitonin reduces vertebral fracture rate in postmenopausal crush fracture syndrome. Bone Miner 16: 131-138, 1992
12) Chesnut CH, 3rd, Silverman S, Andriano K, et al: A randomized trial of nasal spray salmon calcitonin in postmenopausal women with established osteoporosis: the prevent recurrence of osteoporotic fractures study. PROOF Study Group. Am J Med 109: 267-276, 2000
13) Kanis JA, Johnell O, Gullberg B, et al: Evidence for efficacy of drugs affecting bone metabolism in preventing hip fracture. BMJ 305(6862): 1124-1128, 1992
14) Forman LJ, Tingle V, Estilow S, et al. The response to analgesia testing is affected by gonadal steroids in the rat. Life Sci 45: 447-454, 1989
15) 射場浩介，山下敏彦：骨粗鬆症による疼痛 疼痛対策と管理. Orthopaedics 25: 117-122, 2012
16) Appelboom T: Calcitonin in reflex sympathetic dystrophy syndrome and other painful conditions. Bone 30(5 Suppl): 84S-86S, 2002
17) 伊丹康人，井上哲郎，高橋栄明，他：老人

性骨粗鬆症に伴う腰背痛に対するエルカトニンの効果；多施設二重盲検法による4：1用量比の群間比較. 医学のあゆみ 120: 1180-1195, 1982

18) 中野哲雄：骨粗鬆症性椎体圧迫骨折による急性疼痛に対するカルシトニン製剤（エルカトニン）の効果　セミブラインド化無作為化比較試験による検討. Osteoporosis Jpn 19: 151-156, 2011

19) 中村正生，清水克時：腰下肢痛を伴う骨粗鬆症症例に対する日本語版 Roland-Morris Disability Questionnaire を用いた QOL 評価　エルカトニン製剤投与下での疼痛に関連する QOL 改善についての検討. Osteoporosis Jpn 16: 333-341, 2008

20) Knopp JA, Diner BM, Blitz M, et al: Calcitonin for treating acute pain of osteoporotic vertebral compression fractures: a systematic review of randomized, controlled trials. Osteoporos Int 16: 1281-1290, 2005

21) Knopp-Sihota JA, Newburn-Cook CV, Homik J, et al: Calcitonin for treating acute and chronic pain of recent and remote osteoporotic vertebral compression fractures: a systematic review and meta-analysis. Osteoporos Int 23: 17-38, 2012

22) Yoh K, Tanaka K, Ishikawa A, et al: Health-related quality of life (HRQOL) in Japanese osteoporotic patients and its improvement by elcatonin treatment. J Bone Miner Metab 23: 167-173, 2005

23) Peichl P, Marteau R, Griesmacher A, et al: Salmon calcitonin nasal spray treatment for postmenopausal women after hip fracture with total hip arthroplasty. J Bone Miner Metab 23: 243-252, 2005

24) 萩野　浩，岡野　徹，楠城誉朗，他：大腿骨近位部骨折症例の術後評価におけるカルシトニン製剤の効果−ADL，QOL 改善効果に関する検討. Osteoporosis Jpn 22: 379-386, 2014

25) 中野哲雄，越智龍弥，稲葉大輔，他：大腿骨頸部・転子部骨折症例に対するエルカトニン投与が術後リハビリテーションに及ぼす影響の検討　ランダム化比較試験. Osteoporosis Jpn 17: 692-696, 2009

26) 小林真司，小林なぎさ：骨粗鬆症を有する女性の大腿骨近位部骨折に対するカルシトニン製剤の鎮痛効果. 日ペインクリニック会誌 20: 79-82, 2013

27) Sun LM, Lin MC, Muo CH, et al: Calcitonin nasal spray and increased cancer risk: a population-based nested case-control study. J Clin Endocrinol Metab 99: 4259-4264, 2014

I. 男性骨粗鬆症の診療

8 骨粗鬆症治療薬の特徴と男性骨粗鬆症におけるエビデンス
vi. ビスホスホネート

公益財団法人 がん研究会有明病院総合腫瘍科
高橋　俊二

ポイント

- BPはピロリン酸の類似体で，強力な破骨細胞抑制効果をもつ。
- BPは閉経後骨粗鬆症，ステロイドによる骨粗鬆症などにおいてエビデンスがもっとも豊富な薬剤である。男性の骨粗鬆症に対する治療効果についても最近データが蓄積されつつあり，アレンドロネート，リセドロネート，イバンドロネート，ゾレドロン酸などによる骨密度改善の効果が明らかになっているが，骨折予防については大規模試験が少なくエビデンスとして確立まではしていないものの，示唆する所見は出つつある。
- アンドロジェン除去療法（ADT）は著明な骨密度低下をきたすことが知られ，これに対してもアレンドロネート，リセドロネート，パミドロネート，ゾレドロン酸などによる骨密度改善・低下予防の効果が明らかになっているが，やはり骨折予防については大規模試験が少なく確立はしていない。
- 前立腺癌治療に伴う骨粗鬆症においては積極的にbone healthの経過観察と治療を行うべきである。

I. はじめに

男性の骨粗鬆症に対してもビスホスホネート（bisphosphonate: BP）の有効性は明らかである。また，前立腺癌の内分泌療法は骨密度の低下，骨粗鬆症のリスクを高める。男性骨粗鬆症および前立腺癌患者に対する内分泌治療に伴う骨代謝異常に対するBPの効果について記載する[1]。

II. BPの特徴

BPはピロリン酸の類似体（P-O-Pの代わりにP-C-P）で，強力な破骨細胞抑制効果をもち，側鎖を変更することにより，当初開発されたetidronateに比較して効力を2～4桁増加させた誘導体が出現した[2]（図1）。

BPsは細胞膜を透過しにくいため通常の細胞には入りにくく，また骨基質に高率（50％以上）に沈着することから，骨吸収により破骨細胞内に入って特異的な効果を示す。破骨細胞の形成，機能も阻

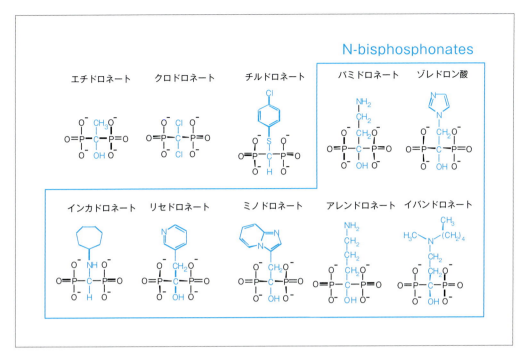

図1 ビスホスホネートの構造

害するが，主な作用は破骨細胞のアポトーシスと考えられている．現在使用されているBPsのほとんどは側鎖に窒素基をもったnitrogen-BPsとよばれるものであるが，その分子的な作用機序として，ras, rhoなどのsmall G-proteinが細胞膜の内側に結合して機能するのに必須なfarnesyl基，geranylgeranyl基の合成を阻害し，そのため破骨細胞のアポトーシスや骨吸収阻害をきたすと考えられている[3]（図2）。

III．男性骨粗鬆症に対するBPの効果（表1）

BPは閉経後骨粗鬆症，ステロイドによる骨粗鬆症などに対する骨吸収抑制剤としてのエビデンスがもっとも豊富な薬剤である．男性の骨粗鬆症に対する治療効果についてはあまり注目されていなかったが，最近データが蓄積されつつある．

1．アレンドロネート

経口のアレンドロネートについては2つの比較試験において検討され，両方の試験で骨密度増加と椎体骨折の減少が報告されている．Orwollらは骨粗鬆症男性241例（age 31〜87, mean 63）を経口アレンドロネート10 mg/dayとプラセボに割り付けて2年間投与する二重盲検比較試験を行った．約1/3が血中テストステロン低値で，全例にカルシウム，ビタミンD（VD）が投与された．Primary endpointは腰椎，大腿骨，全身の2年後の骨密度変化であった．骨密度は有意に改善（腰椎7.1％ vs. 1.8％，大腿骨頸部2.5％ vs. −0.1％）した．骨折につい

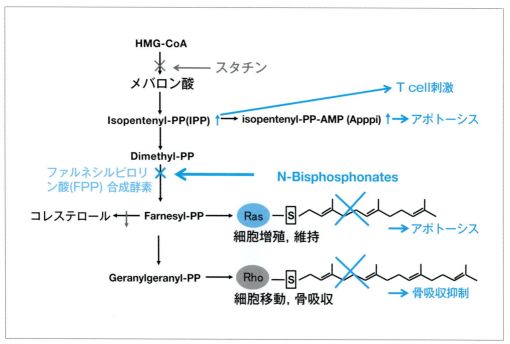

図2　N-BPの作用機序（メバロン酸経路）

表1　男性骨粗鬆症におけるBP剤の効果

author	drug	n	腰椎		大腿骨		骨折
			BP群	対照群	BP群	対照群	
Orwoll	alendronate 10 mg po daily vs. placebo（2 yr）	241	7.10%	1.80%	2.50%	0.00%	椎体骨折減少
Ringe	alendronate 10 mg po daily vs. placebo（3 yr）	134	11.50%	3.50%	5.80%	2.30%	椎体骨折減少
Boonen	risedronate 35 mg po weekly vs. placebo（2 yr）	284	6.00%	1.40%	1.60%	0.30%	NS
Ringe	risedronate 5 mg po daily vs. placebo（2 yr）	316	6.00%	1.40%	1.60%	0.30%	椎体骨折,非椎体骨折減少
Orwoll	ibandronate 150 mg po monthly vs. placebo（1 yr）	132	3.52%	0.94%	1.21%	−0.23%	NS
Boonen	zoledronic acid 5 mg iv yearly vs. placebo（2 yr）	1,199	7.7%	1.6%	3.40%	0.10%	非椎体骨折 NS
Orwoll	zoledronic acid 5 mg iv yearly vs. alendronate 70 mg po weekly（2 yr）	302	6.10%	6.20%	3.20%	3.00%	NS

ては十分な統計学的powerのない試験であったが，椎体骨折も有意に減少(0.8% vs. 7.1%，HR 0.10，95% CI：0.00～0.88)，身長減少も有意に改善（0.6 mm vs. 2.4 mm）した[4]。

　Ringeらは骨粗鬆症男性134例を経口アレンドロネート10 mg/dayとアルファカルシドール1 μg/dayに割り付け

て3年間投与するオープン比較試験を行い，カルシウム500 mg/dayが併用された。3年後の腰椎/大腿骨頸部骨密度の増加はアレンドロネート群で11.5%/5.8%，アルファカルシドール群で3.5%/2.3%で，有意差がみられた（p＜0.0001/p＝0.0015）。椎体骨折についても10.3%/24.2%（HR 0.36，95% CI 0.14～0.94）と有意差がみられたが，非椎体骨折については差がなかった。コンプライアンスは90%以上保たれていた[5]。

Sawkaらはsystematic reviewにおいて，男性による椎体骨折のアレンドロネートによる減少のOdds ratioは椎体で0.44（0.23～0.83），非椎体で0.60（0.29～1.44）と推定している[6]。

2．リセドロネート

経口のリセドロネートについても2つの比較試験において検討されている。

Boonenらは骨粗鬆症男性284例を経口リセドロネート35 mg/週とプラセボに2：1に割り付けて2年間投与する二重盲検比較試験を行った。カルシウム1,000 mg・VD 400～500 IUを併用し，primary endpointは腰椎骨密度であった。リセドロネート投与群で腰椎骨密度は有意に改善（6.0%/1.4%）し，大腿骨骨密度も改善した。椎体骨折（1.1%/0%），非椎体骨折（4.7%/6.5%）については有意差がみられなかった[7]。続く2年間の延長試験においては，リセドロネートを継続（4年間投与）した症例では骨密度増加が継続（total＋7.87% from baseline）し，プラセボからリセドロネートに変更した症例では2年間で＋6.27%の骨密度増加がみられた[8]。

Ringeらは骨粗鬆症男性316例を経口リセドロネート5 mg/day＋カルシウム・VDと椎体骨折有りの場合にアルファカルシドール1μg/day，無しの場合にカルシウム・VDのみに割り付けて2年間投与するオープン比較試験を行った。2年後の腰椎/大腿骨頸部骨密度はリセドロネート群で6.5%/3.2%，対照群で2.2%/0.6%増加し，有意差がみられた（p＜0.001）。椎体骨折，非椎体骨折についても9.2%/23.6%（HR 0.39，p＝0.0026），11.8%/22.3%（p＝0.032）と有意差がみられた[9]。

3．イバンドロネート

Orwollらは低骨密度男性132例における経口イバンドロネートの二重盲検比較試験を行った。毎月イバンドロネート150 mg経口投与とプラセボの1年間投与に2：1に割り付け，カルシウム・VDを併用し，primary endpointは腰椎骨密度であった。イバンドロネート投与群では腰椎骨密度はプラセボ群に比較して有意に改善（3.5% vs. 0.9%）し，大腿骨骨密度も改善した。椎体骨折，非椎体骨折については差はなかった[10]。

4．ゾレドロン酸

プラセボあるいはアレンドロネートとの比較試験において検討され，骨密度増加と椎体骨折の減少が報告されている。

骨粗鬆症におけるkey studyであるHORIZON-RFT試験は最近の大腿骨骨折の既往がある骨粗鬆症患者にゾレドロン酸5 mg静注またはプラセボを1年ごとに投与を行うもので，男性が約25%含まれていた。そのsubgroup解析では

total hip あるいは大腿骨頸部骨密度はゾレドロン酸投与にて女性とほぼ同様に有意な改善がみられた（3.8％，p＝0.003）。骨折は有意な差がなかった[11]。

Boonen ら[12]は男性骨粗鬆症患者1,199例におけるゾレドロン酸5 mg 点滴/年とプラセボとの二重盲検比較試験を行った。2年後の腰椎/大腿骨頸部骨密度はゾレドロン酸群で7.7％/3.4％，対照群で1.6％/0.1％と増加し，有意差がみられた。椎体骨折のリスクは67％減少した（HR 0.33，95％ CI 0.16〜0.70，p＝0.002）。非椎体骨折については有意差がなかった。

Orwoll らは男性骨粗鬆症患者302例におけるゾレドロン酸5 mg 静注/年の投与とアレンドロネート70 mg 経口毎週投与の二重盲検比較試験を行った。Primary endpoint は腰椎骨密度であった。2年後の腰椎骨密度はゾレドロン酸群とアレンドロネート群で6.1％/6.2％増加と有意差がなかった。椎体骨折も2.6％/4.1％で有意差はなかった[13]。

IV. 前立腺癌治療による骨密度低下とBPによる治療[14]（表2）

種々のがん治療で骨量減少が認められ，がん治療による骨量減少（cancer therapy-induced bone loss: CTIBL）とよばれている。アンドロジェン除去療法（androgen-deprivation therapy: ADT）は前立腺癌の標準治療の一つであるが，著明な骨密度を伴うことが明らかになっている。ADT中の前立腺癌患者の骨密度はコントロールより6〜18％低下していると報告され，経過観察研究では1年間のADTによって腰椎で2〜5％，大腿骨頸部で1.5〜2.5％の骨密度低下が起こるとされる[15〜17]。ADTに伴う骨折の頻度については後ろ向き研究しかないが，長期内分泌治療を受けた症例では骨折頻度が高いことが報告されている[18]。これに対して，種々のBPを用いた骨密度の改善，骨折の予防が試みられている。

1. アレンドロネート

Greenspan らはADT治療を行っている前立腺癌患者112例にアレンドロネート70 mg 経口毎週またはプラセボを2年間投与する（1年後にあらためてランダム化してクロスオーバーする）二重盲検比較試験を行った。Primary endpoint は1年後の腰椎骨転移であった。アレンドロネートは1年後の腰椎骨密度を3.7％，大腿骨骨密度を1.6％増加させ，プラセボでは1.4％，0.7％減少した[19]。2年目もアレンドロネートを継続した群ではさらに2.3％，1.3％増加し，プラセボに割り付けされた患者は不変だった。プラセボからアレンドロネートに替わった患者は6.7％，3.2％増加した[20]。一方，Klotz らはADT治療を開始する前立腺癌患者191例にアレンドロネート70 mg 経口毎週またはプラセボを1年間投与する二重盲検比較試験を行った。カルシウム・VDを併用し，primary endpoint は骨密度であった。腰椎骨密度はプラセボに比較して有意に改善した（＋1.7％ vs. －1.9％）。骨代謝マーカーも有意に低下した[21]。

2. リセドロネート

Izumi らはADT治療を行っている前

表2 ADT治療時のBP剤

author	drug	n	腰椎		大腿骨		骨折
			BP群	対照群	BP群	対照群	
Greenspan	alendronate 70 mg po weekly（1 yr）	112	3.70%	−1.40%	1.60%	−0.70%	NS
Klotz	alendronate 70 mg po weekly（1 yr）	191	1.70%	−1.90%			NS
Smith	pamidronate 60 mg iv /3 M（48 w）	47	0.40%	−3.30%	−0.20%	−1.80%	NS
Smith	zoledronic acid 4 mg iv /3 M（1 yr）	106	5.60%	−2.20%	1.10%	−2.80%	NS
Michaelson	zoledronic acid 4 mg iv /yr（1 yr）	40	4.00%	−3.10%	0.70%	−1.90%	NS
Satoh	zoledronic acid 4 mg iv /yr（1 yr）	40	3.50%	−8.20%	1.10%	−4.60%	NS
Kachnic	zoledronic acid 4 mg iv /6 M（3 yr）	96	6.00%	−5.00%	3.00%	−8.00%	NS
Choo	risedronate 35 mg po weekly vs. placebo（2 yr）	104	−0.85%	−13.55%	−2.55%	−5.56%	NE

（対照群はplaceboまたは無治療）

立腺癌患者の中で腰椎骨密度がyoung adult mean（YAM）の90％未満の患者に対してリセドロネートを投与した。1年後の腰椎骨密度はリセドロネート投与群で2.6％増加，対照群で2.8％低下した[22]。ChooらはADT治療を行っている前立腺癌患者104例に対してリセドロネート35 mg毎週経口投与とプラセボとの比較試験を行い，2年後の腰椎骨密度はプラセボと比較して−13.55％から−0.85％，大腿骨骨密度は−5.56％から−2.55％に改善したが有意差はなかった[23]。

3．パミドロネート

SmithらはADT治療（LHRH agonist）を受けている前立腺癌患者47例においてパミドロネート60 mg 点滴/3Mを併用またはADT単独のオープン比較試験を行った。パミドロネート点滴を48週併用することにより，ADT単独に比較して大腿骨骨密度が−1.8％から−0.2％，腰椎骨密度が−3.3％から＋0.4％に改善した[24]。

4．ゾレドロン酸

SmithらはLHRH agonistを投与されている前立腺癌患者106例において，ゾレドロン酸4 mg点滴またはプラセボを3ヵ月ごとに投与した。ゾレドロン酸は1年後の腰椎骨密度を−2.2％から＋5.6％，大腿骨骨密度を−2.8％から＋1.1％に改善した[25]。続いてMichaelsonらはLHRH agonistを投与されている骨密度T scoreが−2.5未満の前立腺癌患者40例にゾレドロン酸4 mg点滴を1回投与し，プラセボとの比較で1年後の腰椎骨密度は−3.1％から＋4.0％，大腿骨骨密度は−1.9％から＋0.7％に改善したと報告している[26]。またSatohらはADT治療を受ける前立腺癌患者40例をゾレドロン酸4 mg点滴1回または無治療に割り付け，ゾレドロン酸治療によって1年後の腰椎骨密度

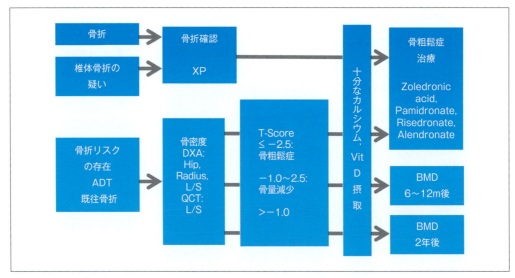

図3 ADT 患者における bone health コントロール
L/S：腰椎
（文献 32 より引用）

は無治療との比較で−8.2％から＋3.5％，大腿骨骨密度は−4.6％から＋1.1％に改善したと報告している[27]。Kachnic らは放射線＋LHRH 治療を受ける high grade または局所進行前立腺癌患者にゾレドロン酸 4 mg 点滴 6 ヵ月ごと 6 回と無治療に割り付け，ゾレドロン酸治療によって 3 年後の腰椎骨密度はプラセボと比較して−5％から 6％，大腿骨骨密度は−8％から＋3％に改善したと報告した。骨折は 2 例しかなく有意差はなかった[28]。

V．おわりに

以上のように BP 治療が前立腺癌治療に伴う骨密度低下を予防することは確かであるが，骨折頻度を減少させるかどうかについては大規模試験がないため，今のところ確立したエビデンスがない。15 試験 2,634 例の meta-analysis では有意に骨折を減少させるとの報告があるが，骨転移症例が含まれている[29]。一方，BP が種々のがんの骨転移による骨合併症を低下させることが確立しており，さらに術後早期癌患者の骨転移のみならず再発全体を減少させる可能性も提示されている。

乳癌治療による骨粗鬆症の経過観察と治療については米国臨床腫瘍学会（American Society of Clinical Oncology：ASCO）のガイドライン[30]が出されており，骨密度検査で骨粗鬆症にあてはまれば BP 使用を推奨しているが，AI による骨代謝障害については，骨密度だけではなく他の骨折リスクも加味して早めに BP を使用すべきとされている[31]。前立腺癌に伴う骨密度低下についても同様に行うべきだと考えられる[32]（図3）。

参考文献

1) Saad F, Adachi JD, Brown JP, et al: Cancer treatment-induced bone loss in

breast and prostate cancer. J Clin Oncol 26: 5465-5476, 2008
2) Fleisch H: Bisphosphonates in bone disease. From the laboratory to the patient, 3rd ed. New York: The Parthenon Publishing Group Inc., 1997
3) Luckman SP, Hughes DE, Coxon FP, et al: Nitrogen-containing bisphosphonates inhibit the mevalonate pathway and prevent post-translational prenylation of GTP-binding proteins, including Ras. J Bone Miner Res 13: 581-589, 1998
4) Orwoll E, Ettinger M, Weiss S, et al: Alendronate for the treatment of osteoporosis in men. N Engl J Med 343: 604-610, 2000
5) Ringe JD, Dorst A, Faber H, et al: Alendronate treatment of established primary osteoporosis in men: 3-year results of a prospective, comparative, two-arm study. Rheumatol Int 24: 110-113, 2004
6) Sawka AM, Papaioannou A, Adachi JD, et al: Does alendronate reduce the risk of fracture in men? A meta-analysis incorporating prior knowledge of anti-fracture efficacy in women. BMC Musculoskeletal Disord 6: 39, 2005
7) Boonen S, Orwoll ES, Wenderoth D, et al: Once-weekly risedronate in men with osteoporosis: results of a 2-year, placebo-controlled, double-blind, multicenter study. J Bone Miner Res 24: 719-725, 2009
8) Boonen S, Lorenc RS, Wenderoth D, et al: Evidence for safety and efficacy of risedronate in men with osteoporosis over 4 years of treatment: Results from the 2-year, open-label, extension study of a 2-year, randomized, double-blind, placebo-controlled study. Bone 51: 383-388, 2012
9) Ringe JD, Farahmand P, Faber H, et al: Sustained efficacy of risedronate in men with primary and secondary osteoporosis: results of a 2-year study. Rheumatol Int 29: 311-315, 2009
10) Orwoll ES, Binkley NC, Lewiecki EM, et al: Efficacy and safety of monthly ibandronate in men with low bone density. Bone 46: 970-976, 2010
11) Boonen S, Orwoll E, Magaziner J, et al: Once-yearly zoledronic acid in older men compared with women with recent hip fracture. J Am Geriatr Soc 59: 2084-2090, 2011
12) Boonen S, Reginster JY, Kaufman JM, et al: Fracture risk and zoledronic acid therapy in men with osteoporosis. N Engl J Med 367: 1714-1723, 2012
13) Orwoll ES, Miller PD, Adachi JD, et al: Efficacy and safety of a once-yearly i.v. Infusion of zoledronic acid 5 mg versus a once-weekly 70-mg oral alendronate in the treatment of male osteoporosis: a randomized, multicenter, double-blind, active-controlled study. J Bone Miner Res 25: 2239-2250, 2010
14) Taylor LG, Canfield SE, Du XL: Review of major adverse effects of androgen-deprivation therapy in men with prostate cancer. Cancer 115: 2388-2399, 2009
15) Shahinian VB, Kuo YF, Freeman JL, et al: Risk of fracture after androgen deprivation for prostate cancer. N Engl J Med 352: 154-164, 2005
16) Krupski TL, Smith MR, Lee WC, et al: Natural history of bone complications in men with prostate carcinoma initiating androgen deprivation therapy. Cancer 101: 541-549, 2004
17) Smith MR, Boyce SP, Moyneur E, et al: Risk of clinical fractures after gonadotropin-releasing hormone agonist therapy for prostate cancer. J Urol 175: 136-139, 2006; discussion 9.
18) Smith MR, Lee WC, Brandman J, et al: Gonadotropin-releasing hormone agonists and fracture risk: a claims-based cohort study of men with nonmetastatic prostate cancer. J Clin Oncol 23: 7897-7903, 2005
19) Greenspan SL, Nelson JB, Trump DL, et al: Effect of once-weekly oral alendronate on bone loss in men receiving androgen deprivation therapy for prostate cancer: a randomized trial. Ann Intern Med 146:

416-424, 2007

20) Greenspan SL, Nelson JB, Trump DL, et al: Skeletal health after continuation, withdrawal, or delay of alendronate in men with prostate cancer undergoing androgen-deprivation therapy. J Clin Oncol 26: 4426-4434, 2008

21) Klotz LH, McNeill IY, Kebabdjian M, et al: A Phase 3, Double-blind, Randomised, Parallel-group, Placebo-controlled Study of Oral Weekly Alendronate for the Prevention of Androgen Deprivation Bone Loss in Nonmetastatic Prostate Cancer: The Cancer and Osteoporosis Research with Alendronate and Leuprolide (CORAL) Study. Eur Urol 63: 927-935, 2013

22) Izumi K, Mizokami A, Sugimoto K, et al: Risedronate recovers bone loss in patients with prostate cancer undergoing androgen-deprivation therapy. Urology 73: 1342-1346, 2009

23) Choo R, Lukka H, Cheung P, et al: Randomized, double-blinded, placebo-controlled, trial of risedronate for the prevention of bone mineral density loss in nonmetastatic prostate cancer patients receiving radiation therapy plus androgen deprivation therapy. Int J Radiat Oncol Biol Phys 85: 1239-1245, 2013

24) Smith MR, McGovern FJ, Zietman AL, et al: Pamidronate to prevent bone loss during androgen-deprivation therapy for prostate cancer. N Engl J Med 345: 948-955, 2001

25) Smith MR, Eastham J, Gleason DM, et al: Randomized controlled trial of zoledronic acid to prevent bone loss in men receiving androgen deprivation therapy for nonmetastatic prostate cancer. J Urol 169: 2008-2012, 2003

26) Michaelson MD, Kaufman DS, Lee H, et al: Randomized controlled trial of annual zoledronic acid to prevent gonadotropin-releasing hormone agonist-induced bone loss in men with prostate cancer. J Clin Oncol 25: 1038-1042, 2007

27) Satoh T, Kimura M, Matsumoto K, et al: Single infusion of zoledronic acid to prevent androgen deprivation therapy-induced bone loss in men with hormone-naive prostate carcinoma. Cancer 115: 3468-3474, 2009

28) Kachnic LA, Pugh SL, Tai P, et al: RTOG 0518: randomized phase III trial to evaluate zoledronic acid for prevention of osteoporosis and associated fractures in prostate cancer patients. Prostate Cancer Prostatic Dis 16: 382-386, 2013

29) Serpa Neto A, Tobias-Machado M, Esteves MA, et al: Bisphosphonate therapy in patients under androgen deprivation therapy for prostate cancer: a systematic review and meta-analysis. Prostate Cancer Prostatic Dis 15: 36-44, 2012

30) Hillner BE, Ingle JN, Chlebowski RT, et al: American Society of Clinical Oncology 2003 update on the role of bisphosphonates and bone health issues in women with breast cancer. J Clin Oncol 21: 4042-4057, 2003

31) Hadji P, Body JJ, Aapro MS, et al: Practical guidance for the management of aromatase inhibitor-associated bone loss. Ann Oncol 19: 1407-1416, 2008

32) Coleman R, Body JJ, Aapro M, et al; ESMO Guidelines Working Group: Bone health in cancer patients: ESMO Clinical Practice Guidelines. Ann Oncol 25 (Suppl. 3): iii124-137, 2014

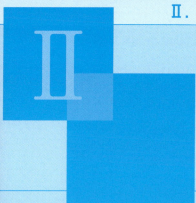

ステロイド性骨粗鬆症の特徴と管理

医療法人財団健康院 健康院クリニック

細井　孝之

ポイント
- ステロイド薬は投与開始後早期から骨に対する影響をもたらす。
- 経口ステロイド薬を3ヵ月以上使用する予定であれば開始時からステロイド性骨粗鬆症に関する注意を払う。
- 骨折リスクが高い場合はビスホスホネートなど骨量増加効果や骨折発生抑制効果のエビデンスを有する薬剤を積極的に用いる。

I. 前立腺癌患者におけるステロイド性骨粗鬆症の重要性

　骨粗鬆症は原発性骨粗鬆症と続発性骨粗鬆症に分類され，続発性骨粗鬆症はさらに疾患関連性のものと治療関連性のものへと分類される。ステロイド性骨粗鬆症，すなわち糖質ステロイド（以下ステロイド薬）による治療に伴う骨粗鬆症は治療関連性続発性骨粗鬆症の代表的なものである。これらの分類は男女共通であるが，続発性骨粗鬆症の存在は男性においてより強調されるべきであることが示唆されている[1]。

　ステロイド薬はさまざまな分野で利用され[2]，前立腺癌の治療においても，とくに去勢療法不応例に対してステロイド薬は単独[3]でまたは他の抗癌剤（とくにdocetaxel）との併用で用いられる[4,5]。これらの治療におけるステロイド薬の用量はプレドニゾロン10～20 mg/日程度，デキサメサゾンで0.5～1.5 mg/日程度の場合が多く，用量としては比較的低用量であるといえる。しかしながら，ステロイド薬による骨折リスクの上昇は少量でも認められることが知られており，前立腺癌の診療においても十分な配慮が必要である。

　なお，去勢抵抗性前立腺癌に対するステロイド薬の作用機序としては，ステロイド薬が循環血中のインターロイキン-6濃度を低下させることによってアンドロゲン受容体とインターロイキン-6とのクロストークを抑制すること，NF-κBの抑制を介する癌細胞への直接作用などが示唆されている[6]。

II. ステロイド性骨粗鬆症としての管理が必要な場合とは

ステロイド性骨粗鬆症の病態はおもに骨形成の低下で説明される。ステロイド薬による骨芽細胞のアポトーシス誘導，分化と機能の抑制などがその機序である。ステロイド薬投与早期に骨吸収の促進も認められることもあるが一過性である。一方，ステロイド性骨粗鬆症の病態には，年齢や性，生活習慣などの患者背景，ステロイド薬による治療の対象となる原疾患とそれに対する治療内容，ステロイド薬の投与経路など多様な因子が関わっているのも特徴である。

経口ステロイド薬による骨量の低下や骨折リスクの上昇は総投与量よりも1日投与量に依存し[7]，骨代謝に影響をもたらすステロイド薬の投与量については明確な閾値はなく，少量投与でも注意を払うことが勧められる。プレドニゾロン換算5 mg/日以上の使用ではすべての部位での骨折リスクが上昇することがメタ解析で示されている[8]。

わが国のステロイド性骨粗鬆症の管理と治療ガイドラインは2014年に日本骨代謝学会によって改定された[9]。これまでと同様に経口ステロイドを3ヵ月以上使用中あるいは使用予定の場合に適応されるガイドラインである。ステロイド薬の骨代謝への影響は投与開始3ヵ月以内にはじまり，6ヵ月までにはピークに達することが示唆されていることから早期の対策が促されている[10]。2014年版のガイドラインでは，骨折リスクが高い症例を同定するために，新たなデータ解析をもとに抽出された骨密度を含む骨折の危険因子を考慮できるように作成されたことが特徴である。これらの危険因子は，腰椎骨密度，既存骨折，年齢，ステロイド投与量（プレドニゾロン換算）であり，それぞれにスコアが与えられている（図

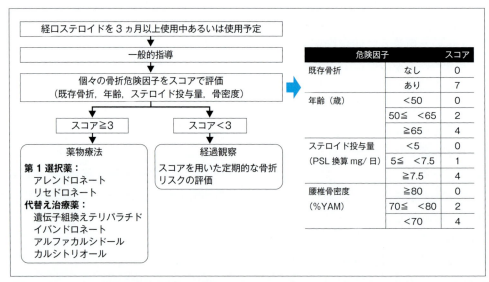

図1 ステロイド性骨粗鬆症の管理と治療のアルゴリズム
（文献9より引用）

1)。腰椎骨密度については，若年成人平均値（young adult mean: YAM）の80%未満からスコアがつけられている。そしてこれらのスコアの合計点が3以上の場合に骨折抑制を目的とする薬物治療が勧められている。

なお，海外の代表的指針であるアメリカリウマチ学会の指針では，ステロイド薬による治療を受ける患者について系統的にリスク評価（FRAX®を含む）を行い，その結果を踏まえて3グループに分け，それぞれに対して管理指針を示している（図2）[12]。

Ⅲ．ステロイド性骨粗鬆症の治療

ステロイド性骨粗鬆症の治療においても骨粗鬆症診療において勧められる栄養や運動面に関する一般的指導は必要である。しかしながら，上昇している骨折リスクをコントロールし骨折予防を目指す場合には早期の薬物治療が欠かせない。

RCTによって新規椎体骨折予防効果が認められているのはビスホスホネートであり，1〜2年の観察期間に40〜90%椎体骨折が予防されたと報告されている[13,14]。またテリパラチドについても骨量増加効果と新規骨折発生率の抑制が示されている[15,16]。

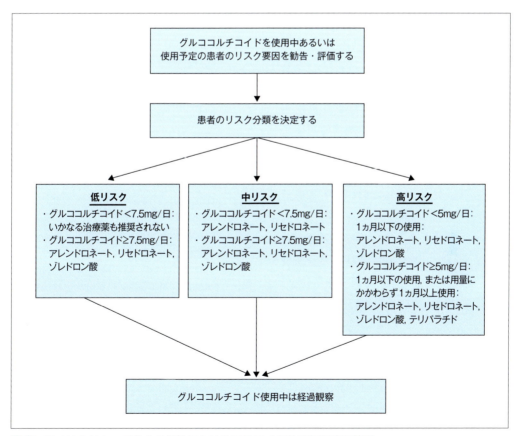

図2　アメリカリウマチ学会の指針におけるステロイド性骨粗鬆症の管理
（文献12より引用）

表1 ステロイド性骨粗鬆症薬物療法の推奨度

製剤	薬剤名	推奨度*
ビスホスホネート製剤	アレンドロネート	A
	リセドロネート	A
	エチドロネート	C
	ミノドロン酸	C
	イバンドロネート	B
活性型ビタミンD_3製剤	アルファカルシドール	B
	カルシトリオール	B
	エルデカルシトール	C
ヒト副甲状腺ホルモン（1-34）	遺伝子組換えテリパラチド	B
	テリパラチド酢酸塩	C
ビタミンK_2製剤	メナテトレノン	C
SERM	ラロキシフェン	C
	バゼドキシフェン	C
ヒト型抗RANKLモノクローナル抗体	デノスマブ	C

*推奨度
A：第1選択薬として推奨する薬剤
B：第1選択薬が禁忌などで使用できない，早期不耐容である，あるいは第1選択薬の効果が不十分であるときの代替薬として使用する
C：現在のところ推奨するだけの有効性に関するデータが不足している

（文献9より引用）

表2 アメリカリウマチ学会の指針における骨粗鬆症治療薬の推奨グレード

推奨グレード	エビデンスレベル
低リスク患者	
アレンドロン酸（プレドニゾン≧7.5mg/日）	A
リセドロン酸（プレドニゾン≧7.5mg/日）	A
ゾレドロン酸（プレドニゾン≧7.5mg/日）	B
中リスク患者	
アレンドロン酸（グルココルチコイド使用）	A
リセドロン酸（グルココルチコイド使用）	A
ゾレドロン酸（プレドニゾン≧7.5mg/日）*	B
高リスク患者†	
アレンドロン酸	A
リセドロン酸	A
ゾレドロン酸*	B
テリパラチド‡	B

†グルココルチコイドの服用量にかかわらず，高リスク患者に対しては，処方が推奨される。
‡プレドニゾン≧5mg/日の使用期間が1ヵ月以下，あるいは用量にかかわらず，1ヵ月以上使用した患者。

（文献12より引用，改変）

2014年版のガイドラインでは，これらのエビデンスをもとに推奨度がまとめられている（表1）。アメリカリウマチ学会の指針では，治療薬に関する推奨についても提示されている（表2）[12]。米国で採用されている薬剤のみが掲載されているがわが国の臨床においても参考とされたい。

治療開始後も原疾患の治療経過を十分に踏まえつつ，骨に関する評価（骨密度測定，胸腰椎X線写真，血液・尿生化学）を定期的に行っていくことが必要である。

参考文献

1) Adler RA: Osteoporosis in men: insights for the clinician. Ther Adv Musculoskelet Dis 3: 191-200, 2011
2) Keith BD: Systematic review of the clinical effect of glucocorticoids on onhematologic malignancy. BMC Cancer 8: 84, 2008
3) Heng DY, Chi KN: Prednine monotherapy in asymptomatic hormone refractory prostate cancer. Can J Urol 13: 3335-3339, 2006
4) Fossa SD, Jacobsen AB, Ginman C, et al: Weekly docetaxel and prednisolone versus prednisolone alone in androgen-independent prostate cancer: a randomized phase II study. Eur Urol 52: 1691-1698, 2007
5) Collins R, Fenwick E, Trowman R, et al: A systematic review and economic model of the clinical effectiveness and cost-effectiveness of docetaxel in combination with prednisone or prednisolone for the treatment of hormone-refractory metastatic prostate cancer. Health Technol Assess 11: 1-179, 2007
6) Akakura K, Suzuki H, Ueda T, et al: Possible mechanism of dexamethasone therapy for prostate cancer: suppression of circulating level of interleukin-6. Prostate 56: 106-109, 2003
7) van Staa TP, Leufkens HG, Abenhaim L, et al: Oral corticosteroids and fracture

risk: relationship to daily and cumulative doses. Rheumatology (Oxford) 39: 1383-1389, 2000
8) van Staa TP, Leufkens HG, Cooper C: The epidemiology of corticosteroid-induced osteoporosis: meta-analysis. Osteoporos Int 13: 777-787, 2002
9) Suzuki Y, Nawata H, Soen S, et al: Guidelines on the management and treatment of glucocorticoid-induced osteoporosis of the Japanese Society for Bone and Mineral Research: 2014 update. J Bone Miner Metab 32: 337-350, 2014
10) Lane NE, Lukert B: The science and therapy of glucocorticoid-induced bone loss. Endocrinol Metab Clin North Am 27: 465-483, 1998
11) 原発性骨粗鬆症診断基準改訂検討委員会編：原発性骨粗鬆症の診断基準（2012年度改訂版）. Osteoporosis Jpn 21: 9-21, 2013
12) Grossman JM, Gordon R, Ranganath VK, et al: American college of rheumatology 2010 recommendations for the prevention and treatment of glucocorticoide-induced osteoporosis. Arthritis Care Res 62: 1515-1526, 2010
13) Saag KG, Emkey R, Schnitzer TJ, et al: Alendronate for the prevention and treatment of glucocorticoid-induced osteoporosis. Glucocorticoid-Induced Osteoporosis Intervention Study Group. N Engl J Med 339: 292-299, 1998
14) Adachi JD, Saag KG, Delmas PD, et al: Two-year effects of alendronate on bone mineral density and vertebral fracture in patients receiving glucocorticoids: a randomized, double-blind, placebo-controlled extension trial. Arthritis Rheum 44: 201-211, 2001
15) Saag KG, Zanchetta JR, Devogelaer JP, et al: Effects of teriparatide versus alendronate for treating glucocorticoid-induced osteoporosis: thirty-six-month results of a randomized, double-blind, controlled trial. Arthritis Rheum 60: 3346-3355, 2009
16) Saag KG, Shane E, Boonen S, et al: Teriparatide or alendronate in glucocorticoid-induced osteoporosis. N Engl J Med 357: 2028-2039, 2007

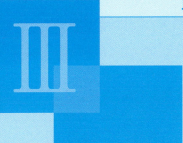

III. 前立腺癌骨管理アルゴリズム

前立腺癌骨管理アルゴリズム ―レベル1エビデンスに準拠した薬剤選択の提言―

東京警察病院泌尿器科
松島　常

ポイント

- アンドロゲン除去療法（ADT）は男性骨粗鬆症の最重要危険因子であるので，骨折のリスクの高い症例には適切なタイミングで骨標的治療を行う必要がある。
- 患者の選択には骨密度測定だけでなくFRAX®などの臨床因子による骨折リスク評価を参考とすべきである。
- 骨折予防を目的とする骨標的治療ではビタミンDをベースとしてビスホスホネート，デノスマブを投与する。
- ADT施行前立腺癌患者の骨折予防効果が認められている薬剤は現在までのところ保険適応薬剤としてはデノスマブだけである。
- 骨転移症例に対するゾレドロン酸，デノスマブの有益性は去勢抵抗性前立腺癌（CRPC）では有益性が認められているが，去勢感受性前立腺癌（CSPC）での有益性は認められていない。
- ゾレドロン酸，デノスマブ投与による全生存期間の改善効果は期待できない。
- ビスホスホネート，デノスマブ投与に際しては口腔内衛生管理に留意し，低カルシウム血症や顎骨壊死の発症に十分注意しなければならない。

I. はじめに

前立腺癌患者の骨管理においては，男性骨粗鬆症（male osteoporosis: MOP）と骨転移の両面からのマネージメントが要求される。アンドロゲン除去療法（androgen deprivation therapy: ADT）と糖質コルチコイド（glucocorticoid: GC）は続発性男性骨粗鬆症の2大危険因子となっており，去勢抵抗性前立腺癌（castration resistant prostate cancer: CRPC）ではADTに加えGCも使用されることもあるため，骨粗鬆症性骨折のリスクはさらに高くなると思われる。男性における大腿骨近位部骨折後の死亡率は女性に比べ遙かに高いことが指摘されており，前立腺癌患者を対象としたスウェーデンの疫学調査では，前立腺癌患者が大腿骨近位部骨折を併発すると骨折を併発しない患者と比べ，死亡率が2.44倍となるとされる[1]。しかし，泌尿器科医のみならず一般臨床医にとって男性骨粗鬆症に対す

る関心は決して高いとはいえず under-diagnosis, under-treatment が問題視されている[2]。骨粗鬆症治療薬の新薬ラッシュの時代を迎え，前立腺癌患者を対象とした大規模 RCT のエビデンスも蓄積されつつある。そこで本編では，NCCN，IOF，NOF 各種ガイドラインとレベル 1 臨床試験を根拠に「前立腺癌骨管理アルゴリズム」の草案を作成した。

II．基本評価

どの患者にどのタイミングでどのような骨標的薬剤を選択すべきかを決定するにあたりまず基本評価を行う（図1）。評価項目は，①骨転移の有無，②骨折リスク因子，③骨密度，④脊椎形態骨折の評価である。

骨折リスク因子による骨折リスクの評価には WHO が作成した FRAX® 骨折リスク評価ツール[3]を使用する。このソフトウェアは web で購入できる（http://www.shef.ac.uk/FRAX）。FRAX® は，10 年骨折確率が数値で得られる。

入力データは，①年齢，②性別，③体重，④身長，⑤骨折歴，⑥両親の大腿骨近位部骨折，⑦現在の喫煙，⑧糖質コルチコイド，⑨関節リウマチ，⑩続発性骨粗鬆症，⑪アルコール摂取，⑫大腿骨頸部骨密度（bone mineral density: BMD）となる。ADT は続発性骨粗鬆症になる。骨密度のデータは入力しなくても数値が得られる。

BMD は DXA による大腿骨近位部の測定が推奨される。脊椎形態骨折の判定には，腰椎側面 XP または DXA による LVA（lateral vertebral assessment）[4]を用いる。LVA は被曝量が 83μGy と小

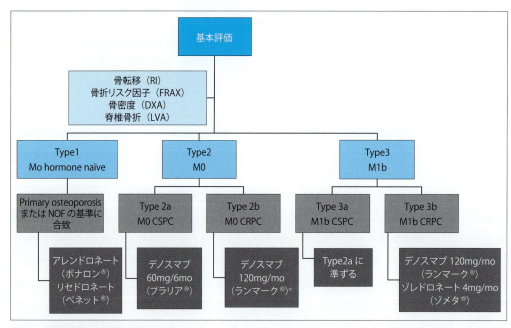

図1 癌骨管理アルゴリズム
レベル 1 エビデンスによる推奨薬剤

さく，一般撮影の100分の1以下ですむ．

III．非転移性ADT非施行症例（Type 1: M0 ADT naïve）

NOFのガイドラインによると50歳以上ではカルシウム1日1,200 mg以上とビタミンD 800〜1,000 IUの摂取が推奨されている．血清カルシウム値や25OH-D3などから不足例には薬物投与すべきかを判断する．Bone modifying agent（BMA）を投与すべき場合は，①脊椎骨折または大腿骨近位部骨折の既往，②T score＜-2.5（％YAM＜70），③T score＜-1.0（％YAM＜80％）かつFRAX scoreによる10年以内の大腿骨骨折率＞3％または主要骨粗鬆症性骨折＞20％の①〜③のいずれかの条件に合致する場合となっている[5]．原発性男性骨粗鬆症においてBMD増加と骨折予防効果の両方が認められているビスホスホネート（BP）製剤は，経口ではアレンドロネート（ボナロン®）[6]，リセドロネート（ベネット®，アクトネル®）[7]で，いずれも日本における投与量の2倍量での試験である．静注ではゾレドロネート5 mg年1回投与がBMDと骨折予防効果を認めている[8]が，わが国では未承認である．PTH製剤テリパラチドもBMDと骨折予防効果を認めている[9]が，悪性腫瘍患者での使用は推奨されない．

IV．非転移性去勢感受性前立腺癌症例（Type 2a: M0 CSPC）

Smithらは，デノスマブ60 mg/6ヵ月皮下注射による骨折予防試験がM0 CSPC症例1,468例（デノスマブ734例，プラセボ734例）を対象に実施された[10]．

対象症例の詳細を表1に示す．腰椎，大腿骨近位部，大腿骨頸部，橈骨の各部位におけるBMDは1年，2年，3年後のすべての時点でデノスマブ群がコントロール群に比べ有意な増加を示した（図2）．新規椎体骨折の頻度に関しては，デノスマブ群では1年，2年，3年目の骨折発症率が0.3％，1.0％，1.5％であったのに対してコントロール群ではそれぞれ1.9％，3.3％，3.9％となり，すべての時点でデノスマブ群が有意に発症率が低く，デノスマブは新規脊椎骨折発症率を62％低下させた（図3）．ADT施行例

表1 DenosumabのM$_0$CSPCに対する骨折予防試験 Patient profile

	Denosumab (N=734)	Placebo (N=734)
age (mean±AD)	75.3±7.0	75.5±7.1
white	615 (83.8%)	610 (83.0%)
BMI (median)	27.9	27.6
PSA (median)	0.13	0.15
T score<-2.5	105 (14.3%)	111 (15.1%)
Duration of prior ADT (median)	20.8	20.4
0〜6 mo	175 (23.8%)	175 (23.8%)
>6 mo	559 (76.2%)	559 (76.2%)
Vertebral fracture at baseline	155 (21.1%)	174 (23.7%)
History of osteoporotic fracture	163 (22.2%)	196 (26.7%)

（文献10より引用）

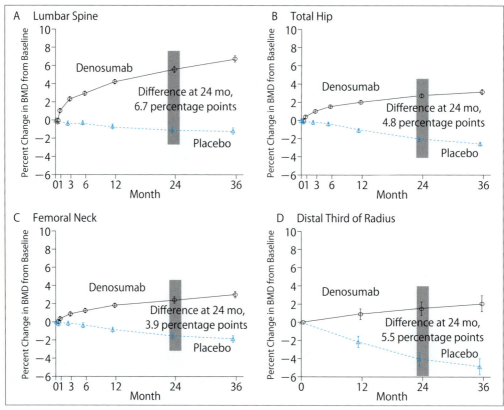

図2 Denosumab の M_0CSPC に対する骨折予防試験
腰椎，大腿骨，橈骨における骨密度増加
（文献10より引用）

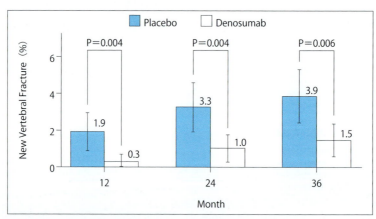

図3 Denosumab の M_0CSPC に対する骨折予防試験
Denosumab は PC on ADT の新規骨折を予防する。
（文献10より引用）

に対して骨折予防効果を示した薬剤はデノスマブ以外では SERM 製剤トレミフェンで実証されている[11]が，本邦では未承認である。なお，BP 製剤での骨折予防効果は確認されていない。

高リスクの M0 CSPC 症例に対するゾ

表2 ハイリスク M0 PC に対する Zometa® の骨転移予防試験（ZEUS study）

ADT 非施行例が約 30％含まれている！		
ADT use	ZAG (n=694)	CG (n=699)
1. Yes, used ADT prior to baseline	354 patients	362 patients
2. Yes, started ADT at baseline within 6 wk after baseline	76 patients	80 patients
3. No, patients started at least 6 wk after baseline	53 patients	58 patients
4. No ADT throughout study	211 patients	199 patients
Group1：Duration of ADT for patients with ADT prior to baseline, mo, mean（SD）	2.0 (2.8)	2.4 (7.6)
Group1−3：Total duration of ADT for patients during study calculated from baseline, mo, mean（SD）	51.3 (23.5)	51.7 (23.1)
Group3：Duration of ADT for patients who started ADT at least 6 wk after baseline, mo, mean（SD）	43.2 (20.9)	49.0 (21.0)

ADT=androgen-deprivation therapy；CG=control group；SD=standard deviation；ZAG=zoledronic acid group. Chi-square tests indicated no statistical significant differences in proportions between groups.
The *t* test of means between groups indicated no significant differences.

（Wirth M, Eur Urol, 2014 より引用，改変）

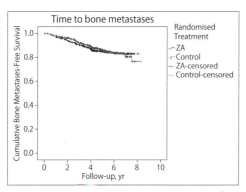

図4 ハイリスク M0 PC に対する Zometa® の骨転移予防試験（ZEUS study）
Zometa® 4 mg/3M は M0 PC 患者での骨転移予防効果を認めない。
（Wirth M, Eur Urol, 2014 より引用）

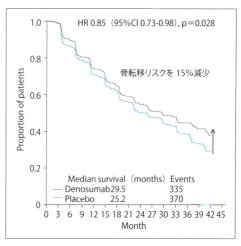

図5 M0 CRPC に対する Denosumab の骨転移予防試験
Denosumab は骨転移発症リスクを 15％ 低下する。
（Smith MR, Lancet, 2012 より引用）

レドロネートを用いた骨転移予防試験（ZEUS 試験）の結果が Wirth らによって報告されている。投与方法はゾレドロネート 4 mg を 3 ヵ月ごとに静注するもので，ゾレドロネート群 694 例，コントロール群 699 例で実施されたが，ゾレドロネートの骨転移予防効果は認められなかった（表2，図4）。

V．非転移性去勢抵抗性前立腺癌症例（Type2b: M0 CRPC）

M0 CRPC に対するデノスマブの骨転移予防試験の成績が 2012 年 Smith らにより報告された。PSA ≧ 8 ng/mL，PSA-DT ≦ 8 ヵ月の非転移 CRPC 1,432 例をデノスマブ群とプラセボ群に 1 対 1 に割

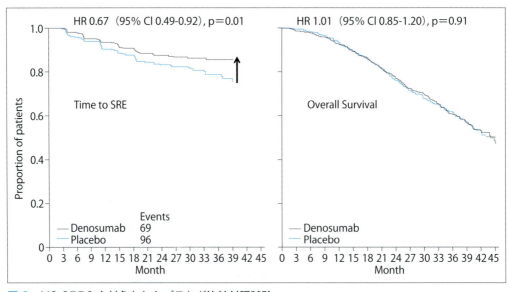

図6 M0 CRPC を対象としたプラセボ比較対照試験
Denosumab は SRE 発現を 33% 低下するが，OS の改善は認めず。
（Smith MR, Lancet, 2012 より引用）

り付けした RCT で，主要評価項目は骨転移なし生存期間および全生存期間である。その結果，デノスマブ群はコントロール群に比べ骨転移発症リスクを 15% 減少したが，全生存期間に差はなかった（**図5，6**）。

Ⅵ. 骨転移性去勢感受性前立腺癌症例（Type 3a: M1b CSPC）

M1b CSPC 症例に対するゾレドロネート早期投与による SRE（病的骨折，脊髄圧迫症状，放射線照射，手術療法）予防効果を検証する RCT の成績が 2014 年 JCO に報告された。その結果，ゾレドロネート早期投与は，SRE 発症までの期間，PFS，OS のすべてで改善を認めず，M1b CSPC 症例での有益性は認められなかった（**表3，図7**）[12]。

Ⅶ. 骨転移性去勢抵抗性前立腺癌症例（Type3b: M1b CRPC）

Saad らは，M1b CRPC を対象とするゾレドロネート 4 mg/3 週，ゾレドロネート 8⇒4 mg/3 週，プラセボの 3 群にランダマイズし，主要評価項目を SRE の頻度，副次評価項目を SRE までの期間，PFS とする RCT を実施し，ゾレドロネート 4 mg 群はコントロール群と比較し SRE リスクを 11% 低下することを報告している[13]（**図8**）。その後 Fizazi らは，M1b CRPC 1,904 例を対象に Time to SRE を主要評価項目とするゾレドロネートとデノスマブの比較試験を実施し，デノスマブ群は SRE リスクをゾレドロネートよりも 18% 低下したことを報告している[14]（**図9**）。ただし非進行生存期間，全生存期間に関しては同等であった。安全性の比較では低カル

表3 M₁CSPC に対する Zometa® 早期投与試験（Alliance Study）Patient profile

Characteristics	Zometa (n=323)	Placebo (n=322)
age (median)	66.1	66.7
white race	261 (81%)	256 (80%)
Prior neoadjuvant ADT	21 (6.5%)	13 (4%)
Bone mets	312 (97%)	310 (96%)
Prior SRE	42 (13%)	40 (12%)
Baseline labs (median)		
PSA (ng/ml)	6.9	6.8
ALP (U/L)	117	118

（文献12より引用）

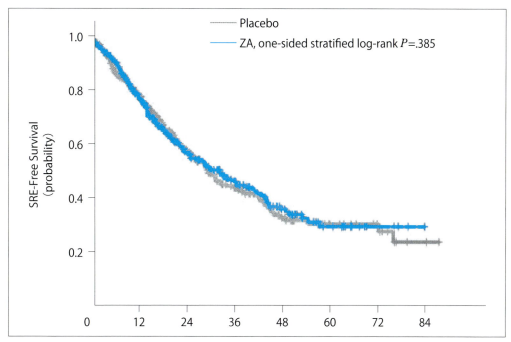

図7 M₁CSPC に対する Zometa® 早期投与試験（Alliance Study）
Zometa® は M1b CSPC の SRE 予防効果を認めず。
（文献12より引用，改変）

シウム血症がデノスマブ群13％，ゾレドロネート群6％とデノスマブ群で有意に高かったが，顎骨壊死に関してはデノスマブ群2％，ゾレドロネート群1％と有意差を認めなかった。

補足

1. ステロイド骨粗鬆症ガイドライン（図10）

GC は CRPC 症例においてドセタキセルまたはアビラテロンとの併用で使用され，投与量はプレドニゾン換算で10 mg/日であることから，今年改訂された新ガイドラインでは全例が骨粗鬆症治療の対象となる。

Ⅲ．前立腺癌骨管理アルゴリズム

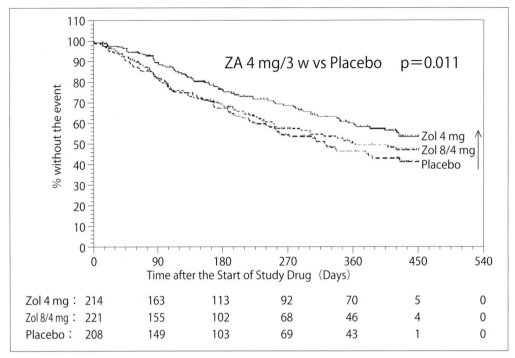

図8 Time to SRE in M1b CRPC
ゾレドロネート 4 mg/3 W は SRE リスクを 11％低下する。
（文献 13 より引用）

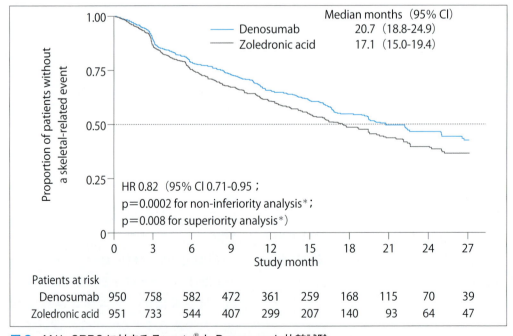

図9 M1b CRPC に対する Zometa® と Denosumab 比較試験
Denosumab は SRE 発症を Zometa® よりも 18％減少
（文献 14 より引用）

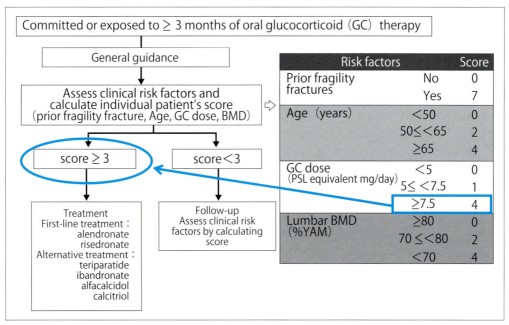

図10 ステロイド骨粗鬆症GL

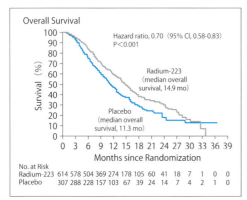

図11 Radium-223はM1b CRPCのmedian OSを3.6ヵ月延長した（HR=0.70）
（文献15より引用）

2. Radium-223（図11，12）

M1b CRPC症例（骨転移2個以上，臓器転移なし，ドセタキセル後またはunfit）921症例を対象としたRCTにおいて，Radium-223はプラセボ群よりも全生存期間3.6ヵ月，Time to SREを5.8ヵ月延長したと報告されている[15]。

Radium-223は骨転移数の多い症例で有効で，BP製剤やドセタキセル投与の影響を受けないのが特徴であった。

Ⅷ. まとめ

1. 非転移性ADT非施行患者においては，新規骨折のリスクが高いと予想される場合には，アレンドロネートまたはリセドロネートの経口投与が推奨される。
2. 非転移性去勢感受性患者においては，骨折予防効果の認められているデノスマブ60 mg/6ヵ月皮下注射が推奨される。ゾレドロネートの骨転移予防効果は認められていない（ZEUS試験）。
3. 非転移性去勢抵抗性患者においては，骨転移予防効果の認められているデノスマブ120 mg/月皮下注射が推奨される。
4. 骨転移性去勢感受性患者に対するゾレドロネートの早期投与よる骨転移の進

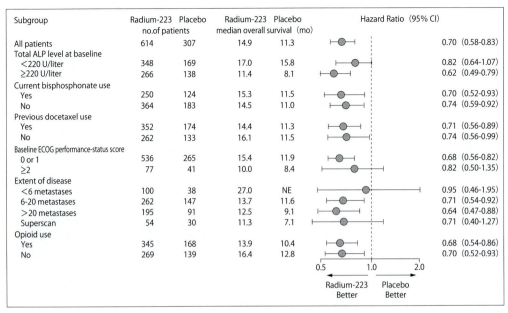

図12 Radium-223 は docetaxel, bisphosphonate 使用に関係なく有益で, とくに EOD の高い例で顕著である。
（文献 15 より引用）

行予防効果または骨関連事象（skeletal related events: SRE）の遅延効果は認められず, ゾレドロネート早期投与の有益性は認められていない（Alliance 試験）。非転移性去勢感受性患者の場合に準じてデノスマブ 60 mg/6 ヵ月皮下投与が選択できる。

5. 骨転移性去勢抵抗性患者においては, SRE 予防効果の認められるゾレドロネート 4 mg/月静注またはデノスマブ 120 mg/月皮下注射が推奨される。SRE 予防効果はデノスマブのほうが優れている。

6. デノスマブ, ゾレドロネートいずれの薬剤も OS の改善には寄与しない。

7. これら BMA の使用にあたっては, 口腔内衛生, 顎骨壊死, 口腔内感染の発症に十分注意すべきである。

8. デノスマブ使用に際しては, 低カルシウム血症の発症に十分注意をしなければならず, ビタミン D, カルシウム製剤の補充とともに定期的な血清カルシウム測定が必要である。

参考文献

1) Van Hemelrijck M, Garmo H, Michaelsson K, et al: Mortality following Hip Fracture in Men with Prostate Cancer. PLoS One 8: e74492, 2013
2) Osteoporosis inmen[http://www.iofbonehealth.org]
3) FRAX® WHO Fracture Risk Assessment Tool[http://www.shef.ac.uk]
4) Pearson D, Horton B, Green DJ, et al: Vertebral morphometry by DXA: a comparison of supine lateral and decubitus lateral densitometers. J Clin Densitom 9: 295-301, 2006
5) NOF: The Man's Guide to Osteoporosis. In.: National Osteoporosis Foundation; 2011
6) Orwoll E, Ettinger M, Weiss S, et al: Alendronate for the treatment of

osteoporosis in men. N Engl J Med 343: 604-610, 2000
7) Ringe JD, Faber H, Farahmand P, et al: Efficacy of risedronate in men with primary and secondary osteoporosis: results of a 1-year study. Rheumatol Int 26: 427-431, 2006
8) Lyles KW, Colon-Emeric CS, Magaziner JS, et al: Zoledronic Acid in Reducing Clinical Fracture and Mortality after Hip Fracture. N Engl J Med 357: nihpa40967, 2007
9) Kaufman JM, Orwoll E, Goemaere S, et al: Teriparatide effects on vertebral fractures and bone mineral density in men with osteoporosis: treatment and discontinuation of therapy. Osteoporos Int 16: 510-516, 2005
10) Smith MR, Egerdie B, Hernandez Toriz N, et al: Denosumab in men receiving androgen-deprivation therapy for prostate cancer. N Engl J Med 361: 745-755, 2009
11) Smith MR, Morton RA, Barnette KG, et al: Toremifene to reduce fracture risk in men receiving androgen deprivation therapy for prostate cancer. J Urol 189(1 Suppl): S45-50, 2013
12) Smith MR, Halabi S, Ryan CJ, et al: Randomized controlled trial of early zoledronic acid in men with castration-sensitive prostate cancer and bone metastases: results of CALGB 90202(alliance). J Clin Oncol 32: 1143-1150, 2014
13) Saad F, Gleason DM, Murray R, et al: A randomized, placebo-controlled trial of zoledronic acid in patients with hormone-refractory metastatic prostate carcinoma. J Natl Cancer Inst 94: 1458-1468, 2002
14) Fizazi K, Carducci M, Smith M, et al: Denosumab versus zoledronic acid for treatment of bone metastases in men with castration-resistant prostate cancer: a randomised, double-blind study. Lancet 377: 813-822, 2011
15) Parker C, Nilsson S, Heinrich D, et al: Alpha emitter radium-223 and survival in metastatic prostate cancer. N Engl J Med 369: 213-223, 2013

IV. 骨転移病変の病態と診断

1 前立腺癌造骨性骨転移のメカニズム

ヒルズガーデンクリニック
米納　浩幸

ポイント

- 多くの癌がほとんど溶骨性骨転移をきたすのに対して，前立腺癌では造骨性骨転移が高率に起こることから，前立腺癌細胞は特異的な骨形成促進活性を有すると考えられる。
- 前立腺癌の腫瘍マーカーとして用いられている前立腺特異抗原（prostate-specific antigen: PSA）は自身のセリンプロテアーゼ活性により骨芽細胞の増殖促進ならびに破骨細胞の抑制を引き起こす。この結果として骨代謝は骨形成にきわめて強く傾くため特徴的な造骨性変化が生じる。
- 骨内に侵入した癌細胞は自身の生存，増殖を容易にするために骨の生物学的環境を変えようとする。とくに癌細胞による骨吸収促進サイトカインの産出は，破骨細胞を活性化することにより骨破壊を進行させ，その結果骨から放出される増殖因子により癌の増大がさらに促進されるという悪循環を作り上げる。
- 癌細胞と破骨細胞との相互連関が癌の骨転移を成立・進展させる。よって骨転移を抑制するためには癌細胞と骨環境の相互関連を遮断する手段が要求される。

I. はじめに

癌患者が死亡する最大の原因は遠隔臓器への転移である。癌の転移好発臓器としては，肺，あるいは肝臓がよく知られているが，骨もこれらの臓器に匹敵する転移標的臓器である。進行性前立腺癌は高率に骨に転移し，骨転移の90％以上の症例で造骨性転移をきたす[1]。多くの癌がほとんど溶骨性の骨転移をきたすのに対して，前立腺癌では造骨性の骨転移が高率に起こることから，前立腺癌細胞は特異的な骨形成促進活性を有するものと思われる[2]。

骨転移は，肺や肝臓などのvital organへの転移と比較すると転移発生後の平均生存期間が長く，直接生命を脅かすことはまれであるが，激しい骨痛，病的骨折，神経圧迫症状などの重大な合併症を引き起こし患者のquality of life（QOL）を著しく低下させるだけではなく，抗癌剤などの治療にもしばしば抵抗性を示すため，臨床的にも着目されている。しかし，前立腺癌の造骨性骨転移機構については

不明な点が多い。前立腺癌骨転移の機序を解明しその病態のコントロールが可能となれば，患者のQOLや予後の改善に大きく貢献できる。

前立腺癌骨転移の治療を確立するためには，骨転移の成立・進展のメカニズムを理解し，そのメカニズムに立脚する骨選択的治療手段を考案しなければならない。

II. 臓器選択的骨転移の概念

一般に転移の臓器選択性を規定する有力な仮説に，原発巣と標的臓器との解剖学的位置関係や動静脈の血流動態などが強く影響しているとするAnatomical/Hemodynamic説と標的臓器には特異的な微小環境があり，その環境に適する癌細胞のみがその臓器で転移巣を形成できるとするSeed and Soil説の2説がある。今まで数多くの前立腺癌骨転移モデルが報告されてきたが，ヒト前立腺癌細胞が動物（マウス，ラット）の骨に転移することはきわめてまれであることによりAnatomical/Hemodynamic説だけでは前立腺癌の転移における臓器選択性を説明できず，腫瘍の生着には種特異的因子も関連する，つまりSeed and Soil説が巧みに絡んでいることが考えられる。

マイクロアレイを用いた研究により，転移巣の癌細胞が発現する遺伝子のほとんどは原発巣の癌細胞においても発現がみられ，癌細胞はどの臓器に転移しても元来の形質を保持していることが明らかとなった[3]。この結果より，原発巣に存在する癌細胞のある特定の細胞集団が転移できる能力を備えているのではなく，すべての癌細胞が転移能力を有していることが示唆された。このような視点に立つと，原発巣から血流を経て標的臓器に達した癌細胞が，その臓器環境と生物学的情報をうまく交換し合った場合に臓器選択的転移が成立すると考えられ，"Seed and Soil"説が遺伝子レベルで支持されたことになる。骨転移においてもおそらく癌細胞と骨環境との間にこのような関係が生じていると推測される。

III. 転移標的臓器としての骨の特性・環境

骨は硬組織であり，一見したところは静かな臓器にみえるが，実際には常に吸収，形成というリモデリング過程を受けており代謝回転が活発である。骨のリモデリングに関わるのが骨芽細胞と破骨細胞であり，骨芽細胞が形成した骨は破骨細胞により壊され，骨の構造は常に入れかわっている。骨基質は単にミネラルの沈着した組織ではなく，さまざまな増殖因子・サイトカインが不活性化または活性化状態で豊富に貯えられている組織である[4]。よって骨吸収の過程で骨自身に豊富に埋没している多くの増殖因子が放出，活性化される。そのためいったん骨吸収が促進されると，骨破壊にて癌細胞自身が拡大する空間を確保するのみならず，結果的に遊離されてくる増殖因子・サイトカインにより骨転移巣における癌細胞の増殖も促進させると考えられる。

1. 骨髄の転移ニッチ (metastatic niche)

Kaplanらは，転移能力の高い癌細胞はvascular endothelial growth factor

（VEGF）のような可溶性因子を産生することにより，骨髄細胞を手なづけ，癌が転移しやすいように局所の環境（metastatic niche）を整えさせてから自身がその臓器に転移すると報告している[5]。また，癌幹細胞（cancer stem cell）の増殖・浸潤，悪性形質の獲得などにも骨髄ストローマ細胞が形成するニッチが重要であるとされており[6〜8]，骨髄ストローマ細胞と細胞起源を同じくする骨芽細胞もおそらく転移ニッチの形成に関与すると思われる。

このような転移ニッチはどの臓器においても形成されるが，その実体はいまだ不明な点が多い。しかし骨髄ではすでに骨芽細胞／ストローマ細胞がニッチを形成し，細胞接着因子を通じて血液幹細胞の増殖，分化の制御に関与することが明らかにされている[9]。これらの知見からストローマ細胞，骨芽細胞，破骨細胞などの細胞が存在する骨髄がニッチ形成の鍵を握っていることは疑う余地がなく，このような骨髄を舞台に繰り広げられる骨転移のメカニズムの解明には今後はニッチという概念を抜きにしては考えられない。骨に高頻度に転移する前立腺癌などは転移ニッチを利用する能力が高い癌細胞なのかもしれない。

2. 骨リモデリングと癌細胞

骨は生体の中でもっとも豊富に増殖因子を含む組織で，とくにInsulin-like Growth Factor（IGF）とTransforming Growth Factor-β（TGF-β）を多量にその基質中に蓄えている[4]。これらの増殖因子は生理的に骨がリモデリングする際に，破骨細胞による骨吸収によって常時骨髄内に放出されている。生理的状況下ではこれらの増殖因子や骨ミネラルの主成分であるカルシウム，リンは，隣接する骨芽細胞によって骨形成に使用される。ところがここに癌細胞が侵入してくると，これらの増殖因子，カルシウム，リンは，骨芽細胞ではなく，細胞活性のより高い癌細胞によって消費される。したがって骨髄は増殖因子が豊富な環境となっており，移動してきた癌細胞が定着，増殖するうえできわめて好都合な臓器となっている（図1）。

この点において骨はPagetのSeed and Soil説をもっとも端的に表現する転移標的臓器といえる。

3. 破骨細胞の役割

破骨細胞による骨吸収は，あくまで生体の恒常性を維持するための生理的機能の一環として起こっているのであり，癌細胞の定着を助けるためのものではない。しかしながら現実的には破骨細胞は骨に貯えられている増殖因子を骨吸収により骨髄腔に放出させ，癌細胞の増殖，あるいは癌細胞によるサイトカインの産生を促進させている。また骨は硬い石灰化組織であり，骨転移が増大，進展するためにはこの硬い石灰化組織を破壊しなければならない。そこで骨を破壊する細胞はどの細胞かということが重要な問題となってくる。この問題に関しては古くから議論が分かれるところである。しかし最近の研究により，癌細胞自身は骨を破壊できず，破骨細胞を刺激するようなサイトカインを産出して破骨細胞に骨を破壊させるという考え方が大勢を占めている。このように，破骨細胞は自身の本

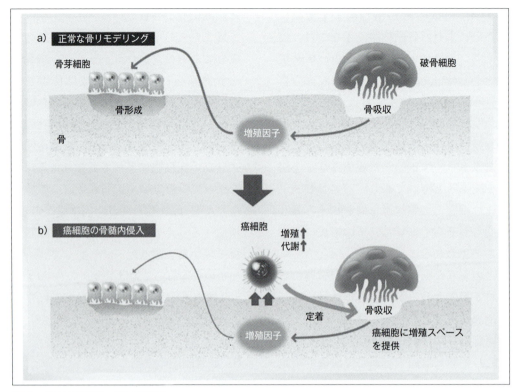

図1 骨リモデリングと癌細胞

　来の機能である骨吸収を通じて，図らずも増殖に必要な場の確保と増殖因子を供給することにより，骨にやってきた癌細胞の増殖を助けている。言い換えると，破骨細胞なしでは癌細胞は骨にたどり着いても増殖できず，転移を成立させることができない。

　以前，前立腺癌の骨転移は造骨性病変だけを形成すると考えられていたが，組織形態計測研究により骨形成の高い部位においても，骨吸収は増加しており，とくに腫瘍に近接する部位では骨吸収が増加していることが判明し，現在では前立腺癌の骨転移には溶骨性成分が含まれ，それは腫瘍浸潤先進部に起こっており，骨吸収は引き続き骨形成に必要であると考えられている。臨床上，造骨性骨転移を伴う前立腺癌患者でも骨吸収マーカーは上昇していること[10,11]，また骨吸収抑制剤であるビスホスホネート（bisphosphonate: BP）の投与により骨痛の軽減，合併症の改善などが認められ[12,13]，receptor activator of nuclear factor κB ligand（RANKL）を阻害する osteoprotegerin（OPG）によっても骨転移の進展が抑制される[14]ことから，前立腺癌の骨転移にも破骨細胞が関与していると考えられる。

　骨代謝が亢進すると骨転移の形成，進展が促進されると報告されている。これは，骨基質には種々の増殖因子が貯蔵されていて，破骨細胞による骨吸収にて骨基質から活性型の増殖因子が骨髄腔内へ放出されることに起因すると思われる。

前立腺癌の骨転移巣に溶骨性病変が存在するということは，破骨細胞形成が病変の成立に重要な役割をもつことを示唆する。破骨細胞による骨吸収は，前立腺癌細胞にとって増殖のための充分なスペースの確保と，骨基質からの種々の増殖因子の動員という少なくとも2つの面で，骨転移が形成されるプロセスの中でも重要な段階であると考えられる。

4. 骨芽細胞／ストローマ細胞の役割

骨芽細胞と骨髄ストローマ細胞とは未分化間葉系細胞を起源とする同系の細胞である。

1) RANKL

骨の中では骨芽細胞は常に破骨細胞に密着して存在する。骨転移においては，癌細胞が産出する骨吸収促進サイトカインは，破骨細胞を直接刺激するのではなく，骨芽細胞にまず作用する。刺激された骨芽細胞はTNFファミリーに属する膜結合性サイトカインRANKLの発現を高め，破骨細胞前駆細胞上に存在するRANKLの受容体であるreceptor activator of nuclear factor κB（RANK）と結合することにより破骨細胞形成，骨吸収を促進する[15,16]。

RANKLが骨転移に関与することを示す知見として，RANKLの中和抗体，あるいは天然に存在するデコイ受容体でRANKLとRANKの結合を阻害するOPGが骨転移を抑制することが示されている[14,17,18]。

ある報告では，前立腺癌骨転移巣から得られた癌細胞は骨以外の臓器から得られた癌細胞に比べてより高率にRANKLとOPGを発現しているとの結果が得られている[19]。組織学上，骨転移の初期または進展時に溶骨性の変化が認められるため，病期によって局所でのOPGとRANKLの発現比が変化している可能性が考えられる。つまり，前立腺癌の骨転移巣ではRANKLの作用が増強し，破骨細胞が誘導され骨吸収が起こり，骨基質から活性型の増殖因子が放出される。さらに，OPGとRANKLは骨吸収により放出される分子によっても修飾されるため，前立腺癌の骨転移巣では最初RANKLの発現がOPGより優位であるため破骨細胞が誘導され骨吸収が起こるが，次第に骨基質から放出される活性型TGF-βの作用にてRANKLの発現が抑制されるとともにOPGの発現が亢進することにより[20,21]，破骨細胞の形成が抑制され造骨に傾くと推測される。

前立腺癌細胞株（LNCaP, DU145）にはRANKが発現しており，これらの細胞株をRANKLで刺激すると癌細胞の遊走性が高まることが示されている。この反応はOPG存在下で低下することから，RANKL刺激に依存した作用であると考えられる[18,22]。

2) 細胞接着因子

癌が臓器選択的に転移する場合に細胞接着因子の関与は非常に重要である。骨髄においてストローマ細胞は骨芽細胞とほぼ同様の機能をもつが，そのほかにVascular Cell Adhesion Molecule-1（VCAM-1），ファイブロネクチン，カドヘリン-11のような細胞接着分子の発現を介してニッチを形成し，骨髄内に侵入してきた癌細胞の骨髄への定着，増殖，生存，骨吸収因子産生，抗癌剤抵抗性の獲得などをサポートする。また癌細胞は

骨髄中に潜在的に生存し続けることがあり，その場合にもストローマ細胞が発現する細胞接着因子が関与することが示されている。前立腺癌は原発巣での増殖は非常にゆっくりであるにもかかわらず，いったん骨に転移すると急激に増殖が早まる。これは骨髄間質細胞が前立腺癌細胞の増殖を促進するためであると考えられている。

前立腺癌においてインテグリンの発現と骨転移との関係が示唆されている。ヒト前立腺癌細胞株 PC-3 の骨基質への接着にはα2β1インテグリンが関与することが示されている[23]。また骨基質中に微量に含まれるオステオネクチンが前立腺癌の骨転移に重要な役割を演じるという報告もある[24]。

IV．骨に転移する癌細胞の特性

1．癌細胞による破骨細胞促進性サイトカインの産生

骨転移においてみられる骨破壊は癌細胞が産生するサイトカインによって刺激された破骨細胞による骨吸収の結果である。ここでは癌細胞が産生する破骨細胞促進性サイトカインについて述べる。

1）副甲状腺ホルモン関連蛋白（parathyroid Hormone-related Protein：PTH-rP）

骨転移においてみられる骨破壊は癌細胞によって刺激された破骨細胞による骨吸収の結果である。

癌細胞から産出され，破骨細胞を活性化するサイトカインの代表的なものとして副甲状腺ホルモン関連蛋白（PTH-rP）が知られている。PTH-rP は元々高カルシウム血症を呈する乳癌からその遺伝子がクローニングされた骨吸収促進性のサイトカインであるが，乳癌患者において骨転移巣に高頻度に発現されていることが報告されている。

前立腺癌においても PTH-rP 発現が高まっているという報告がある[25〜27]。さらに，PTH-rP が前立腺癌の自己分泌性の増殖促進因子である可能性も示唆されている[28]。しかし，前立腺癌の骨転移は最終的には造骨像を呈することがほとんどであり，強力に骨吸収を促進するサイトカインである PTH-rP がその過程においてどのような役割を果たしているかは説明が困難である。ただ一方において PTH-rP には強い骨形成促進作用があることも知られており[29]，PTH-rP が前立腺癌の造骨性の転移過程において何らかの役割を演じている可能性は全く否定できない。

2）プロスタグランジン E_2（prostaglandin E_2：PGE_2）

PTH-rP 以外にも，癌細胞は PGE_2 を産生することにより骨転移を進展させることが知られている[30]。とくに PG 産生の律速酵素である cyclooxygenase-2 の関与が注目されている。PGE_2 も骨芽細胞に作用して，RANKL 産生を高めることにより破骨細胞形成を促進することが示されている。

3）マトリックスメタロプロテアーゼ（matrix metalloproteinase：MMP）

MMP は亜鉛依存性の中性エンドペプチダーゼファミリーに属し，細胞外基質を選択的に壊すプロテアーゼである。転移能の高い癌細胞は MMP を自身で産生するか，または間質細胞を刺激して

MMP産生を高めさせたりすることにより周囲組織，血管壁基底膜を破壊し，浸潤，転移する。MMPは転移過程のほとんどすべてのステップに関与していると考えられているが，骨内での癌細胞の生物学的動向，あるいは骨吸収における役割は明確ではない。実験的にはMMPに対する阻害剤であるtissue inhibitor of matrix metalloproteinase-2（TIMP-2）が骨転移を阻害するとの結果が報告されている[31]。

2. 前立腺癌細胞が産生する骨増殖因子／形成促進因子

前立腺癌では組織学的に腫瘍組織近傍に多数の骨芽細胞が存在する。この所見は，前立腺癌から骨増殖促進因子が分泌され，骨芽細胞を刺激していることを示唆する[32]。前立腺癌細胞が産生する骨増殖因子／形成促進因子については，以前から種々の候補因子が検討されているが，いまだ確定的な結論は出ていない。前立腺癌細胞は，IGF，TGF-βなどの骨に豊富に存在する増殖因子を産生するとともに，各種プロテアーゼも産生し不活性型増殖因子の活性化にも関与しており，さらにplatelet-derived growth factor（PDGF）やendothelin-1（ET-1）などの骨形成促進因子も産生することにより，骨局所環境において効率よく増殖，進展しながら骨芽細胞による骨形成の促進をもたらすと考えられている。

1）IGF

前立腺癌細胞はIGF-1，IGF-2およびその受容体と複数のIGF binding protein（IGFBP）およびこれらを分解するプロテアーゼを産生していることが知られている[33]。IGF-1は骨芽細胞の増殖を誘導し，骨形成を促進させるのみならず，前立腺癌細胞自身の分裂を促進させることにより強力な増殖因子として作用する。また前立腺癌が産生する前立腺特異抗原（prostate-specific antigen: PSA）はIGFBPの分解酵素として作用し，IGF作用を増強させる[34,35]。

前立腺癌造骨性骨転移モデルを用いて抗ヒトIGF中和抗体の効果を検討したところ，早期にIGF中和抗体を投与すると骨腫瘍の形成が抑制された。また，腫瘍塊が形成された後にIGF中和抗体を投与すると腫瘍の進展が抑制されることがわかった[36]。以上の結果からIGFが前立腺癌の骨転移の成立に関与していることが示唆された。

2）TGF-β

前立腺癌細胞は正常前立腺上皮細胞よりもTGF-βを過剰に発現している。TGF-βは通常不活性型で分泌されるが，前立腺癌細胞が分泌するPSAにより不活性型から活性型に変換される。In vivoにおいて活性型TGF-βは骨形成を促進させる。また，TGF-βはヒト前立腺癌細胞の骨基質への接着や前立腺癌細胞のmotilityを増加させ，転移を促進させることが知られている[37]。Shariatらは，前立腺癌患者において，血中のTGF-β1量と骨転移の間には強い正の相関があることを見出している[38]。

3）fibroblast growth factor（FGF）

前立腺癌はFGF-1およびFGF-2を多量に産生している[39]。FGFはin vivoにおいて骨形成促進作用を有し，前立腺癌細胞自身にも増殖因子として作用する。

4）bone morphogenetic protein（BMP）

TGF-βスーパーファミリーに属するBMPのうち，正常前立腺上皮細胞や前立腺癌細胞株はBMP-2, 3, 4, 6 mRNAを発現している[40]。このうちとくに強く発現されているBMP-4はBMP-2とともに強力な骨形成誘導，骨芽細胞分化促進作用を有する因子で，前立腺癌の造骨性骨転移の病態に寄与している可能性がある。また，BMP-6蛋白は転移を認めない症例においては検出されないが，骨転移を認める症例の55％に発現していたことにより，前立腺癌の造骨性骨転移の病態に寄与している可能性がある[41]。

5）PDGF

PDGFは前立腺癌を含むさまざまな固形癌細胞から産生されており，癌の転移，進展への関与が示唆されている[42]。PDGFにはdimerとしてAA，AB，BBの3つのアイソフォームがあるが，とくにPDGF-BBは骨芽細胞の増殖，分化促進作用などを有することが知られている。

前立腺癌の造骨性骨転移におけるPDGFの重要性を支持する臨床的データとして，骨髄に転移したヒト前立腺癌細胞ではPDGF α受容体チロシンキナーゼ活性が高まっていることが報告されている[43]。また，動物実験にてチロシンキナーゼ阻害薬を用いてPDGF受容体からのシグナルを遮断すると，前立腺癌の骨転移が抑制されることが報告されている[44]。前立腺癌に対してPDGF受容体阻害薬を用いた臨床検討でも有効な成績が報告されており，治療も含めて今後さらにPDGFの役割に関する検討が進むことが考えられる。

6）ET-1

血管収縮因子であるET-1は前立腺正常組織および前立腺癌で高発現しており，その受容体も前立腺，骨芽細胞に存在する。ET-1は骨芽細胞の増殖を高め，in vivoでBMPによる骨形成誘導を増強する活性を有している。ET-1は造骨性骨転移を有する前立腺癌患者の血中において高値を示すことから，造骨性転移への関与が注目されている[45]。

しかし，前立腺癌細胞株であるPC-3，DU145細胞（溶骨型）はET-1を多量に分泌しているが，LNCaP細胞（造骨型）ではほとんど分泌されていない[46]。ET-1濃度と骨における腫瘍量，PSA値との間には相関が認められないため[45]，ET-1がほかの骨形成促進因子より重要かどうかは不明である。

7）Wnt/DKK-1

Wntは胎生期の骨形成や成人における骨産生を促進させるシグナル分子で，βカテニンを介し，c-myc，cyclin-D1，そしてMMP-7といったタンパクの発現を介して骨形成に関与している。DKK-1はWntの細胞膜受容体への結合を競合的に阻害する抑制因子で，多発性骨髄腫の骨病変において溶骨性骨転移を促進する物質として知られている[47]。Hallら[48]は，前立腺癌骨転移の早期では，DKK-1の発現は高まっており，Wnt活性を抑制することにより，転移巣は溶骨優位になるが，骨転移の進行に伴って，DKK-1の発現は減少し，Wntに対する抑制がとれて，転移巣は造骨になると報告しており，DKK-1の発現の変化が溶骨性から造骨性への移行を調整するスイッチであると強調している。

3. 骨形成促進因子としてのPSAの働き

前立腺癌は，前立腺以外の組織あるいは腫瘍ではほとんど産生されないPSAを多量に産生分泌する。PSAは前立腺癌のきわめて有用な腫瘍マーカーとして，現在広く臨床の場で使用されているキモトリプシン様活性を有するセリンプロテアーゼの一種である[49]。PSAの生理作用は精液蛋白質であるセミノゲリン，フィブロネクチンを分解することにより精液の液化に重要な役割を果たし，精子の運動性を増強させるが，IGFBP-3，PTH-rPを基質として分解するとともに，不活性型TGF-βを活性化することも報告されている[50]。またPSAが低値である未治療前立腺癌に対する骨転移の出現頻度は1%未満であり[51]，溶骨・非造骨性病変を示す群はPSA低値（<10 ng/mL）を示す[52]。骨転移を伴う前立腺癌患者の血中PSA濃度は高いため，PSAは造骨性骨転移において重要であると推測される。

1）PSAの骨芽細胞に対する作用

骨芽細胞の増殖，活性化におけるPSAの影響に関する情報はこれまでほとんどなかった。PSAによる造骨機構の詳細を明らかにするため，ヒト骨芽細胞様細胞株を用い，PSAの影響を検討したところ，PSA投与により濃度依存性に骨芽細胞の増殖が促進された[53]。酵素活性を有するPSAの大部分は，血中ではα_1-アンチキモトリプシン（α_1-antichymotrypsin: ACT）と複合体を形成する。ACTがPSAの活性部位に不可逆的共有結合をすることによってPSAのプロテアーゼ活性は失活する。PSAによる増殖促進はACTにより濃度依存的に阻害されることが示され，骨芽細胞の増殖促進にはPSAによるセリンプロテアーゼ活性が重要な役割を果たしていることが示された。

2）*In vivo*におけるPSAの作用

*In vivo*においてもPSAがヒト成人骨における骨形成を促進させるかどうか検討した。NOD/SCIDマウスの皮下に移植したヒト成人骨にPSA（100 ng/mL）を直接注入したところ，骨形成を反映するパラメーターである骨量，類骨量ならびに類骨面のいずれもPSA注入により有意に増加した。とくに，骨芽細胞の活性を示す指標である骨芽細胞数と類骨幅においてはコントロールに比べ著明に増加していた。さらに，PSAが引き起こす骨量増加はACTにより抑制された。一方，PSAにより破骨細胞数は減少し，骨吸収が減少することが明らかとなった[53]（図2）。

3）PSAの破骨細胞に対する作用

マウスの破骨細胞株（Raw細胞）を用いてPSA投与の破骨細胞に対する作用を検討したところ，Raw細胞はPSA投与により著明に数が減少し，Raw細胞増殖抑制にはアポトーシスが関与していることが示された。Raw細胞のアポトーシスはPSA濃度依存性に増加した。PSAによるアポトーシスはACTの同時投与により抑制されることにより，破骨細胞のアポトーシスにもPSAのセリンプロテアーゼ活性に関わっていることが示された[54]。

破骨細胞の分化状態とPSAによる破骨細胞アポトーシス誘導を比較検討したところ，PSAによるアポトーシス誘導は破骨細胞が多核成熟破骨細胞になると

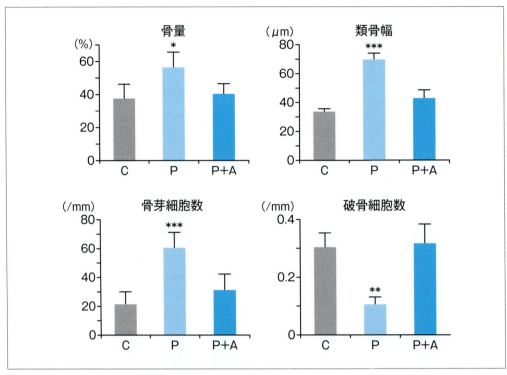

図2 PSAが骨形成・骨吸収に及ぼす影響
NOD/SCIDマウスの皮下にヒト成人骨を移植したモデルを用いて，PSAが骨形成および骨吸収パラメータに及ぼす影響を，組織学的，組織形態計測検討により調べた。
骨にPSAを注入した群（P）では，骨形成を反映するパラメータ，特に骨芽細胞数，類骨幅がコントロール群（C）と比較して著明に増加する一方，骨吸収を示す破骨細胞数は減少した。PSAにセリンプロテアーゼインヒビターであるACTを追加した群（P+A）では，骨量増加が著明に抑制され，PSAによる骨芽細胞増殖促進作用がセリンプロテアーゼ活性に依存することが示された。
$*p<0.05$，$**p<0.01$，$***p<0.001$ 対コントロール
（文献53より引用，改変）

起こらないことが示され，PSAにより破骨細胞の前駆細胞がアポトーシスをきたすことが示された。これら in vitro の結果はヒト成人骨組織移植マウスモデルにおいて破骨細胞ならびに前駆細胞のアポトーシスがPSA投与により起こっていることと一致した[54]。

以上の結果から，PSAによって骨芽細胞の増殖が促進されると同時に，破骨細胞前駆細胞のアポトーシス誘導などを介して破骨細胞を減少させることにより，骨代謝が骨新生に大きく傾くため，前立腺癌の骨転移においては著明な骨形成をきたすと考えられる。

V. ヒト前立腺癌造骨性骨転移モデル

臨床上，造骨性骨転移を伴う前立腺癌患者でもしばしば血中，尿中の骨吸収マーカーは上昇していることにより前立腺癌の骨転移に破骨細胞が関与していると考えられる[55,56]（図3，4）。前立腺癌の骨転移巣に溶骨性病変が存在するとい

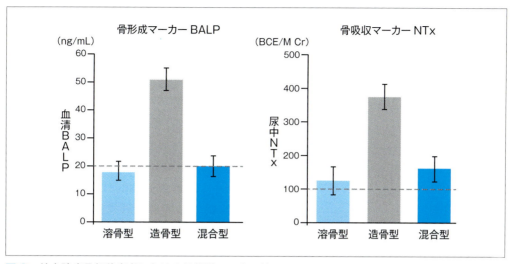

図3　前立腺癌骨転移患者における骨代謝マーカー値
前立腺癌骨転移患者において，骨病変のX線像（溶骨型，造骨型，混合型）別に骨代謝マーカー値を層別した．骨病変が造骨型を呈した患者群では，骨形成マーカーBALPだけではなく，骨吸収マーカーNTxも亢進していることが示された．
BALP：骨型アルカリホスファターゼ，NTx：I型コラーゲン架橋N-テロペプチド
（文献55より引用，改変）

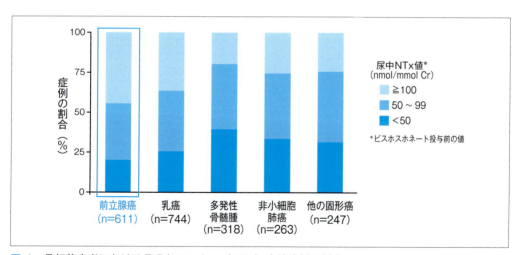

図4　骨転移患者における骨吸収マーカー（NTx）高値症例の割合
3つの大規模臨床試験の対象となった骨転移患者について，ビスホスホネート投与前の尿中NTxの値により層別した．前立腺癌患者においても，骨吸収マーカーであるNTxが高値である患者の割合が高いことが示された．
（文献56より引用，改変）

うことは，破骨細胞形成が病変の成立に重要な役割をもつことを示唆する．しかし，ヒトでの前立腺癌の骨転移における破骨細胞形成の意義は不明である．現在まで不幸にも前立腺癌の造骨性骨転移を再現する適切なモデルが存在しなかった

ため，その機構の詳細な解明に至っていないのが現状である。

筆者は，ヒト成人骨組織を移植したNOD/SCIDマウスを用いることで，ヒト前立腺癌細胞株であるLNCaP細胞が，臨床と同じくヒト成人骨に造骨性骨転移を起こすことができる骨転移モデルを樹立した[57]。本モデルを用いることによって，臨床では困難だったヒト前立腺癌細胞がヒト骨髄に生着した初期から定時的に組織像を観察することができるようになった。

VI. ヒト骨転移モデルを用いた前立腺癌骨転移の組織学的，組織形態計測検討

ヒト成人骨片を移植したNOD/SCIDマウスの尾静脈からLNCaP細胞を投与し，骨転移巣の組織像および破骨細胞数の変化を検討した結果，注入後2週で移植ヒト成人骨血管内の所々にLNCaP腫瘍塊を認める[58]。

注入後4週で移植ヒト成人骨に限局性のLNCaP腫瘍巣が形成され，既存の骨梁に限局性の骨吸収像を認めた（図5a）。腫瘍-骨接触面での酒石酸抵抗性酸性ホスファターゼ（TRAP）陽性の破骨細胞数は，正常移植ヒト成人骨の平均と比べ3.9倍に増加していた（図5d）。

注入後6週には骨髄の小転移巣に周囲から始まった骨髄間質細胞の反応が認められ，周辺の造血細胞は消失し，骨髄間質細胞が線維性基質を産生するとともに類骨化生を呈する所見が得られた（図5b）。

注入後8週では腫瘍細胞により大部分の骨髄腔が置換され，海綿骨は厚みを増していた（図5c）。骨吸収と骨形成が繰り返されて既存骨梁は消失し，既存の骨梁には骨吸収のエピソードがあったことを示唆するセメントラインの不整が認められ，改築性骨硬化像を示した。骨髄腔内が腫瘍で完全に満たされている部位ではTRAP陽性の破骨細胞はほとんど認めず，染色性も減弱し，破骨細胞数はコントロール群と比べ著しく減少していた（図5d）。ただし，部分的に腫瘍の浸潤している部位または腫瘍に隣接する海面骨では，骨転移のない部位と比べると多数の破骨細胞が骨にそって存在し，骨吸収が亢進していた。

VII. 前立腺癌骨転移における病理形態の経時的観察より得られた所見

これまでの知見から，前立腺癌の骨転移は下記のようなメカニズムにより成立，進展すると考えられる（図6）。①癌細胞が骨環境に侵入すると，PTH-rP/PGE$_2$/IL-6などの骨吸収因子を産生し，それが骨芽細胞に作用してRANKL産生を高める。②RANKLと破骨細胞前駆細胞上のRANKが結合すると破骨細胞の分化が促進される。③破骨細胞は，骨を破壊して癌細胞が増殖するためのスペースを確保し，増殖因子（IGF，TGF-βなど）を骨髄中に放出する。造骨性骨転移の初期の成立段階では，①〜③のサイクルによって，溶骨性骨転移と同様に骨吸収が亢進する。

やがて，前立腺癌細胞の増殖が進行すると，腫瘍中心部では，以下のことが起

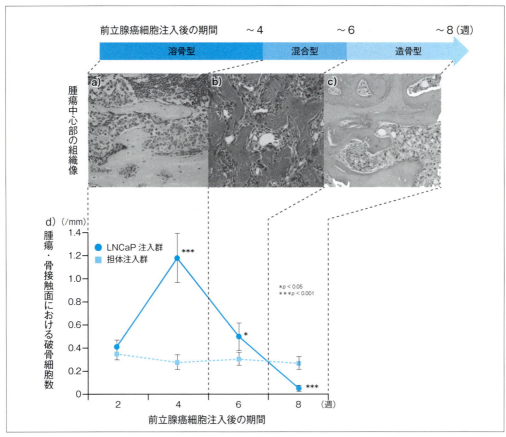

図5 骨転移巣における組織像および破骨細胞数の経時的変化
a：骨転移の成立段階（注入後～4週）では，骨基質と骨髄の境界に多数の破骨細胞（TRAP染色により赤色）を認める。b：注入後6週では骨髄間質細胞が線維性基質を産生するとともに類骨を形成する所見を認める。c：注入後8週では大部分の骨髄腔内が腫瘍細胞で置換され，骨は厚みを増し，既存の骨梁は消失している。d：LNCaP注入後4，6週で破骨細胞数は，担体注入群（正常移植ヒト成人骨）の平均と比べ3.9，1.9倍に増加していた。LNCaP注入後8週では，破骨細胞はほとんど認められず担体注入群と比べ著しく減少していた。
（文献58より引用，改変）

こると考えられる。④骨形成促進因子の産生が高まり，PSAなどの骨形成促進因子が骨芽細胞に作用して骨形成が進行する。⑤さらにPSAは破骨細胞を減少させることから，骨代謝は骨新生に大きく傾くようになる。

このように腫瘍中心部では破骨細胞が減少し，癌細胞は骨芽細胞との共同環境を形成し，④～⑤のサイクルによって，造骨性骨転移が進行する。ただし，腫瘍辺縁部（浸潤先進部）では多数の破骨細胞が存在し，①～③のサイクルによって骨吸収が起こる。

以上より，破骨細胞は，骨転移の成立段階で癌細胞に増殖因子と増殖スペースの提供という重要な役割を果たすが，造骨性骨転移が成立した後も辺縁部に存在し，骨形成に必要な増殖因子を供給することで骨病変の進展を促進すると考えられる。

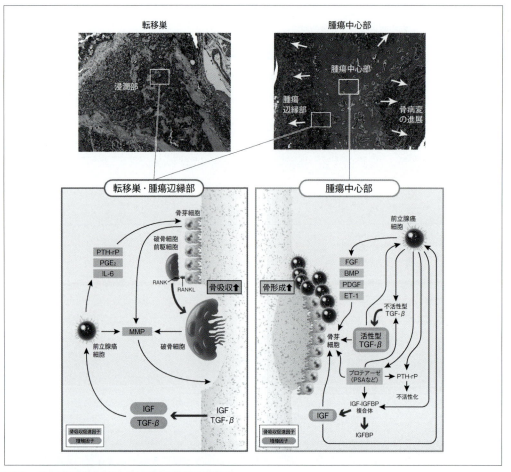

図6 前立腺癌骨転移における各種因子の働き

Ⅷ. 前立腺癌造骨性骨転移モデルにおける破骨細胞抑制療法の効果

　Zhangらは，ヒト前立腺癌細胞のマウス骨への転移の成立には破骨細胞が重要な役割を果たしており，破骨細胞のコントロールが治療上重要であると報告している[59]。しかし，ヒト成人骨ならびに，臨床上重要な骨転移がすでに成立し腫瘍塊を形成した前立腺癌に対して，破骨細胞の抑制が治療に有効かどうかは不明である。したがって，ヒト生体にできる限り近い状態で，骨病変の形成と進展に対する破骨細胞抑制療法（BP療法やOPGまたは抗RANKL抗体療法など）の効果を検討することが必要である。そこで，ヒト成人骨に造骨性骨転移を惹起できる前立腺癌骨転移モデルを用いて2つのプロトコールにおけるBPの作用を調べた[60]（**図7**）。BP早期治療は臨床的に検出できない微小転移に対して骨転移の成立を抑制するかを調べるために行い，BP後期治療は臨床的に明らかな骨転移が認められてから薬剤が投与される状況を想定し設定した。

1 前立腺癌造骨性骨転移のメカニズム

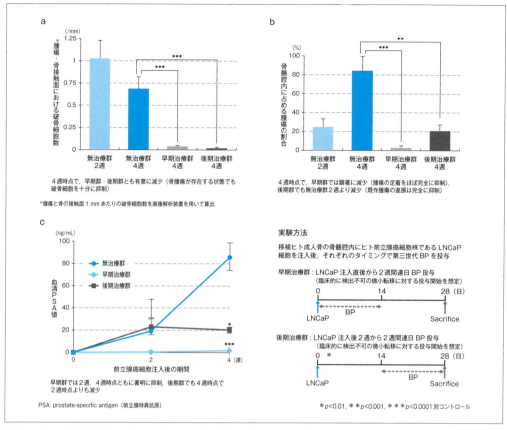

図7 前立腺癌骨転移モデルにおける破骨細胞抑制療法の効果
a：腫瘍・骨接触面における破骨細胞数，b：骨髄腔内に占める腫瘍の割合，c：血清PSA値
（文献60より引用，改変）

BP早期治療群ではBPをLNCaP細胞投与直後から2週間連日皮下投与した。BP早期治療群におけるLNCaP腫瘍は移植ヒト成人骨内に限局し著明に縮小していた（図7b）。また，腫瘍に隣接する骨ならびに骨転移を認めない骨ともにTRAP陽性の破骨細胞は有意に減少していた（図7a）。同様に，血清PSA値も無治療群と比べ著明に抑制されていた（図7c）。

BP後期治療群ではBPをLNCaP細胞投与後2週から2週間連日皮下投与した。BP後期治療群ではすべての移植ヒト成人骨に限局性のLNCaP腫瘍巣を認めたが，BP早期治療群と同様にTRAP陽性破骨細胞はほとんど認めなかった（図7a）。骨腫瘍成立後にBPを投与しても破骨細胞数は十分に抑制された。腫瘍の占める割合はBP早期治療群と比べると縮小率は低下しているものの，無治療群の4分の1と有意に減少していた（図7b）。LNCaP細胞投与2週後にBPを2週間投与すると無治療群2週と比べるとわずかであるが腫瘍の平均の大きさは減少していることにより，BP投与により腫瘍の進展は完全に抑制されると考えられた。血清PSA値は，BPを投与することによって無治療群と比べ有意に抑制

され，特記すべきことにBP投与前より減少していた（図7c）。

早期治療，後期治療を想定した2つのプロトコールにてBPを投与し，無治療群をコントロールとして治療効果を比較したところ，BPの骨病変に対する抑制効果は，骨転移が成立した早期でのBP投与開始がより有効であることが示された。また同時に，腫瘍塊が形成された時期からの投与でも，ある程度の効果が期待できることも示唆された。

ヒト前立腺癌細胞株を移植した造骨型骨転移実験モデルにおいてRANKLの内在性デコイ受容体であるリコンビナントOPGを用いてRANKLの作用を阻害すると，骨内の癌の増殖が阻害され，血中PSA濃度が低下することが確認されている[14]。

In vivo においてOPGは急速に破骨細胞の形成，骨吸収，生存を抑制するが[61]，皮下に移植したLNCaP腫瘍に対しては抑制効果がないことから，骨内におけるOPGのLNCaPに対する増殖抑制効果は，破骨細胞による骨吸収を抑制し，骨の微小環境を変化させることで惹起された二次的なものであり，前立腺癌細胞に対する直接作用の結果ではないと考えられる。骨転移巣での破骨細胞形成には骨芽細胞が発現するRANKLが不可欠である。よってRANKLの阻害は有効な骨転移抑制のアプローチと期待される。

IX. 前立腺癌の造骨性骨転移機序に基づいた治療戦略

破骨細胞の形成を阻害し，骨環境が癌細胞の増殖・生存にとって不都合となるようにする薬物が骨転移の治療に効果的であると考えられる。近年，このように骨環境を変える作用をもつ薬物をbone-modifying agents（BMA）とよぶことが提唱されている[62]。

前立腺癌骨転移患者に対する破骨細胞抑制療法は，早期での開始が効果的であることが動物実験の結果から示唆されており，前立腺癌骨転移の成立・進展のメカニズムを併せて考慮すると，図8のような治療戦略が考えられる。前立腺癌骨転移の早期では，癌細胞が破骨細胞を誘導し，骨吸収により放出される増殖因子で癌細胞の増殖が促進される。腫瘍浸潤部においては，癌細胞が破骨細胞との相互作用を保ち生存しており，骨吸収が抑制されると骨からの増殖因子の供給が途絶えるため，骨転移の形成は有意に抑制される。

癌細胞の増殖が進み腫瘍塊を形成した後期においては，癌細胞からの骨形成因子の分泌が増加し，骨芽細胞との協同環境を形成する。骨形成が完成した中心部では，癌細胞は骨芽細胞との連携により生存しており，破骨細胞との相互作用よりもパラクラインもしくはオートクライン経路の割合が高いため，BPや抗RANKL抗体などによる破骨細胞抑制のみでは効果不十分である。中心部においては，抗癌剤や分子標的治療薬などによって癌細胞自体を攻撃することが必要になる。

ただし，腫瘍が浸潤している先進部では，破骨細胞が存在し骨病巣の進展に関与していると考えられるので，破骨細胞抑制療法は有効である。

破骨細胞は前立腺癌の造骨性骨転移に

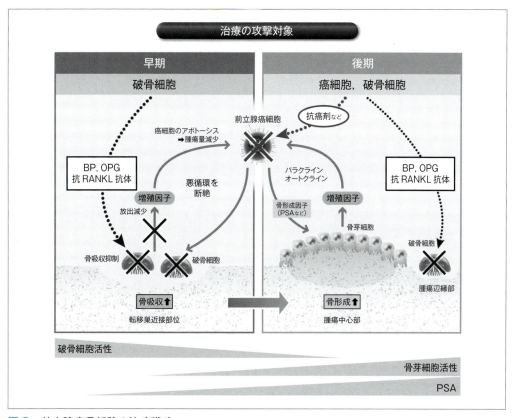

図8　前立腺癌骨転移の治療戦略

おいても重要であり，骨転移が成立した早期でのBMA投与により骨転移の成立を抑制するのみでなく，腫瘍塊が形成された時期からの投与でも既存の腫瘍の進展を抑制することが示された。適切な時期にBMAを投与することで患者のQOLの著明な改善が期待でき，前立腺癌の骨転移に対し治療効果をあげることができると思われる。

　BPは代表的なBMAであり，また抗RANKL抗体（デノスマブ）も新しいタイプのBMAであり[17, 18, 63]，いずれも骨環境を変えることにより骨転移を抑制する。デノスマブはヒト型IgG2モノクローナル抗体で，骨芽細胞／ストローマ細胞が発現するRANKLを特異的に阻害する分子標的治療薬でBPとは異なる作用メカニズムによって骨吸収を抑制する。BPは成熟した破骨細胞にアポトーシスを誘導し，骨吸収を不可逆的に阻害するのに対し，デノスマブは成熟破骨細胞にアポトーシスは誘導せず，成熟破骨細胞や破骨細胞前駆細胞に発現するRANKへのRANKLの結合を阻害することで骨吸収および破骨細胞の形成を抑制し[64]，骨転移における骨破壊をより強力に抑制する[65]。これによりデノスマブは，もっとも強力なBPであるゾレドロン酸より骨関連事象発現抑制効果が有意に強い[66, 67]と考えられる。

X. おわりに

"癌"と"骨"はお互いに親密な関係を成立させやすい状況にあり，この関係を分子細胞生物学的に解析することが骨転移のメカニズム解明につながることは確実である．このように骨転移は生物学的観点からきわめて興味深い研究対象である．

一方臨床的には，ライフスタイルが欧米化したわが国では前立腺癌患者が今後ますます増加すると予測される．したがって前立腺癌において高頻度にみられる骨転移は今後の癌患者治療および管理においてもっとも重要な問題の一つになることに疑いの余地はない．

ほかの臓器への転移と比較すると，骨転移の場合は標的臓器である骨の特性が分子細胞レベルでかなり明らかにされており，BPや抗RANKL抗体などの破骨細胞特異的阻害剤による骨転移選択的治療がデザインできる．このような骨転移選択的治療に新たな抗癌療法を併用することにより，骨転移の制御が今より向上すると期待される．

最後に，欧米と比較するとわが国の骨転移に関する研究は大きく立ち遅れている．はじめにも述べたように骨転移がこれからの癌患者管理においてますます問題化することは確実である．したがって基礎的ならびに臨床的研究をいかに欧米と肩を並べられるように進めていくかが今後の大きな課題であると考える．

参考文献

1) Abrams HL, Spiro R, Goldstein N: Metastases in carcinoma: analysis of 1000 autopsied cases. Cancer 3: 74-85, 1950
2) Koutsilieris M: Osteoblastic metastasis in advanced prostate cancer. Anticancer Res 13: 443-449, 1993
3) Ramaswamy S, Ross KN, Lander ES, et al: A molecular signature of metastasis in primary solid tumors. Nat Genet 33: 49-54, 2003
4) Hauschka PV, Mavrakos AE, Iafrati MD, et al: Growth factors in bone matrix. Isolation of multiple types by affinity chromatography on heparin-Sepharose. J Biol Chem 261: 12665-12674, 1986
5) Kaplan RN, Riba RD, Zacharoulis S, et al: VEGFR1-positive haematopoietic bone marrow progenitors initiate the pre-metastatic niche. Nature 438: 820-827, 2005
6) Shiozawa Y, Havens AM, Pienta KJ, et al: The bone marrow niche: habitat to hematopoietic and mesenchymal stem cells, and unwitting host to molecular parasites. Leukemia 22: 941-950, 2008
7) Finak G, Bertos N, Pepin F, et al: Stromal gene expression predicts clinical outcome in breast cancer. Nat Med 14: 518-527, 2008
8) Hu M, Yao J, Carroll DK, et al: Regulation of in situ to invasive breast carcinoma transition. Cancer Cell 13: 394-406, 2008
9) Arai F, Suda T: Maintenance of quiescent hematopoietic stem cells in the osteoblastic niche. Ann N Y Acad Sci 1106: 41-53, 2007
10) Pecherstorfer M, Zimmer-Roth I, Schilling T, et al: The diagnostic value of urinary pyridinium cross-links of collagen, serum total alkaline phosphatase, and urinary calcium excretion in neoplastic bone disease. J Clin Endocrinol Metab 80: 97-103, 1995
11) Garnero P, Buchs N, Zekri J, et al: Markers of bone turnover for the management of patients with bone metastases from prostate cancer. Br J Cancer 82: 858-864, 2000
12) Saad F, Gleason DM, Murray R, et al: A randomized, placebo-controlled trial of zoledronic acid in patients with hormone-

refractory metastatic prostate carcinoma. J Natl Cancer Inst 94: 1458-1468, 2002
13) Heidenreich A: Bisphosphonates in the management of metastatic prostate cancer. Oncology 65(Suppl. 1): 5-11, 2003
14) Yonou H, Kanomata N, Goya M, et al: Osteoprotegerin/osteoclastogenesis inhibitory factor decreases human prostate cancer burden in human adult bone implanted into nonobese diabetic/severe combined immunodeficient mice. Cancer Res 63: 2096-2102, 2003
15) Suda T, Takahashi N, Udagawa N, et al: Modulation of osteoclast differentiation and function by the new members of the tumor necrosis factor receptor and ligand families. Endocr Rev 20: 345-357, 1999
16) Roodman GD: Mechanisms of bone metastasis. N Engl J Med 350: 1655-1664, 2004
17) Blair JM, Zhou H, Seibel MJ, et al: Mechanisms of disease: roles of OPG, RANKL and RANK in the pathophysiology of skeletal metastasis. Nat Clin Pract Oncol 3: 41-49, 2006
18) Jones DH, Nakashima T, Sanchez OH, et al: Regulation of cancer cell migration and bone metastasis by RANKL. Nature 440: 692-696, 2006
19) Brown JM, Corey E, Lee ZD, et al: Osteoprotegerin and rank ligand expression in prostate cancer. Urology 57: 611-616, 2001
20) Murakami T, Yamamoto M, Ono K, et al: Transforming growth factor-beta1 increases mRNA levels of osteoclastogenesis inhibitory factor in osteoblastic/stromal cells and inhibits the survival of murine osteoclast-like cells. Biochem Biophys Res Commun 252: 747-752, 1998
21) Takai H, Kanematsu M, Yano K, et al: Transforming growth factor-beta stimulates the production of osteoprotegerin/osteoclastogenesis inhibitory factor by bone marrow stromal cells. J Biol Chem 273: 27091-27096, 1998
22) Odero-Marah VA, Wang R, Chu G, et al: Receptor activator of NF-kappaB Ligand (RANKL) expression is associated with epithelial to mesenchymal transition in human prostate cancer cells. Cell Res 18: 858-870, 2008
23) Kostenuik PJ, Sanchez-Sweatman O, Orr FW, et al: Bone cell matrix promotes the adhesion of human prostatic carcinoma cells via the alpha 2 beta 1 integrin. Clin Exp Metastasis 14: 19-26, 1996
24) Jacob K, Webber M, Benayahu D, et al: Osteonectin promotes prostate cancer cell migration and invasion: a possible mechanism for metastasis to bone. Cancer Res 59: 4453-4457, 1999
25) Iwamura M, di Sant'Agnese PA, Wu G, et al: Immunohistochemical localization of parathyroid hormone-related protein in human prostate cancer. Cancer Res 53: 1724-1726, 1993
26) Cramer SD, Peehl DM, Edgar MG, et al: Parathyroid hormone-related protein (PTH-rP) is an epidermal growth factor-regulated secretory product of human prostatic epithelial cells. Prostate 29: 20-29, 1996
27) Peehl DM, Edgar MG, Cramer SD, et al: Parathyroid hormone-related protein is not an autocrine growth factor for normal prostate epithelial cells. Prostate 31: 47-52, 1997
28) Iwamura M, Abrahamson P, Schoen S, et al: Parathyroid hormone-related protein: A potential autocrine growth regulator in human prostate cancer cell lines. Urology 43: 675-679, 1994
29) Stewart AF: PTH-rP(1-36) as a skeletal anabolic agent for the treatment of osteoporosis. Bone 19: 303-306, 1996
30) Ono K, Akatsu T, Murakami T, et al: Involvement of cyclo-oxygenase-2 in osteoclast formation and bone destruction in bone metastasis of mammary carcinoma cell lines. J Bone Miner Res 17: 774-781, 2002
31) Yoneda T, Sasaki A, Dunstan C, et al: Inhibition of osteolytic bone metastasis of

breast cancer by combined treatment with the bisphosphonate ibandronate and tissue inhibitor of the matrix metalloproteinase-2. J Clin Invest 99: 2509-2517, 1997
32) Goltzman D: Mechanisms of the development of osteoblastic metastases. Cancer 80(8 Suppl): 1581-1587, 1997
33) Peehl DM, Cohen P, Rosenfeld RG: The insulin-like growth factor system in the prostate. World J Urol 13: 306-311, 1995
34) Cohen P, Peehl DM, Graves HC, et al: Biological effects of prostate specific antigen as an insulin-like growth factor binding protein-3 protease. J Endocrinol 142: 407-415, 1994
35) Maeda H, Yonou H, Yano K, et al: Prostate-specific antigen enhances bioavailability of insulin-like growth factor by degrading insulin-like growth factor binding protein 5. Biochem Biophys Res Commun 381: 311-316, 2009
36) Goya M, Miyamoto S, Nagai K, et al: Growth inhibition of human prostate cancer cells in human adult bone implanted into nonobese diabetic/severe combined immunodeficient mice by a ligand-specific antibody to human insulin-like growth factors. Cancer Res 64: 6252-6258, 2004
37) Morton DM and Barrack ER: Modulation of transforming growth factor beta 1 effects on prostate cancer cell proliferation by growth factors and extracellular matrix. Cancer Res 55: 2596-2602, 1995
38) Shariat SF, Shalev M, Menesses-Diaz A, et al: Preoperative plasma levels of transforming growth factor beta(1) (TGF-beta (1)) strongly predict progression in patients undergoing radical prostatectomy. J Clin Oncol 19: 2856-2864, 2001
39) Guise TA, Mundy GR: Cancer and bone. Endocr Rev 19: 18-54, 1998
40) Harris SE, Harris MA, Mahy P, et al: Expression of bone morphogenetic protein messenger RNAs by normal rat and human prostate and prostate cancer cells. Prostate 24: 204-211, 1994
41) Bentley H, Hamdy FC, Hart KA, et al: Expression of bone morphogenetic proteins in human prostatic adenocarcinoma and benign prostatic hyperplasia. Br J Cancer 66: 1159-1163, 1992
42) George D: Platelet-derived growth factor receptors: a therapeutic target in solid tumors. Semin Oncol 28(5 Suppl. 17): 27-33, 2001
43) Chott A, Sun Z, Morganstern D, et al: Tyrosine kinases expressed in vivo by human prostate cancer bone marrow metastases and loss of the type 1 insulin-like growth factor receptor. Am J Pathol 155: 1271-1279, 1999
44) Uehara H, Kim SJ, Karashima T, et al: Effects of blocking platelet-derived growth factor-receptor signaling in a mouse model of experimental prostate cancer bone metastases. J Natl Cancer Inst 95: 458-470, 2003
45) Nelson JB, Hedican SP, George DJ, et al: Identification of endothelin-1 in the pathophysiology of metastatic adenocarcinoma of the prostate. Nat Med 1: 944-949, 1995
46) Granchi S, Brocchi S, Bonaccorsi L, et al: Endothelin-1 production by prostate cancer cell lines is up-regulated by factors involved in cancer progression and down-regulated by androgens. Prostate 49: 267-277, 2001
47) Tian E, Zhan F, Walker R, et al: The role of the Wnt-signaling antagonist DKK1 in the development of osteolytic lesions in multiple myeloma. N Engl J Med 349: 2483-2494, 2007
48) Hall CL, Kang S, MacDougald OA, et al: Role of Wnts in prostate cancer bone metastases. J Cell Biochem 7: 661-672, 2006
49) Kuriyama M, Wang MC, Lee CI, et al: Use of human prostate-specific antigen in monitoring prostate cancer. Cancer Res 41: 3874-3876, 1981
50) Killian CS, Corral DA, Kawinski E, et al:

Mitogenic response of osteoblast cells to prostate-specific antigen suggests an activation of latent TGF-beta and a proteolytic modulation of cell adhesion receptors. Biochem Biophys Res Commun 192: 940-947, 1993

51) Oesterling JE: Using PSA to eliminate the staging radionuclide bone scan. Urol Clin North Am 20: 705-711, 1993

52) Doherty A, Smith G, Banks L, et al: Correlation of the osteoblastic phenotype with prostate-specific antigen expression in metastatic prostate cancer: implications for paracrine growth. J Pathol 188: 278-281, 1999

53) Yonou H, Aoyagi Y, Kanomata N, et al: Prostate-specific antigen induces osteoplastic changes by an autonomous mechanism. Biochem Biophys Res Commun 289: 1082-1087, 2001

54) Goya M, Ishii G, Miyamoto S, et al: Prostate-specific antigen induces apoptosis of osteoclast precursors: potential role in osteoblastic bone metastases of prostate cancer. Prostate 66: 1573-1584, 2006

55) Lipton A, Costa L, Ali S, et al: Use of markers of bone turnover for monitoring bone metastases and the response to therapy. Semin Oncol 28(Suppl. 11): 54-59, 2001

56) Coleman RE, Major P, Lipton A, et al: Predictive value of bone resorption and formation markers in cancer patients with bone metastases receiving the bisphosphonate zoledronic acid. J Clin Oncol 23: 4925-4935, 2005

57) Yonou H, Yokose T, Kamijo T, et al: Establishment of a novel species- and tissue-specific metastasis model of human prostate cancer in humanized non-obese diabetic/severe combined immunodeficient mice engrafted with human adult lung and bone. Cancer Res 61: 2177-2182, 2001

58) Yonou H, Ochiai A, Goya M, et al: Intraosseous growth of human prostate cancer in implanted adult human bone: relationship of prostate cancer cells to osteoclasts in osteoblastic metastatic lesions. Prostate 58: 406-413, 2004

59) Zhang J, Dai J, Qi Y, et al: Osteoprotegerin inhibits prostate cancer-induced osteoclastogenesis and prevents prostate tumor growth in the bone. J Clin Invest 107: 1235-1244, 2001

60) Yonou H, Ochiai A, Ashimine S, et al: The bisphosphonate YM529 inhibits osteoblastic bone tumor proliferation of prostate cancer. Prostate 67: 999-1009, 2007

61) Capparelli C, Kostenuik PJ, Morony S, et al: Osteoprotegerin prevents and reverses hypercalcemia in a murine model of humoral hypercalcemia of malignancy. Cancer Res 60: 783-787, 2000

62) Van Poznak CH, Temin S, Yee GC, et al: American Society of Clinical Oncology executive summary of the clinical practice guideline update on the role of bone-modifying agents in metastatic breast cancer. J Clin Oncol 29: 1221-1227, 2011

63) Kearns AE, Khosla S, Kostenuik PJ: Receptor activator of nuclear factor kappaB ligand and osteoprotegerin regulation of bone remodeling in health and disease. Endocr Rev 29: 155-192, 2008

64) Kostenuik PJ, Nguyen HQ, McCabe J, et al: Denosumab, a fully human monoclonal antibody to RANKL, inhibits bone resorption and increases BMD in knock-in mice that express chimeric (murine/human) RANKL. J Bone Miner Res 24: 182-195, 2009

65) Fizazi K, Lipton A, Mariette X, et al: Randomized phase II trial of denosumab in patients with bone metastases from prostate cancer, breast cancer, or other neoplasms after intravenous bisphosphonates. J Clin Oncol 27: 1564-1571, 2009

66) Fizazi K, Carducci M, Smith M, et al: Denosumab versus zoledronic acid for treatment of bone metastases in men with castration-resistant prostate cancer: a randomised, double-blind study. Lancet 377: 813-822, 2011

67) Lipton A, Fizazi K, Stopeck AT, et al: Superiority of denosumab to zoledronic acid for prevention of skeletal-related events: a combined analysis of 3 pivotal, randomised, phase 3 trials. Eur J Cancer 48: 3082-3092, 2012

IV. 骨転移病変の病態と診断

2 核医学検査を用いた前立腺癌骨転移の診断

慶應義塾大学医学部放射線診断科
中原　理紀

ポイント

- 前立腺癌の骨転移巣ではPSAを代表とするプロテアーゼの働きにより造骨活性が高く，骨シンチグラフィで高集積を示すことが多い。
- 骨シンチグラフィやF-18 fluoride PETは骨転移巣そのものを描出しているわけではないため，骨転移診断能における特異度は高くなく，CTとの比較が特異度を向上させる。
- 病理所見や臨床背景から前立腺癌においても溶骨性転移を生じやすいタイプも存在し，その場合はSPECT/CTあるいはPET/CTで評価することが望ましい。
- 骨転移の範囲を反映するBSI（bone scan index）を用いた去勢抵抗性前立腺癌の治療効果判定や予後予測に関する研究が数多くなされ，プロトコールの最適化が今後の課題である。
- SPECT/CTを用いた骨代謝の定量的評価が可能になりつつあり，F-18 fluoride PET/CTと同様に得られた定量値をどのように臨床に応用していくかが注目されている。

I. はじめに

前立腺癌の骨転移を含め，ほとんどの骨転移病巣において造骨活性があることが知られており，この活性を利用して転移巣を陽性描画するのが骨シンチグラフィやF-18 fluoride positron emission tomography（PET）をはじめとする核医学検査である。CTやMRIなどと異なり，形態的な変化はみることができないという弱点がありながら，造骨活性をみることで病勢評価や治療効果判定にも応用することが可能である。その反面，特異性の低い検査でもあるため，ピットフォールも多く，検査の特徴を理解したうえで画像を判定する必要がある。現在は，single-photon emission computed tomography（SPECT）/CT装置やPET/CT装置など，核医学検査に形態情報を組み込むことで主に特異度が改善されるため，積極的にCTと合わせた検査・診断が行われている。実際，日々の臨床において形態画像との対比あるいは核医学とCTとの融合画像は骨転移診断に有用

である。

　また，2012年に前立腺癌骨転移の治療効果判定に骨シンチグラフィが有用であるとの報告がなされ，これにより骨シンチグラフィの臨床応用が再注目されるようになった[1]。この研究で紹介されているbone scan index（BSI）という指標は，シンチグラフィ画像から骨転移の進行度を半定量的に解析して得られる指標だが，その解析方法は1998年にすでに報告されていた[2]。残念ながら当時はBSIを算出するのは現実的ではなかったようだが，現在は半自動的に解析可能である。骨シンチグラフィ検査そのものは改良されていないわけであるから，ソフトウェアの発達がもたらした功績といえるであろう。同様に，現時点では手間がかかるようなことも，将来的には日常臨床に用いられる可能性は十分に考えられる。今後は，SPECT/CTによって集積度を定量評価する時代になると考えられており，前立腺癌以外の癌種に関しても骨転移の評価が見直される可能性があるのではないかと筆者は考えている。

　さらに，近年ではビスホスホネートや抗RANKL（ligand for receptor activator of nuclear factor κB）抗体など，骨転移に対して選択性の高い治療薬が臨床に用いられるようになってきており，その効果判定にあたっては，腫瘍そのものをみるよりも骨代謝をみるほうが理にかなっていると思われる。したがって，骨シンチグラフィのような造骨活性をみる画像検査が，これらの薬剤の治療効果を判定するのに役立つのではないかと期待される。

　本稿ではこれらの期待を含め，骨シンチグラフィを中心とした骨転移診断プロセスの実際を説明するとともに，治療効果判定やF-18 fluoride PETについても説明したいと思う。

II．骨シンチグラフィの原理

　骨シンチグラフィで通常用いられている放射性薬剤は，Tc-99m MDP（methylene diphosphonate）あるいはTc-99m HMDP（hydroxymethylene diphosphonate）である。これらの薬剤は図1に示すようにビスホスホネート構造を有しており，還元されて+4価となったTc-99mがMDPと化学反応を起こすことによって生成される。Tc-99mは半減期6.02時間でガンマ崩壊を起こしTc-99に変化する。その際に放出される141 keVのガンマ線を検出器（ガンマカメラ）で捉えることにより，Tc-99mMDP（あるいはHMDP）の体内集積分布を画像化することが可能となる。

　その際放出されるガンマ線は単光子（single photon）であり，単光子が体内のどこから放出されたかを測定するには検出器にコリメータとよばれる鉛またはタングステン製の板を装着しなければならないため，実際にガンマカメラで検出されるガンマ線は，体内で放出されるガンマ線の1％未満だといわれている。したがって，骨シンチグラフィの画像は検出される信号の数という観点だけで考えるとCTやMRIと比較して画質は不良であり，コントラストも低い。しかしながら，実際の画像では骨転移病変と正常組織とのコントラストは良好であり，これは骨シンチグラフィが捉えている機能

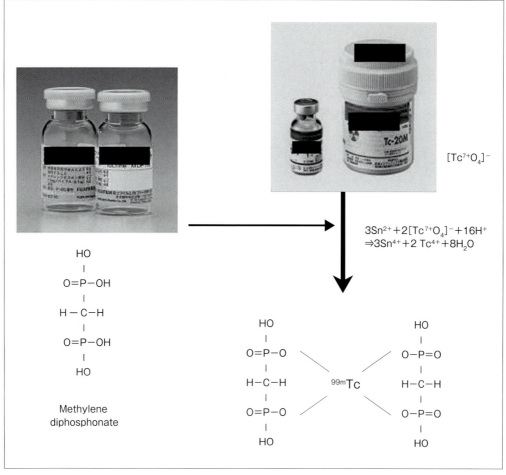

図1 骨シンチグラフィ製剤の標識
非放射性のMDPは，放射性の過テクネチウム酸ナトリウム溶液と混和し，Tc-99mが還元されることによってMDPと化学的に結合する。

的変化が形態的変化よりも大きいことを反映している。

　骨シンチグラフィ製剤は，類骨に沈着したリン酸カルシウム微結晶（ハイドロキシアパタイト）の表面に化学的に吸着することが知られている。ハイドロキシアパタイトは骨芽細胞の機能に依存して密に沈着し，類骨の石灰化/骨化を促進することで新鮮な骨組織を形成する。骨芽細胞を刺激する因子として知られているIGF（insulin-like growth factor）やTGF-β（transforming growth factor β）などの増殖因子は骨吸収の際に骨髄内に放出されるため，骨芽細胞の機能は骨吸収と大きく関連している[3]。正常骨では骨吸収と骨形成がカップリングして骨量を一定に保つように調節されており，このように骨吸収と骨形成が繰り返されることをリモデリングとよぶが，骨シンチグラフィ製剤の集積はリモデリング，とくにそのうちの骨形成（造骨活性）を主に反映していると原理的に考えられる。

　骨転移巣には造骨活性が高い転移巣と低い転移巣に分けられる。組織悪性度

（Gleason score）の低い前立腺癌では造骨活性が高い傾向があり，腫瘍中心部では腫瘍細胞がFGF（fibroblast growth factor）やBMP（bone morphogenetic protein）などを分泌し骨芽細胞を刺激することによって骨形成を促進する[4]。また，PSA（prostate specific antigen）を代表とするプロテアーゼがTGF-βの発現・分泌および活性化を誘導し，骨芽細胞の増殖促進ならびに破骨細胞の抑制を引き起こすことが知られている。すなわち，このタイプの骨転移巣にはMDPやHMDPが強く集積する（図2）。

一方，造骨活性が低い転移巣では，X線画像やCT画像では溶骨性転移あるいは混合性転移として認識される。このような場合では骨吸収が著しく活性化されている。腫瘍細胞がPTH-rP（parathyroid hormone-related protein）やさまざまなサイトカインあるいは増殖因子を産生して，骨芽細胞のRANKL発現を高め，このRANKLが破骨前駆細胞の表面に発現するRANKと結合することにより，破骨細胞の分化・活性化・生存が促進される[5,6]。これに伴い，リモデリングに従って骨芽細胞による造骨が引き続いて生じるが，その活性の程度によって骨シンチグラフィにおける集積は変化しうるし，同様にCT画像上の溶骨性病変の再石灰化の程度も変化しうる。

また，骨シンチグラフィ製剤の骨集積は血流・uptake time（投与してから撮像までの時間）・腎機能などにも影響する。さらに，他剤（造影剤など）との相互作用も報告されているが，これらが骨転移病巣への集積にどのように影響するかはまだ明らかにはされていない。

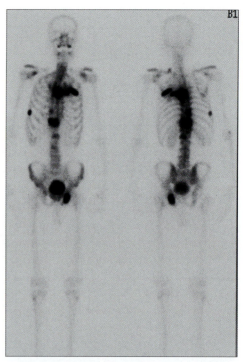

図2 造骨活性の高い典型的な前立腺癌骨転移
Gleason score 7以下の骨転移では造骨活性が高く，CTでは溶骨成分を認めないことが多い。

Ⅲ．骨シンチグラフィの骨転移診断能

骨シンチグラフィのみならず，すべての画像診断法についていえることだが，まず正常像をきちんと把握しておくことがきわめて重要である。正常像と異なる集積がみられればそれは異常集積であり，その次に異常集積の質的診断を行う。診断の際には，造骨性が多いのか溶骨性が多いタイプの癌種なのかを，臨床像から確認しておくことが望ましく，前立腺癌の場合にはGleason score，臨床経過，CTの骨病変の状態などが参考になる（図3）。

もっとも重要なことは，骨シンチグラフィ製剤は骨転移そのものをみているわ

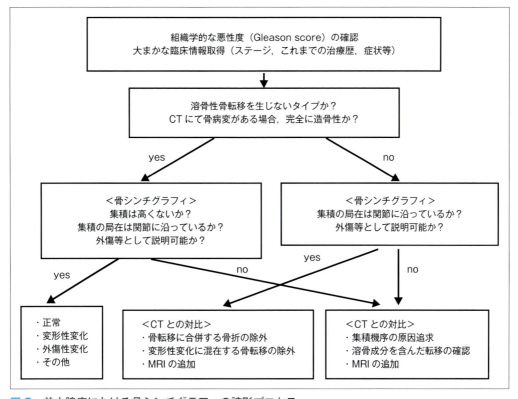

図3　前立腺癌における骨シンチグラフィの読影プロセス

けではないため，良性骨病変であっても集積は増強することが珍しくない点である。これは，MDPやHMDPと同じようにハイドロキシアパタイト結晶に化学的に吸着するfluorideを画像化したF-18 fluoride PETでも同じことがいえる。Damleらは，肺癌・乳癌・前立腺癌における骨転移の診断能をF-18 FDG（fluorodeoxyglucose）PET/CT，F-18 fluoride PET/CTおよび骨シンチグラフィ（SPECTを含む）で比較し，後二者の特異度が低かったと報告した[7]。とくに，前立腺癌において骨シンチグラフィは感度96.9％に対して特異度41.2％と非常に低く，F-18 fluoride PET/CTにおいても感度100％に対して特異度は70.6％であった。詳細はF-18 fluoride PET/CTの項で説明するが，過去の報告も比較的似た結果を示しており，骨シンチグラフィの集積が高い部分を無造作に転移と判断すると診断を誤る可能性が高いことを示唆している。

Ⅳ. 骨シンチグラフィと形態画像（主にCT）との対比

先述したように物理的な欠点を補ってあまりあるほどの病変集積（すなわちコントラスト）を可視化するため，多くの骨病変を陽性描画する。そして，通常の癌診断においてCTは骨シンチグラフィより先に行われるわけであるから，骨シンチグラフィを読影にあたってCT画像と対比することが可能である。筆者の経

Ⅳ．骨転移病変の病態と診断

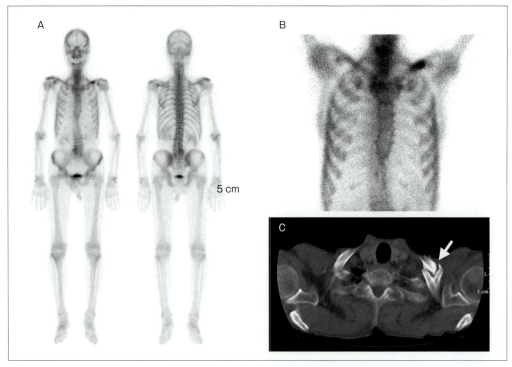

図 4　前立腺癌患者の骨シンチグラフィ
骨シンチグラフィ全身像（A）では左鎖骨に異常集積がみられる。胸部スタティック像（B）では左鎖骨の集積には幅があり，シンチグラフィのみでは転移も十分考えられる所見である。しかし，CT画像（C）では鎖骨骨折後の偽関節（矢印）が認められ，同部への良性集積と判断することが可能である。

験から，CTと対比することで3つの効果が得られると考えている。

1．造骨活性の高い病変をCTと対比することで特異度が上昇する

日常臨床においては，骨シンチグラフィにおける異常集積部位の読影にあたってもっとも重要なことは集積の強さではなく局在・形状である。腰椎の関節突起間関節や椎肋関節のように関節を形成する部分に一致した集積や，骨棘のように椎体をまたいで椎体辺縁部に集積がみられれば，それは集積が高度であっても変形性変化を意味する。また，良性の椎体圧迫骨折では椎体の終板に沿った集積あるいは椎体左右辺縁に集積が偏るため，基本的には良性と判断可能である。そのほか，肋骨の外傷性変化や仙骨不全骨折なども骨シンチグラフィ画像のみで判断可能であるが，diagnostic confidenceという観点でCTとの対比は重要である。

一方，CT画像との対比がないと判断困難なケースもある。図4は前立腺癌患者の左鎖骨骨折後に生じた偽関節に集積しているケースだが，骨シンチグラフィのみでは転移を除外することは困難である。このように骨シンチグラフィと対比して読影することは特異度を上昇させ，MRIなどの追加検査を省略することが可能である。

2. 造骨活性の低い病変をCTと対比することで感度・陽性的中率が上昇する

骨シンチグラフィの原理の項で述べたように，転移巣が必ずしも高度の集積を呈さないため，画像上淡い集積であっても異常集積と判断することにより感度が向上する。淡い集積をすべて拾いあげれば特異度および陽性的中率が低下することになるが，CTと対比することによって経験上9割以上の集積について良悪性を鑑別することが可能であり，陽性的中率はほとんど低下せず，感度が上昇することになる。図5は2例の前立腺癌の骨シンチグラフィを比較した画像であり，両者とも腰椎L5右側に集積亢進を認めているが，集積の弱いほうが転移である。これらの所見はCTとの対比によりはじめて診断可能である。

3. 常に骨シンチグラフィとCTを対比して読影をすることにより，双方のモダリティにおける骨転移の特徴を習得することが可能になる

骨転移のシンチグラフィ所見およびCT所見は千差万別である。しかし，双方の画像パターンを組み合わせれば骨転移を診断することが概ね可能である[8]。

V. 骨SPECT/CTによる骨転移診断

近年ではSPECT装置とCT装置が一体型となったSPECT/CT装置が普及してきている。本邦におけるSPECT/CT装置のCTの位置付けは，現在のところSPECT画像の吸収補正（画質を向上するために行われる補正のひとつ）のために行う低線量CTが主体である。しかしながら，逐次近似法などの再構成アルゴリズムの進歩により，近年のSPECT/CT装置に搭載されているCTであれば，とくに骨に関しては，低線量CTであっても診断用CTのように細かな形態情報が得られるようになった。したがって，従来の骨シンチグラフィと診断用CTを比較するかのごとくSPECTと吸収補正用CTを比較することが可能となり，かつ，両者の解剖学的位置関係にずれがないfusion画像を作成することができるようになった（図5のCase 1を参照）。SPECTと診断用CTを用いたfusion画像による骨転移診断能を検討した報告では，病変のdiagnostic confidenceはfusionすることにより明らかに向上しており[9]，現在のSPECT/CT装置であれば同様の結果が得られるといってよいだろう。

前立腺癌の骨転移は主には造骨性転移だが，筆者の経験上，Gleason scoreが8以上のケースや，難治性で経過の長いケースでは溶骨性転移の混在を認めることは決してまれではない。その場合，骨シンチグラフィでは集積増強を認めるものの，逆に進行してくると集積が低下してくることもある（図6）。まれではあるが，集積亢進を画像上捉えられないような前立腺癌溶骨性転移も存在する。したがって，CTと対比するだけではなく，病理所見や臨床背景から，溶骨性転移を生じる可能性のあるような前立腺癌なのかを読影時に把握しておくことがきわめて重要である。

一方，骨シンチグラフィで高集積を呈した骨病変の転移を除外する目的でもSPECT/CTは有用である。図7は前立

Ⅳ. 骨転移病変の病態と診断

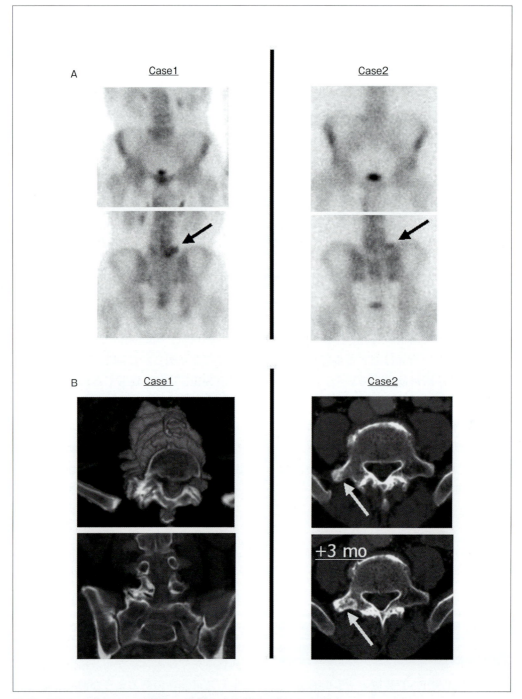

図5　骨シンチグラフィで腰椎L5右側に異常集積を認めた2例
Case 1および2の骨シンチグラフィ画像（A）では，腰椎L5右側に異常集積がみられ，Case 1では集積がやや高く，かつ，集積が椎体後方にまで及んでいる．しかし，CTと比較（Case 1ではfusion画像を作成）すると，Case 1は関節突起間関節への集積であり，Case 2は右横突起の硬化性変化（3ヵ月後により明瞭）への集積であることから，Case 1は良性，Case 2は転移であることがわかる．

2 核医学検査を用いた前立腺癌骨転移の診断

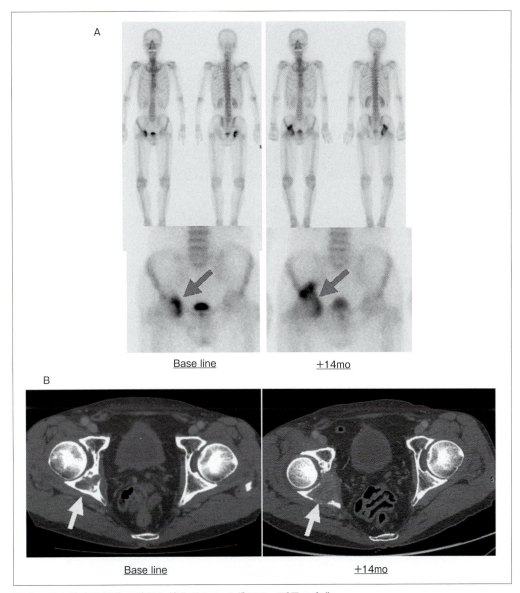

図6 前立腺癌骨転移の進行に伴う骨シンチグラフィ所見の変化
ベースラインにおける骨シンチグラフィ画像（A左図）では右臼蓋に転移を示唆する高集積が認められる。14ヵ月後の治療効果判定目的に行われた骨シンチグラフィでは，ベースラインで認めた部分の集積は低下している（A右図矢印）。しかし，集積の範囲が拡大している点に着目し，CTと対比すると，溶骨性転移の拡大が認められる（B矢印）。

腺癌の症例であるが，胸椎Th11および腰椎L1に帯状集積があり，Th12椎体右側にも孤立性の集積亢進がみられる。SPECT/CTのfusion画像によってこれらはすべて良性と判断できるが，このよ うな比較的新鮮な外傷性変化で集積亢進を認める場合，MRIを行うと造影されてしまいかえって転移と紛らわしくなることもある。

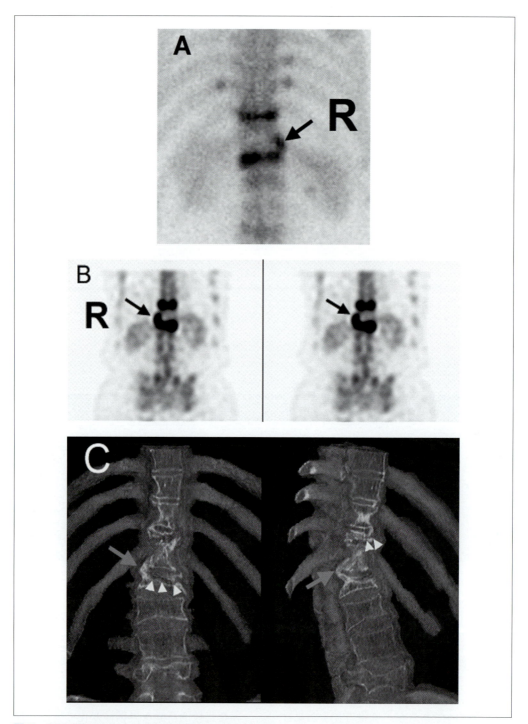

図7 SPECT/CTにより骨転移を除外できるケース
前立腺癌の症例であるが，骨シンチグラフィでは胸椎Th11および腰椎L1に帯状集積があり，Th12椎体右側にも孤立性の集積亢進がみられる（A）。一元的には良性圧迫骨折による変化を考える所見であるが，Th12右側の集積についてはSPECTを施行してもなお良悪性の判断が困難である（B）。しかし，CT画像とSPECT画像をfusionすることによってTh11とL1の圧迫骨折およびTh12とL1が形成する骨棘部への集積であることが容易に確認できる（C）。

VI. 骨シンチグラフィ，SPECT/CT による治療効果予測

　悪性度の低い前立腺癌においては，新鮮な骨転移巣は骨シンチグラフィで著明な高集積となり，CT にて明瞭な骨硬化性変化をきたす。このような転移に関しては，原理的に腫瘍細胞の活性が骨芽細胞の活性に比例する可能性が高いわけであるから，骨シンチグラフィの集積度の変化をみることで治療効果を判定することが可能であろう。一方，悪性度の高い前立腺癌の骨転移では溶骨成分が加わってくるため，前述したように単に集積の強度だけでは治療効果判定は困難なことがある。したがって，病変の範囲を考慮した評価を加える必要がある（図6）。

　Dennis らは去勢抵抗性前立腺癌の患者の骨シンチグラフィについて全身骨量に対する骨転移病巣の割合を BSI として数値化し，治療前と比較して治療3ヵ月後および6ヵ月後の BSI 変化率を測定したところ，治療後6ヵ月の BSI 変化率が予後と相関したと報告した[1]。治療後3ヵ月よりも6ヵ月における骨シンチグラフィの評価が良好だった点は論文では述べられていないが，6ヵ月の時点では予後不良群（生存期間＜500日）にBSI の変化率が＋300％を超えるケースが増えており，骨転移の進行が比較的緩徐であるためと推察される（図8）。しかし一方で，予後が比較的良好な群（生存期間＞1,000日）に注目すると，3ヵ月でも6ヵ月でも BSI の変化率は－10～＋100％の範囲におおよそ含まれているように見受けられる。さらに，その範囲では予後不良群と区別することは困難に

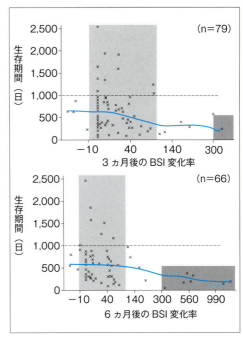

図8 Dennis らの研究における去勢抵抗性前立腺癌の BSI 変化率と予後との関係
BSI 変化率が＋300％を超える部分に着目すると（■部分），治療3ヵ月後よりも6ヵ月後において予後不良群（生存期間＜500日）が目立っている。一方，予後良好群（生存期間＞1000日）では BSI は低めではあるものの，BSI で予後不良群と区別することは困難である（■部分）。
（文献1より引用，改変）

思える。その理由として，彼らの研究対象が，複数の臨床研究から得られた不均一な集団であったことや，骨転移の診断精度や BSI の測定精度がまだ不十分であったことが考えられる。一方，近年 Mitsui らは去勢抵抗性前立腺癌の患者42例に対して DEC 治療（docetaxel, estramustine, carboplatin）を行い，骨シンチグラフィをベースライン，治療開始8週間後，16週間後に施行して自動的に BSI を算出するソフトウェアを用いて予後予測を行った[10]。その結果，16週間後に BSI が低下した群では，上昇した群に比べて有意に生存期間が延長

したことが判明し（図9），予後予測に有用な指標であることが示唆された。このように病変の範囲を考慮したBSIを用いることで，化学療法の治療効果を予測し予後評価が可能となる可能性が期待されており，今後は適切なBSI評価時期などについての研究結果が待たれる。

また，骨シンチグラフィ全身像の欠点として，深さ方向の情報がないという点があげられる。前立腺癌の場合には膀胱の集積と重なって恥骨の評価が困難なことがあるが，SPECT/CTを用いると両者の分離が可能となる。また，近年ではSPECT/CTを用いて病巣の集積度を定量評価する動きがでてきており[11]，PET/CTのように体重および投与量で補正したSPECT SUV（standardized uptake value）という概念が生まれている（図10）。骨転移病巣のSPECT SUVは，BSIとは別の指標として臨床への応用が期待されている。

VII. F-18 fluoride PET/CTによる骨転移診断

FluorideイオンはI体内に投与されるとハイドロキシアパタイト結晶のハイドロキシル基と置換しフルオロアパタイトになるといわれている。そのため，F-18 fluorideはTc-99m MDPやTc-99m HMDPと同様にハイドロキシアパタイトの活性を反映した画像が得られる。この点を踏まえると，骨シンチグラフィとF-18 fluoride PETの主な違いは，単光子を捉えるガンマカメラと消滅放射線を捉えるPETカメラの性能の違いであるといえる。

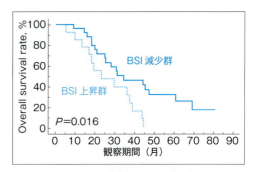

図9 Mitsuiらの研究における去勢抵抗性前立腺癌のBSI変化と予後との関係
治療開始16週間後に施行された骨シンチグラフィにてBSIが低下している群は，上昇している群よりも有意に予後が延長している。
（文献10より引用，改変）

したがって，F-18 fluoride PETの骨病変の集積に関しても特異性は高いとはいい難い。Even-Sapirらは44例の癌患者（うち前立腺癌は6例）に対し，F-18 fluoride PET/CTを施行し，fluoride PET単独とPET/CTとで診断能を比較した。評価された111の骨病変において，感度はfluoride PET単独で90％，PET/CTで99％と良好であったのに対し，特異度はfluoride PET単独で72％，PET/CTで97％と大きな違いがみられた[12]。同グループが2006年には44例の前立腺癌症例（Gleason score 8以上やPSA 20以上などの骨転移のリスクがある症例に絞っている）に対して追加研究を行い，骨シンチグラフィ，骨SPECT（CTは含まれていない），F-18 fluoride PETおよびF-18 fluoride PET/CTの4者で比較したところ，感度は前二者よりも後二者のほうが明らかに高い値を示したものの，特異度はF-18 fluoride PET/CTのみ高かったと報告した。骨シンチグラフィ，骨SPECT，F-18 fluoride PETの特異度はいずれも7割未満で大きな差

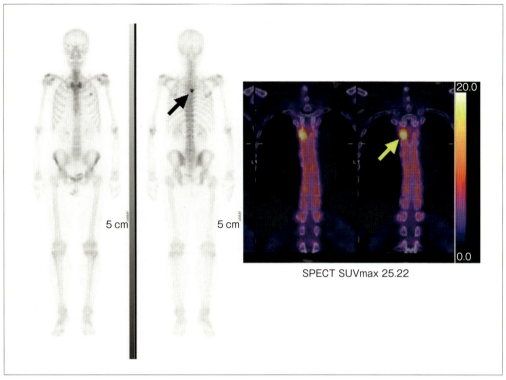

図10 骨 SPECT/CT による定量評価の例
肺癌症例。骨シンチグラフィでは胸椎 Th5 転移巣が集積増強として描出されている（矢印）。同症例の骨 SPECT/CT を施行すると，転移巣の SUVmax は 25.22 と計測されている（AZE virtual place 隼 GI BONE を使用して算出）。

はみられなかった[13]。この点から，造骨活性をみるだけの核医学検査では診断に限界があり，CT を加味した読影が必要であることがわかる。

今後の展望として，SPECT/CT が普及してきている状況で F-18 fluoride PET/CT が骨転移診断や治療効果判定においてどのような位置付けとなるかは興味深い。ひとつの参考として，高リスクの乳癌および前立腺癌（27 例）の骨転移の検出能をさまざまな imaging modalities で比較した報告がある。この研究では骨 SPECT/CT と F-18 fluoride PET/CT の比較も含まれており，骨転移巣の感度は各々 85％，93％であり，画像では診断が困難だった病巣が各々 5 病巣，6 病巣だった[14]。原理的にも骨 SPECT/CT より F-18 fluoride PET/CT のほうが感度は高いと考えられるが，それがどのような臨床的価値を生むのかは今後の課題であると思われる。

Ⅷ．まとめ

核医学検査を用いた前立腺癌骨転移の診断は，単光子を検出する骨シンチグラフィと骨 SPECT，ならびに消滅放射線を捉える F-18 fluoride PET がある。これらはいずれも特異性の低い検査であるがゆえに，CT との対比は診断精度を高める。また，F-18 fluoride PET は骨 SPECT よりも感度は高いが，やはり CT との融

合画像はさらに感度を高める効果がある。現代のCT技術であれば低線量CT画像でも診断に有用な形態情報を提供できるようになったため，積極的に核医学検査とCTの併用が行われるようになっている。

　診断を正確に行うことは治療効果判定や予後予測を正確に行う上で非常に重要である。去勢抵抗性前立腺癌の予後予測には骨転移の広がりを反映したBSIがよい指標となりうるが，これも診断能に影響を受けることは知っておくべきである。今後は新しい指標としてSPECT SUVも用いられるものと期待されるが，F-18 fluoride PET/CTとの使い分けなど今後検討する必要があるだろう。

参考文献

1) Dennis ER, Jia X, Mezheritskiy IS, et al: Bone scan index: a quantitative treatment response biomarker for castration-resistant metastatic prostate cancer. J Clin Oncol 30: 519-524, 2012
2) Imbriaco M, Larson SM, Yeung HW, et al: A new parameter for measuring metastatic bone involvement by prostate cancer: the Bone Scan Index. Clin Cancer Res 4: 1765-1772, 1998
3) Schmidmaier G, Wildemann B, Gabelein T, et al: Synergistic effect of IGF-I and TGF-beta 1 on fracture healing in rats: single versus combined application of IGF-I and TGF-beta 1. Acta Orthop Scand 74: 604-610, 2003
4) Feely BT, Gamradt SC, Hsu WK, et al: Influence of BMPs on the formation of osteoblastic lesions in metastatic prostate cancer. J Bone Miner Res 20: 2189-2199, 2005
5) Kitazawa S, Kitazawa R: RANK ligand is a prerequisite for cancer-associated osteolytic lesions. J Pathol 198: 228-236, 2002
6) Dougall WC: Molecular pathways: Osteoclast-dependent and osteoclast-independent roles of the RANKL/RANK/OPG pathway in tumorigenesis and metastasis. Clin Cancer Res 18: 326-335, 2012
7) Damle NA, Bal C, Bandopadhyaya GP, et al: The role of 18F-fluoride PET-CT in the detection of bone metastases in patients with breast, lung and prostate carcinoma: a comparison with FDG PET/CT and 99mTc-MDP bone scan. Jpn J Radiol 31: 262-269, 2013
8) Nakahara T, Suzuki T, Kitamura N, et al: Bone scintigraphy is really unnecessary for evaluation of bone metastasis? Eur Radiol 18: 2676-2677, 2008
9) Utsunomiya D, Shiraishi S, Imuta M, et al: Added value of SPECT/CT fusion in assessing suspected bone metastasis: comparison with scintigraphy alone and nonfused scintigraphy and CT. Radiology 238: 264-271, 2006
10) Mitsui Y, Shiina H, Yamamoto Y, et al: Prediction of survival benefit using an automated bone scan index in patients with castration-resistant prostate cancer. BJU Int 110: E628-E634, 2012
11) Zeintl J, Vija AH, Yahil A, et al: Quantitative accuracy of clinical 99mTc SPECT/CT using ordered-subset expectation maximization with 3-dimensional resolution recovery, attenuation and scatter correction. J Nucl Med 51: 921-928, 2010
12) Even-Sapir E, Metser U, Flusser G, et al: Assessment of malignant skeletal disease: initial experience with 18F-fluoride PET/CT and comparison between 18F-fluoride PET and 18F-fluoride PET/CT. J Nucl Med 45: 272-278, 2004
13) Even-Sapir E, Metser U, Mishani E, et al: The detection of bone metastases in patients with high-risk prostate cancer: 99mTc-MDP Planar bone scintigraphy, single-and multi-field-of-view SPECT,

18F-fluoride PET, and 18F-fluoride PET/CT. J Nucl Med 47: 287-297, 2006

14) Jambor I, Kuisma A, Ramadan S, et al: Prospective evaluation of planar bone scintigraphy, SPECT, SPECT/CT, 18F-NaF PET/CT and whole body 1.5T MRI, including DWI, for the detection of bone metastases in high risk breast and prostate cancer patients: SKELETA clinical trial. Acta Oncol. 2015 Apr 2: 1-9. [Epub ahead of print]

Ⅳ. 骨転移病変の病態と診断

骨転移診断における PET/CT

北里大学医学部泌尿器科
佐藤　威文

ポイント

- 前立腺癌の骨転移診断として従来の骨シンチグラフィーに代わり，FDG-PET に代表される PET 診断の臨床応用が進んでいる。
- 従来の ^{99m}Tc による骨シンチグラフィーは検出感度が高いとされる一方，FDG-PET が描出した骨転移巣は活動性が高い転移巣を同定している可能性が指摘されている。
- しかしながら PCWG3 コンセンサスにおいては，従来の骨シンチグラフィーが引き続き標準となり，NaF-PET ならびに FDG-PET は検討段階との位置づけに留まっている。
- 今後の展開・可能性として，前立腺癌の原発巣（T stage）評価は MRI で行い，リンパ節（N）や遠隔転移（M）については PET/CT での一括した評価を行うことで，診断の精度向上と効率化に貢献できる可能性がある。

Ⅰ．はじめに

　悪性腫瘍における骨転移は，剖検症例の 70〜85％に認められるとされ[1]，すべての癌種において転移部位となりうる。また近年の抗 RANK-L 抗体製剤や第 3 世代ビスホスホネート，放射線核種治療や新規ホルモン製剤・化学療法などに代表される集学的治療の発達により[2]，進行癌症例に対する骨関連事象・生存期間も改善・延長してきており[3]，前立腺癌や乳癌，多発性骨髄腫などにおいては，骨転移を有する病期においても年余にわたる余命が期待される。これに伴い，治療開始当初からその長期 quality of life （QOL）を含めた 'Bone Health' を念頭においた診断と治療戦略と対応が求められている[4]。

　また前立腺癌の罹患率は本邦でも近年増加の一途を辿っており，国立がん研究センターの 2015 年がん罹患者数予測において，前立腺癌が初めて成人男性の第 1 位となることが発表されている[5]。このような急激に増加する前立腺癌においては，骨転移診断においても「効率を鑑みた」新たな診断のストラテジーが求められてきている。

　近年の画像診断機器の発達により陽電子放出断層撮影（positron emission tomography: PET）の臨床応用が急速

に進んできており，2010年度の改定で早期胃がんを除くすべての悪性腫瘍が対象となった。従来のCT検査に代表される画像検査は，形態の異常を判別して診断するのに対して，PET検査ではブドウ糖代謝などに代表される機能の亢進・変化を捉えることで診断するアプローチとなるため，形態では判別できない情報を加味することで，その診断精度をあげられることが利点として注目されている。

本項においては，前立腺癌の骨転移におけるPET/CTの位置づけと今後の展望にフォーカスを当てて解説したい。

II．各種診断用PET製剤の特徴について

悪性腫瘍におけるPET診断の臨床導入については，^{18}F-2-フルオロ-2-デオキシグルコース（^{18}F-FDG）が2002年に肺がん・乳がん・大腸がんなどの悪性腫瘍の診断において保険適用となり，2005年より^{18}F-FDG注射液が診断剤としても市販されPET装置を有する施設における骨転移診断としても臨床応用されている（**図1**：泌尿器外科）。一般的に，前立腺癌の骨転移診断においては，従来の^{99m}Tcによる骨シンチグラフィーの検出感度が高いとされる一方，米国のMemorial Sloan-Kettering Cancer Centerからの報告では，FDG-PETが描出した全骨転移巣はPSA値の変動とSUVが相関するなど，より活動性が高い転移巣を同定しているという報告もあり，その臨床的意義が注目されている[6]。また近年，FDG-PETで診断されるよう

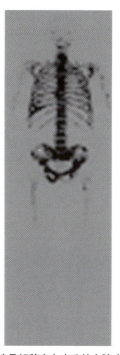

図1　多発性骨転移を有する前立腺癌症例（PSA 995 ng/mL, T3bN1M1c, EOD4 Gleason score 4+4=8）におけるFDG-PET画像

な解糖系エネルギー代謝のみを指標とする限界点も指摘されており，悪性腫瘍はさまざまな代謝系の活用を有しているため，^{11}C標識製剤や^{18}F標識製剤などの臨床応用も進んできている。しかしながら^{11}C標識製剤は尿路への排泄性が低く，尿路悪性腫瘍の診断に適している反面，半減期が20分短く製剤としての配送エリアの限界を有している。また^{18}F標識製剤は半減期が110分と比較的長い反面，尿排泄性が高く，投与後から早期に尿路へ移行する限界を有している。現在臨床応用されているPET診断製剤の特徴と制限を**表1**に示す。

表1　各PET診断製剤における特徴と制限

PET 診断製剤	特徴と制限
^{18}F-FDG	尿路に排泄されるため，前立腺がんを含めた尿路悪性腫瘍への応用が不利である。また炎症との鑑別が困難である。
^{11}C-acetate	尿路への排泄性が低く，尿路悪性腫瘍の診断に適している。その反面，半減期が20分短く製剤としての配送エリアの限界を有する。
^{11}C-choline	尿路への排泄性が低く，尿路悪性腫瘍の診断に適しているが，上記と同じく半減期が20分短い欠点を有する。
^{18}F-acetate	半減期が110分と比較的長い利点がある。その反面，尿排泄性が高く，投与後から早期に尿路へ移行する。Bone uptake を有する。
^{18}F-choline	上記と同じく半減期が比較的長いが，尿排泄性が高く，投与後から早期に尿路へ移行するため尿路悪性腫瘍への応用が不利である。

III. 各ガイドラインにおける PET/CT の位置づけ

PET/CT の臨床応用の普及につれ，前立腺癌の診断における位置づけも明らかとなってきている。本項では前立腺癌の各国ガイドラインにおける PET/CT の位置づけにつき，その要約を記載する。

1. 前立腺癌診療ガイドライン2012年

前立腺癌診療ガイドライン2012年版[7]において，Clinical Question 10「遠隔転移の評価（M–病期診断）には，どのような検査が勧められるか？」との項目があり，その解答として，遠隔転移巣の評価（M–病期診断）には骨シンチグラフィー，CT，MRI などが有用とされ，未治療症例での骨シンチグラフィーは PSA 値が 10.0 ng/mL を超え，かつ直腸診陽性の症例，または Gleason スコアが 8 以上の症例に有用である，と紹介されている（推奨グレード C1）。この解説の中で，^{18}F-fluoride PET/CT が通常の骨シンチグラフィーよりも感度・特異度に優れているという報告があるが，本邦での保険適用はないとの記載がされている。

2. 骨転移診療ガイドライン2015年

日本臨床腫瘍学会の編集による骨転移診療ガイドライン[8]による骨転移の画像診断記載においては，「骨転移の画像診断には，X 線，CT，MRI，骨シンチグラフィー，FDG-PET/CT が用いられる。どの検査も万全ではないため，複数のモダリティーを併用して診断が行われる」との PET/CT の位置づけとなる。また CQ3「骨転移の診断に画像検査は有効か？」との質問に関して，「骨シンチグラフィーは骨転移巣検出の感度は高いが特異度がやや低いことが報告されている」と記載されており，PET/CT に関しては，「^{18}F-FDG-PET（PET/CT を含む）は骨シンチグラフィーと比較して高い感度と特異度で検出可能であることを報告した研究が多い。ただし，これらの報告ではがん腫全体の骨転移に関する検討は少なく，乳がん，肺がん，前立腺がんの高リスク患者を対象にした検討が多い。したがって，少なくとも高リスクの症例を対象とした骨転移診断に ^{18}F-FDG-PET を用いることが推奨される」と記載されている。また ^{18}F-FDG-PET は骨シンチグラフィーと比較して溶骨性転移で正診度

表2 骨転移における各種 PET/CT を含めた画像評価の特徴と比較

パターン	例	X線, CTの特徴	MRIの特徴				骨シンチグラフィー	FDG-PET/CT	NaF-PET/CT
			T1強調	T2強調	造影T1強調	拡散強調			
溶骨型	肺がん 頭頸部がん 腎がん 甲状腺がん	増殖速度の速いがんで特徴的。増殖速度の遅いがんでは溶骨病変部の辺縁に骨硬化があり,全体に膨隆性形態を示す。	低信号	高信号	増強	異常信号	集積あり	高集積	高集積
造骨型	前立腺がん 乳がん 消化器がん 卵巣がん	リモデリングによる造骨が盛んで,がん細胞は骨中に埋没するように存在する。造骨は線維化骨で病的骨折や骨外腫瘤を伴うことは少ない。	低信号	低信号	不明瞭	不明瞭	高集積	低集積	高集積
骨梁間型	肺小細胞がんなど	骨梁の変化を伴わずに,海面質内や洞内にがん細胞の浸潤がみられる。微小転移, 局所反応を伴わない全身転移例も骨梁間型に分類しうる。形態変化に乏しい。	等信号	等信号	等信号	等信号	不明瞭	集積あり	集積あり
混合型	肺がん 消化器がんなど多数	びまん性骨転移をきたした場合の典型。病変ごとにリモデリングの程度や増殖速度に違いがあるため生じる。治療開始後であれば,反応性の良し悪しで混合性パターンを呈する。	低信号	部分的高信号	部分的増強	部分的異常信号	集積あり	部分的高集積	高集積

(骨転移診療ガイドライン[8] より引用, 改変)

が高く,造骨性転移で低いと報告されているが,CT の情報追加により造骨性転移の骨硬化病変を検出しやすく成績が向上する内容も紹介されている。また ^{18}F-NaF-PET/CT に関しては,「古くから知られ,米国で使用されている検査であり,骨シンチグラフィー(SPECT を含む)より高正診度を示すとするメタ解析がみられるが,日本では研究目的でしか使用できない実情」と記載されている。同ガイドラインによる骨転移診断における PET/CT を含めた特徴につき,**表2** に記載する。

3. 欧州泌尿器科学会ガイドライン 2015 年

欧州泌尿器科学会(European Association of Urology: EAU)ガイドライン 2015 年度版[9] において,^{18}F-fluorodeoxyglucose(FDG)は従来の骨シンチグラフィーよりも優れた感度であると紹介されており,^{11}C-choline PET/CT に関しては骨シンチグラフィーよりも感度が優れているかは不明であるとされている。また拡散強調画像による全身 MRI 評価の有用性に関しても触れられており,最近のメタアナリシスでの検討において,拡

散強調画像による全身MRIは，choline PET/CTや骨シンチグラフィーよりも骨転移の検出に優れている反面，PET/CTは骨転移診断の特異度に優れているとしている。

また上記ガイドラインの後半にある"Assessment of metastases"の項においても，Choline and Acetate PET/CTが記載されており，FDGの診断能と比較して，^{11}C-choline，^{18}F-cholineおよび^{11}C-acetateの局所ならびに遠隔転移の診断能に優れているとされている。その一方，これまでのPET/CT診断の有用性を検討してきたものは，後ろ向きでの検討であり，多様な病勢の集団を対象としているため，その解釈には注意が必要とされている。またPET/CT診断の高い検査費用に関しても再度触れられており，PSA再発などのすべての症例に対して同検査を勧めることはできないとの見解である。

またハイリスク前立腺癌のステージングにおいては，CT/MRI，骨シンチグラフィーを2015年の時点でも推奨しており，PET/CTでの評価はまだ推奨までの位置づけとはなっていない。

4. NCCNガイドライン2015年

National Comprehensive Cancer Network（NCCN）ガイドライン2015年版[10]において，^{18}F-NaF PET/CTが紹介されており，同PET診断は，既存の骨シンチグラフィーとの比較において，その感度が優れているとしている。またCholineを用いたPET評価について，1次治療後の生化学的再発症例における転移部位の検索に有用であろうとしている。ただ

さらなる追加評価が必要であり，FDG-PET/CTを含めてルーチンに実施するものではないとの位置づけである。

5. PCWG3コンセンサス

去勢抵抗性前立腺癌（castration resistant prostate cancer）の診断や治験における評価基準・エンドポイントに用いられているProstate Cancer Working Group（PCWG）の新しいコンセンサス（PCWG3）が，2015年6月のアメリカ臨床腫瘍学会（American Society of Clinical Oncology: ASCO）で発表された[11]。この新たなコンセンサスにおいて，骨転移診断方法として新規PET診断が確立された位置づけになるかが注目されていたが，今回のPCWG3においては，これまでのTc-99 MDPでの診断が標準とされ，NaF-PETならびにFDG-PETは「Investigational」との位置づけとなった。

IV. 新しいPET診断製剤

癌細胞の特性として，グルコースのみならずアミノ酸も積極的に細胞内に取り込んで，その増殖に用いていることが知られており，これまでのトランスレーショナルリサーチにおいて，癌細胞におけるアミノ酸の細胞膜輸送能を担う癌特異的アミノ酸トランスポーターは，その発現が多い前立腺癌症例ほど術後の予後が不良であり，PSA値やGleason scoreにかかわらず，同アミノ酸トランスポーターの発現は，独立した予後規定因子であることが確認されている[12,13]。

新しいPET用診断剤であるF-18標識非天然型アミノ酸（NMK-36）は，合成

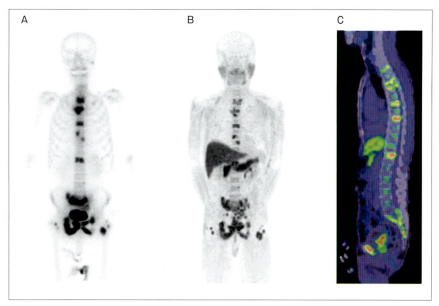

図2 多発性骨転移を有する前立腺癌症例（PSA 2,178 ng/mL, T4N1M1b, Gleason score 5+4）における画像の比較
A：骨シンチグラフィー，B：anti-^{18}F-FACBC PET，C：anti-^{18}F-FACBC PET/CT

アミノ酸の一種を放射性同位元素F-18で標識したF-18アミノ酸誘導体であり，正常細胞に比較して腫瘍細胞に多く発現するアミノ酸トランスポーターを介して細胞内に取り込まれる特性を有している。同NMK-36は，従来の天然アミノ酸と異なり細胞内で代謝を受けず，蛋白合成経路に入らない特性を有し，また尿から極めて緩徐に排泄されるなど骨盤腔内でのバックグラウンドが低く，かつ炎症への集積も低いことが示唆されている。そのため，前立腺癌の局在・遠隔転移の診断に対する新規PET画像診断としての可能性を有している。

この新しいPET用診断剤であるF-18標識非天然型アミノ酸（NMK-36）を用いた臨床試験の結果，重篤な有害事象は認められず，NMK-36の投与後早期に膵臓と肝臓に集積することが確認された一方，尿路や脳においてはその取り込みが少ないことが確認された。また肝臓へのmean absorbed doseは40.6μGy/MBqであり，NMK-36のestimated effective doseは13.8μSv/MBq程度と考えられ，これは現在臨床応用されている[18]F-FDGと同等，またはそれ以下のdoseであることが推定された[14]。また転移を有する未治療前立腺癌を対象とした検討の結果，前立腺原発巣への集積のみならず，リンパ節においても同じく集積が確認され，短径10 mm未満のリンパ節転移も検出できる症例が認められている（**図2**）[15]。骨転移巣においても，従来の骨シンチとの比較において十分な骨転移の診断能を有していることから，リンパ節転移と骨転移を同時に診断できる転移性前立腺癌の病期診断としての意義が期待されている。

表3 骨転移に対するPET/CT診断の先進性と課題

先進性	課題
病巣の増殖能などを含めた，生物学的活性を可視化できる。診断の特異度が優れている。	半減期によってはデリバリーされるエリアが限られる。現時点ではコストが高く，費用対効果の点が明らかでない。
骨転移やリンパ節転移が同時に診断できるなど，診断の効率化に優れる。	評価判定基準が確立されておらず，骨シンチグラフィーでの定量化ソフト（BSI：bone scan index）などが確立されていない。

V. 今後の展望と課題

　前立腺癌のステージング評価においては，現在CT，MRI，ならびに^{99m}TC-HMDPや^{99m}TC-MDPによる核医学検査がスタンダードとされているものの，この20年間その診断アプローチに対する基本的進展はなく，マルチスライスCTなどに代表される「画像情報の膨大化」に伴い，1症例に対する読影時間は逆に増加しているのが現状である。また^{18}F-FDGによるPET画像診断の有用性も一部で認められてきているものの，泌尿器科領域においては尿路への排泄がアーチファクトとなり，前立腺癌の原発巣に対する有用性の確立は難しい状況である。

　前述のNMK-36に代表されるような，新しい新規PET診断製剤が開発・確立されることによって，従来の形態学的診断から「生物学的活性」を画像評価できるのみならず，全身のステージングが1回で評価でき，さらには原発巣の領域を目視化できることにより，局所療法（focal therapy）の治療領域設定など新たなブレイクスルーになりうることが期待できる。その一方の課題として，サイクロトロンを有さない施設においては，その半減期によってはデリバリーされるエリアが限られてしまうため，優れた診断能を有していても現実的に普及できない問題がある。また現時点ではPET/CTの医療コストは高額とされるため，診断に用いることの費用対効果に関して，まだ明らかとなっていない。さらに骨シンチグラフィーにおいては，bone scan index（BSI）[16]に代表される診断支援ソフトがすでに開発されていることから，その定量化において手法が確立されている。この診断における判定基準や定量化においても，PET/CTではまだ成熟しておらず，今後のさらなる検討・解析が必要である（表3）。

　しかしながら前述のごとく，急激に増加する前立腺癌症例への対応として，画像診断を含めた診断の効率化は急務であり，今後の展開・可能性として，前立腺癌の原発巣（T stage）評価はMRIで行い，リンパ節（N）や遠隔転移（M）についてはPET/CTでの一括した評価を行うことで，さらなる診断の精度向上と効率化に貢献できる可能性があると考えられる。

参考文献

1) Tubiana-Hulin M: Incidence, prevalence and distribution of bone metastases. Bone 12(Suppl. 1): S9-10, 1991
2) Satoh T, Uemura H, Tanabe K, et al: A Phase 2 Study of Abiraterone Acetate in Japanese Men with Metastatic Castration-resistant Prostate Cancer Who Had Received Docetaxel-based Chemotherapy.

Jpn J Clin Oncol 44: 1206-1215, 2014

3) Saad F, Shore N, Van Poppel H, et al: Impact of Bone-targeted Therapies in Chemotherapy-naïve Metastatic Castration-resistant Prostate Cancer Patients Treated with Abiraterone Acetate: Post Hoc Analysis of Study COU-AA-302. Eur Urol 2015［Epub ahead of print］

4) 佐藤威文, 小林国彦, 堀 泰祐, 他：骨転移がん患者に対するEORTC QOL調査モジュール：EORTC QLQ-BM22日本語版の開発. 癌と化学療法 37: 1507-1512, 2010

5) 国立がん研究センター統計資料 http://ganjoho.jp/public/index.html

6) Morris MJ, Akhurst T, Osman I, et al: Fluorinated deoxyglucose positron emission tomography imaging in progressive metastatic prostate cancer. Urology 59: 913-918, 2002

7) 日本泌尿器科学会編：前立腺癌診療ガイドライン 2012年版. 金原出版, 東京, 2012

8) 日本臨床腫瘍学会編：骨転移診療ガイドライン. 南山堂, 東京, 2015

9) 欧州泌尿器科学会（EAU：European Association of Urology）ガイドライン 2015年度版 http://uroweb.org/guidelines/

10) National Comprehensive Cancer Network (NCCN) ガイドライン 2015年版 http://www.nccn.org/professionals/physician_gls/f_guidelines.asp

11) Scher HI: The Prostate Cancer Working Group 3（PCWG3）consensus for trials in castration-resistant prostate cancer (CRPC). J Clin Oncol 33(Suppl; abstr 5000): 2015

12) Sakata T, Ferdous G, Tsuruta T, et al: L-type amino-acid transporter 1 as a novel biomarker for high-grade malignancy in prostate cancer. Pathol Int 59: 7-18, 2009

13) Yanagisawa N, Satoh T, Hana K, et al: L-amino acid transporter 1 may be a prognostic marker for local progression of prostatic cancer under expectant management. Cancer Biomark 2015［Epub ahead of print］

14) Asano Y, Inoue Y, Ikeda Y, et al: Phase I clinical study of NMK36: a new PET tracer with the synthetic amino acid analogue anti-[^{18}F] FACBC. Ann Nucl Med 25: 414-418, 2011

15) Inoue Y, Asano Y, Satoh T, et al: Phase IIa Clinical Trial of Trans-1-Amino-3-18F-Fluoro-Cyclobutyl-Carboxylic Acid in Metastatic Prostate Cancer. Asia Oceania J Nucl Med Biol 2: 87-94, 2014

16) Dennis ER, Jia X, Mezheritskiy IS, et al: Bone scan index: a quantitative treatment response biomarker for castration-resistant metastatic prostate cancer. J Clin Oncol 30: 519-524, 2012

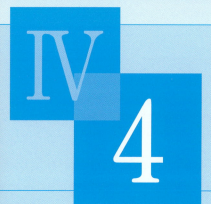

IV. 骨転移病変の病態と診断

BMA の有害事象
― 顎骨壊死および BMA を投与されている患者に対する歯科側の対応 ―

杏林大学医学部付属病院耳鼻咽喉科・顎口腔外科
池田　哲也

ポイント
- BRONJ（ビスホスホネート製剤関連顎骨壊死）は保存的な加療では効果が乏しく，早期から積極的に加療するべきである。
- 壊死骨の露出が認められない症例も多い。
- 抜歯を行うことだけで発症するのではなく，慢性的な炎症（歯周炎，歯根膜炎や義歯性潰瘍など）を放置することでも誘発される。
- BRONJ とデノスマブ誘発顎骨壊死では臨床症状が異なる。
- BRONJ にはシタフロキサシンが有効である。

I. はじめに

近年では，すべての癌患者において骨転移に至る可能性があり，疼痛，病的骨折，高カルシウム血症などの症状が引き起こされるため，骨転移がコントロールされなければ患者の quality of life（QOL）が著しく損なわれることになる[1]。剖検例で胸椎から腰椎の組織学的骨転移を検索した森脇らの報告[2]では乳がん，前立腺がんが75％ともっとも多く，以下，肺がん54％，甲状腺がん50％，腎がん31％，頭頸部がん30％，子宮がん28％，食道がん25％と続く。これらよりもっとも骨転移の頻度が高いがん腫の一つである前立腺がんの加療には骨転移をコントロールすることが非常に重要であることは明らかである。骨転移の治療は，骨修飾薬（bone modifying agents: BMA）の登場で著しく進歩している。BMA は，がん治療や骨粗鬆症における骨代謝調節薬であり，破骨細胞の働きを抑制し，骨の修飾作用を有する薬剤である。本邦では，悪性疾患の骨転移に適応を有する薬剤として，ビスホスホネート製剤（bisphosphonate: BP）のゾレドロン酸（商品名：ゾメタ）と抗RANKL 抗体のデノスマブ（商品名：ランマーク）があげられる。本稿では，BMA の有害事象として，すでに多くの報告があるビスホスホネート製剤関連顎骨壊死（bisphosphonate related osteonecrosis of the jaw：BRONJ）を中心に解説する。

BRONJ は Marx らが2003年に BP と顎骨壊死の関連を報告[3]して以来，すでに広く周知され，BP 製剤の納付書には重篤な副作用として明記されている。

表1 新しいBRONJ診断基準

・現在または過去にビスフォスフォネート製剤の投与歴がある
・頻用される抗菌薬の投与にもかかわらず4週間以上顎骨に感染症状が継続している
　（骨露出の有無にかかわらず）
・顎骨周囲の悪性疾患および放射線照射の既往がない

（文献5より引用）

2007年にアメリカ顎顔面外科学会編のBRONJポジションペーパーにより一定の指針を示し，その後改変[4]されたが治療指針や診断について明確な基準となってはいない。むしろ医科側と歯科側とでその対応について温度差が生じ，臨床現場では混乱を生じることとなっている。これらにより筆者らはポジションペーパーとは異なる対応方法[5]を提唱し良好な結果が得られており，詳述する。また，BP製剤とデノスマブでは顎骨壊死の臨床所見が多少異なる点についても触れる。

II．BRONJの発生頻度と発生機序

骨転移に対する注射用ビスホスホネート（BP）投与患者の顎骨壊死発症率はおおよそ0.1％から20％[6～8]と報告者により差があり，はっきりとした頻度は不明である。しかしながら，実際の臨床で遭遇する本疾患の割合は，経口剤や軽度な症例も含めると過去の報告よりも高いのではないかと推察される。これもBP処方医と歯科側の連携が密であれば，その頻度を下げられるはずである。また不幸にしてBRONJに至った場合でも早期に診断，加療を行えば低侵襲で，しかも原疾患の治療中断期間を最小限に抑えることができると考えられる。

III．BRONJの診断と治療

現在行っている著者らの当疾患に対する対応方法を紹介する。まず，BRONJと診断する基準を示す（表1）。先述したアメリカ顎顔面外科学会編の顎骨壊死に対する改訂版ポジションペーパー[4]では臨床所見が認められてから8週間経過していることを診断要件としている。しかし，8週間という期間がいつからなのか明記されてはいない。そこで，筆者らの基準[5]では骨露出の有無にかかわらず，頻用される抗菌薬を投与しても4週間以上にわたり顎骨に異常所見（とくに感染所見）が認められる場合をとくに重要な診断要件としてあげている。すなわち，頻用される抗菌薬を投与し4週間以内に治癒していれば当疾患ではないとする。一方，4週間経過しても排膿が持続している，骨露出が認められる，または脆弱な粘膜上皮のため，鑷子などの鋭利な器具で診査すると容易に骨が触れるような状態が継続した場合には直ちに積極的な対応を開始するべきであるとしている。これらは，より早期に当疾患と診断し加療を開始することで侵襲の低い方法で治癒が得られ，再度原疾患の加療を再開することができるからである。具体的な対応方法を示す（図1）。当疾患と診断された後，処方医に連絡後BP製剤を中止，シタフロキサシン：STFX（商品

IV. 骨転移病変の病態と診断

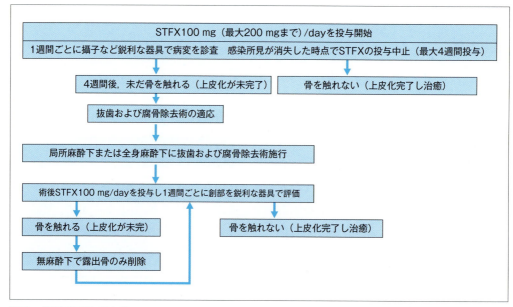

図1　顎骨壊死治療方針
（文献5より引用）

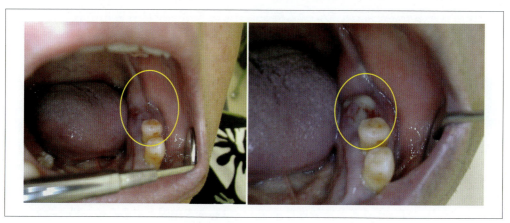

図2　症例1（70歳，男性，前立腺癌の骨転移のためゾメタを8ヵ月投与後）
A：初診時の口腔内所見，B：再初診時の口腔内所見

名：グレースビット）100 mgを投与開始，1週間ごとに鑷子などの鋭利な器具で病変を評価し4週間以内に骨露出が認められない状態となれば治癒とする（図2）。4週間経過してもなお骨が触れる状態であれば全身麻酔または局所麻酔下に腐骨の除去術が必要となる。原疾患の主治医に，手術適応である旨を連絡し，原疾患のコントロールがついていること，化学療法などの治療スケジュールが顎骨壊死の治療によって阻害されないことを確認した後，全身麻酔下または局所麻酔下に腐骨除去術および隣在する歯の抜歯を行う。歯槽骨に限局していた場合は局所麻

— 184 —

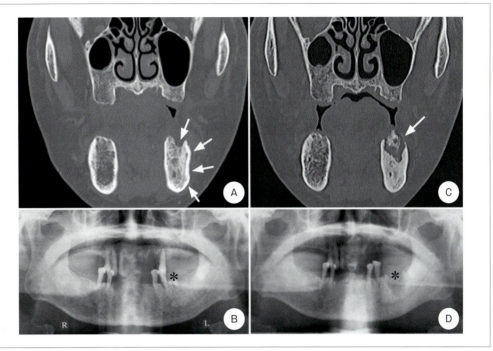

図3　症例1（70歳，男性，前立腺癌の骨転移のためゾメタを8ヵ月投与後）
A：初診時CT，骨髄腔の消失（矢印），B：オルソパントモグラフィー，抜歯創部（＊），C：初診から8ヵ月後CT，分離した腐骨（矢印），D：オルソパントモグラフィー，著明な骨吸収像（＊）

酔，歯槽骨を越えた切除が必要であれば全身麻酔の適応としている。術後はSTFXを最大4週間程度投与する。その間も骨露出が認められればその都度削除する。

Ⅳ．症例提示

BRONJの初診時から加療後の口腔内所見および画像所見を示す（図2〜6）。

症例1は70歳男性，前立腺癌の骨転移のためゾメタを8ヵ月投与後に左下顎第一大臼歯抜歯後治癒不全となり近医歯科より紹介され当科初診となった。近医歯科で2ヵ月前に当該歯を抜歯，アモキシシリン，セフカペンピボキシルをそれぞれ1週間程度処方されるも疼痛が持続し，治癒が得られなかった。当科初診時，左下顎骨体部に明らかな骨露出はみられないが，抜歯創部は脆弱な上皮で被覆されていた。また，少量の排膿は認めるも腫脹は軽度であった（図2A）。オルソパントモグラフィーではとくに骨髄炎の所見などはみられなかった（図3B）がCTでは健側と比較して優位に下顎骨骨髄腔の消失を示す所見を呈していた（図3A）。これらよりゾメタによる顎骨壊死と診断しミノサイクリンを100 mg投与したところ症状が軽快したとのことで診察を自己中断された。およそ8ヵ月後に症状が増悪したため再受診された（図2B）。再初診時の口腔内には前回と同様に骨露出はみられなかったが著しい排膿と疼痛を呈しオルソパントモグラフィーで左下顎骨骨体部に著明な骨欠損

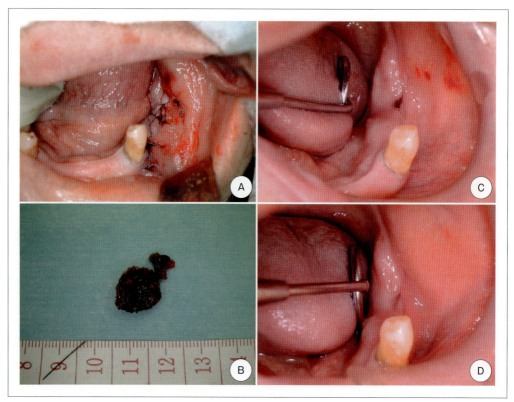

図4　症例1（70歳，男性，前立腺癌の骨転移のためゾメタを8ヵ月投与後）
A：全身麻酔下に左下顎骨腐骨除去術および抜歯術を施行，B：摘出した腐骨，C：術後から6週間後，上皮化完了，D：術後から6ヵ月経過し骨露出などの所見認めず．

を認め（図3D），CTでは初診時よりさらに骨硬化像が明らかとなり腐骨の分離が認められる程度にまで進行していた．本人に抗菌薬のみでは対応できない状態で手術加療の適応であることを説明，術前2週間STFXを100 mg投与し全身麻酔下に腐骨除去手術および隣在する歯の抜歯を行った（図4A，B）．術後は経過良好（図4C）でSTFX 100 mgを2週間投与し完全に上皮化が得られた（図4D）．術後4週間後から原疾患の加療を再開した．

症例2は69歳男性，前立腺がんの骨転移のためゾメタを23ヵ月投与後に抜歯後の治癒不全のため当科を紹介され

た．初診時の口腔内所見で衛生状態は不良で左下顎骨体部に骨露出を認めた（図5A）．CTではおよそ3ヵ月前に抜歯した部位に新生骨が認められず治癒遅延となっていることが明らかである（図5B）．これらにより顎骨壊死と診断，局所麻酔下に抜歯および腐骨除去術を施行した（図5C，D）．術後は初診時より骨露出していた部位の上皮化に時間を要したが術後から1年3ヵ月後には完全に上皮化が得られた（図6A〜D）．

ランマークによる顎骨壊死症例を示す（図7）．筆者の個人的な見解であるがBP剤による顎骨壊死とは異なり，骨露出は認められても排膿などの感染所見に

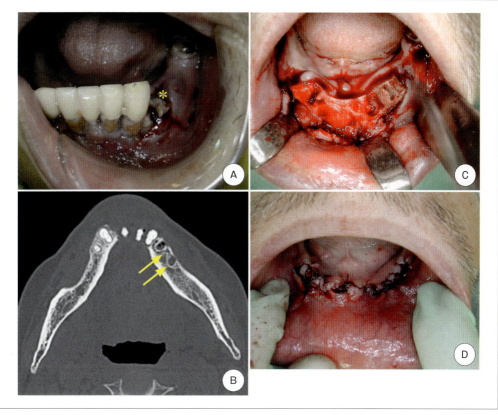

図5 症例2（69歳，男性，前立腺癌の骨転移でゾメタを23ヵ月投与後）
A：初診時の口腔内所見，骨露出部（＊），B：初診時のCTにて抜歯創部の治癒不全を認める（矢印），
C：腐骨除去術および抜歯術を局所麻酔下に施行，D：術直後の口腔内

乏しく自発痛を訴えない症例が多い。よって発見が遅れ治療開始時期が後手となる傾向がある。症例3も骨露出からすでに1年は経過しているが著明な疼痛はなく感染所見も認めていない。しかしながら，症状が軽度であっても骨露出や骨の炎症反応は進行する一方であるためいずれかのタイミングで壊死骨の除去術が必要であると考える。これらよりBP剤とデノスマブによる骨壊死では対応方法や加療時期が異なるのではないかと考える。BMAを一括りにして顎骨壊死の対応方法を画一化してしまうことに疑問が残る所見である。今後の重要な検討課題である。

V. BP剤を投与されている患者に対する対応

当科では基本的に抜歯などの観血処置においてもBP剤は継続下で行っている。筆者らの顎骨壊死が認められない患者における抜歯などの観血的処置を行う際の対応方法を示す（図8）。症例1の初診時のようにCT画像における骨髄腔の消失や縮小（図3A）が認められた場合は，すでにBRONJとなっている可能性が高く注意が必要である。このような

Ⅳ. 骨転移病変の病態と診断

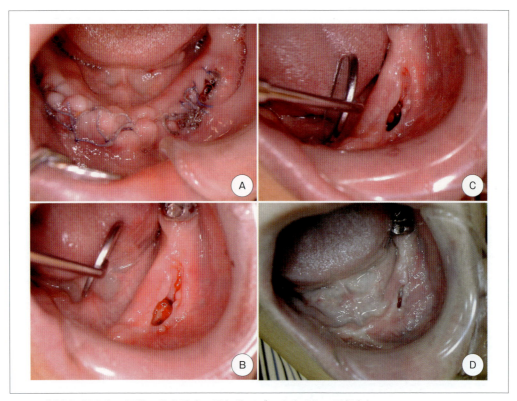

図6　症例2（69歳，男性，前立腺癌の骨転移でゾメタを23ヵ月投与）
A：術後から2週間後，B：術後から3ヵ月後，C：術後から8ヵ月後，D：術後から1年3ヵ月後

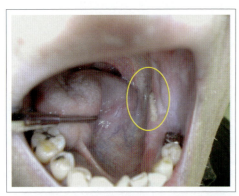

図7　症例3：肺がんの骨転移のためランマークを5ヵ月投与後から左下顎骨舌側に骨露出を認めた。

場合であっても，BP剤の休薬期間の設定はせず施術前にSTFX 100 mgを1週間投与した後に行っている。しかし，こ

の際も十分なインフォームドコンセントは重要である。すなわち低い確率ではあるがBRONJに至る可能性があり，不幸にして本疾患となった場合は手術加療の適応となることもあると伝える。現在までのところ本疾患の予測因子となる確実なマーカーは存在しない[9]が，先述したようにCT画像にて顎骨骨髄腔の消失や狭小化が認められた場合には，術前からSTFXを投与することで，その発生を予防，または最小限に抑えることができるのではないかと考えている。発生数とBP剤投与数を考慮すれば，発生率は低頻度であることは周知の事実である。これらにより一般歯科開業医においても必要以上にBP投与患者を恐れる必要は

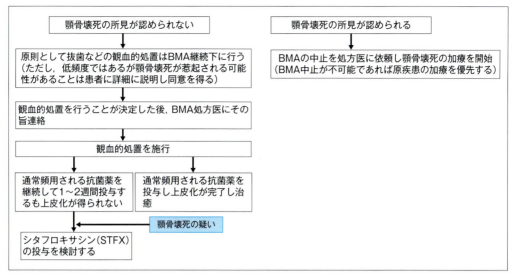

図8　骨修飾薬（bone modifying agents：BMA）投与患者への対応

ない。不幸にしてBRONJに至った場合でも早期にSTFX投与を開始し，適応であれば手術加療を行うことで顎骨区域切除などを回避することができる。これらの対応を行ううえで重要なことは，これまで以上に強固な医科と歯科の連携である。すなわち，歯科医が加療チームの一部分となり常に口腔内の状態を評価できるような体制を整える必要がある。

現在，本邦では女性骨粗鬆症患者の約20％，男性においては1％程度の患者のみが加療されていると聞く。この頻度は欧米に比較して非常に低く，改善すべき状況であることから，骨粗鬆症学会が中心となり骨粗鬆症マネージャーの育成に力をいれている。よって，今後，BP剤を投与されている患者に歯科医師が遭遇する機会は著しく増えると思われる。よって，歯科医師側も骨粗鬆症やBMAに対する正しい知識，対応方法などについて見識を高める必要がある。これにはチーム医療としての対応を迫られている

多くの疾患と同様に骨粗鬆症についても歯科医師が参画し情報を共有することが求められる。

Ⅵ．まとめ

最後に筆者のBRONJに対する考えを示す。①BP剤投与のみでは惹起されず口腔常在菌の関与が必要である，②侵襲的歯科治療の既往がない場合でも発症することがある，③明らかな骨露出がない場合も多い，④初期では通常のX線（オルソパントモグラフィー）では明らかな所見は認めないためCTの撮影が必要である，⑤可及的早期からの治療開始が重要である。

参考文献

1) 日本臨床腫瘍学会編：骨転移診療ガイドライン．南江堂，東京，2015
2) 森脇昭介，万代光一，山上啓太郎：癌の骨髄転移の病理形態と問題点．病理と臨床 17: 28-34, 1999
3) Marx RE: Pamidronate (Aredia) and

zoledronate (Zometa) induced avascular necrosis of the jaws: a growing epidemic. J Oral Maxillofac Surg 61: 1115-1117, 2003
4) Ruggiero SL, Dodson TB, Fantasia J, et al: American Association of Oral and Maxillofacial Surgeons Position Paper on Medication-Related Osteonecrosis of the Jaw-2014 update. J Oral Maxillofac Surg 72: 1938-1956, 2014
5) Ikeda T, Kuraguchi J, Kogashiwa Y, et al: Successful treatment of Bisphosphonate-Related Osteonecrosis of the Jaw (BRONJ) patients with sitafloxacin: New strategies for the treatment of BRONJ. Bone 73: 217-222, 2015
6) Hoff AO, Toth BB, Altundag K, et al: Frequency and risk factors associated with osteonecrosis of the jaw in cancer patients treated with intravenous bisphosphonates. J Bone Miner Res 23: 826-836, 2008
7) Bamias A, Kastritis E, Bamia C, et al: Osteonecrosis of the jaw in cancer after treatment with bisphosphonates: incidence and risk factors. J Clin Oncol 23: 8580-8587, 2005
8) Woo SB, Hande K, Richardson PG: Osteonecrosis of the jaw and bisphosphonates. N Engl J Med 353: 99-102, 2005
9) Fantasia JE: Bisphosphonates--what the dentist needs to know: practical considerations. J Oral Maxillofac Surg 67(5 Suppl): 53-60, 2009

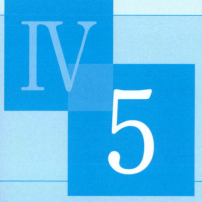

IV. 骨転移病変の病態と診断

5 骨代謝マーカーの骨転移診断への応用

東邦大学医療センター佐倉病院泌尿器科
神谷 直人　鈴木 啓悦

ポイント

- 骨転移は，骨関連事象（skeletal-related event: SRE）をもたらし，患者のQOLやADLの著しい低下を生じ，予後不良因子となる。泌尿器科癌の中でも，前立腺癌は骨転移の頻度が多く，アンドロゲン除去療法（ホルモン療法）による骨塩量の低下も相まって，骨に対するマネジメントが重要な癌である。骨転移の診断には骨シンチが一般的に施行されているが，頻回に行うことの困難さや骨折などの鑑別が問題となる。骨転移の診断において簡便かつ，非侵襲的な検査法である骨代謝マーカーの有用性が報告されている。
- 近年，去勢抵抗性前立腺癌（castration-resistant prostate cancer: CRPC）患者に対して，ゾレドロン酸やデノスマブなどの bonemodifying agent の介入により，SREに対する抑制効果が報告されている。また，現在開発中の薬剤であるCabozantinibやAlpharadinのSREに対する抑制効果も報告されている。骨転移の多い前立腺癌においては，進行予防だけでなく，SRE予防やQOL改善などの観点からも骨転移対策は別立てでしっかり行う必要がある。本稿では，前立腺癌骨転移に対する診断および治療するうえでの骨代謝マーカーの有用性と今後の展望について概説する。

I. はじめに

前立腺癌の転移部位は約70％が骨であり，そのほとんどにおいて造骨性病変を示す[1]。骨転移に関連した骨痛・病的骨折・神経圧迫症状などの骨関連事象（skeletal-related event: SRE）は，患者のQOLを著しく低下させるだけでなく，予後不良因子となる[2]。前立腺癌骨転移症例に対する治療として，ホルモン療法が行われる。しかしながら，ホルモン療法開始後6～12ヵ月で急速に骨塩量（骨密度）は減少し，骨粗鬆症が惹起される[3]。2014年から日本においても去勢抵抗性前立腺癌（castration-resistant prostate cancer: CRPC）に対してさらなる去勢が可能となった新規薬剤であるエンザルタミドやアビラテロンが使用可能となった[4,5]。その結果として，さらにSREを引き起こしやすい骨環境が構築される。

そのため，骨転移の有無にかかわらず，前立腺癌に対する Bone Health の重要性が提唱されている。また，前立腺癌の骨転移症例に対する治療は，SRE をいかに予防し，治療するかが大きな課題である。近年，患者の症状の有無を評価した症候性骨関連事象（symptomatic skeletal event: SSE）が提唱され，bone-modifying agent（BMA）や新規薬剤の評価項目として利用されている[6,7]。その一つの方法としてわが国においても骨への選択性が高く，きわめて強い骨吸収抑制作用を有する第3世代ビスホスホネート（bisphosphonate: BP）剤であるゾレドロン酸ならびに抗 receptor activator of nuclear factor-κB ligand（RANKL）抗体であるデノスマブなどの骨修飾薬，いわゆる BMA が使用可能となり，前立腺癌の骨転移症例に対する治療は大きく変化した[8,9]。これらの BMA を有効かつ適切に使用するための一助として骨代謝マーカーの有用性が，報告されている。

近年，骨密度だけでなく，骨質の重要性が提唱され，骨質を評価可能な骨質マーカーの有用性が整形外科領域から報告されている[10,11]。本章では，前立腺癌骨転移に対する骨転移の診断ならびに予後予測ならびに BMA を使用するうえでのバイオマーカーとしての骨代謝マーカーの有用性について述べる[12]。

II．前立腺癌骨転移に対する検査法

前立腺癌骨転移症例ではほとんどの症例で PSA は高値を示す。PSA 20 ng/mL 以下の症例に対しては，骨シンチを施行する必要はないとの報告も見受けられる[13]。しかし，低分化腺癌や神経内分泌癌などでは PSA が低くとも骨転移をきたす症例もまれに存在する。また，PSA がきわめて高くとも，肺転移やリンパ節転移のみで骨転移が存在しない症例も存在するため，PSA だけで骨転移があるかどうか判断することは危険である。一般的には，骨シンチで全身骨の評価をする。前立腺癌骨転移における骨シンチの評価法には Soloway らが提唱している extent of disease on bone scan（EOD）score がよく用いられる[14]。EOD score は，骨転移の広がりと予後をよく反映する。骨シンチでは骨転移部位に一致して集積を認めるが，外傷・骨折・炎症などでも集積を認めるため，注意が必要である。また，溶骨性骨転移では，骨シンチで集積を認めない場合もある。骨シンチのみで判断が困難な場合や脊髄への圧迫所見を詳細に判断するためには，単純レントゲン検査・MRI・CT が有用である。骨転移の画像診断は，検査費用も高いため，痛みやしびれなどの症状を伴わない症例に対する定期的なスクリーニングとして用いることに否定的な考え方もあり，簡便かつコストパフォーマンスに優れた骨代謝マーカーの臨床的応用への可能性が検討されている。

1．血清骨形成・吸収マーカーの役割

骨シンチなどの画像検査でホルモン療法や骨代謝改善薬の治療効果を速やかに評価することはきわめて困難である。しかしながら，骨代謝マーカーは，簡便かつ経時的な骨代謝を鋭敏に捉え，骨環境を予測する可能性が報告されている。

表1 代表的な骨代謝マーカーの一覧

Marker	略語	Specimen	予測可能因子
骨形成マーカー			
Alkaline phosphatase	ALP	血清	骨転移・予後
Bone-specific alkaline phosphatase	BAP	血清	骨転移・予後・骨関連事象
Osteocalcin	OC	血清	骨転移
C-terminal propeptide of procollagen type 1	P1CP	血清	骨転移
N-terminal propeptide of procollagen type 1	P1NP	血清	骨転移・予後
骨吸収マーカー			
Pyridinoline	PYD	尿	骨転移
Deoxypyridinoline	DPD	尿	骨転移
C-terminal cross-linked telopeptide of type 1 collagen	CTX	血清・尿	骨転移・予後
N-terminal cross-linked telopeptide of type 1 collagen	NTX	血清・尿	骨転移・予後
Pyridinoline cross-linked carboxyterminal telopeptide of type I collagen	1CTP	血清	骨転移・予後
Tartrate-resistant acid phosphatase isoenzyme 5b	TRACP-5b	血清	骨転移・予後
破骨細胞活性マーカー			
Osteoprotegerin	OPG	血清	骨転移・予後

CRPCに対する新たなガイドラインとしてProstate Cancer Clinical Trial Working Group (PCWG) 2が定義され，CRPCに対する新薬の治験などを行う際の指標として現在広く参考にされている[15]。Armstrongらは，治験を行う際のend pointとして，骨代謝マーカーが有効であると報告している[16]。骨代謝マーカーは，骨が破壊される際に血中や尿中に放出される骨吸収マーカーと骨形成の過程で放出される骨形成マーカーの2つに分けられる。また，骨代謝の分子機構も解明される中，骨代謝におけるosteoprotegerin (OPG) やRANKLの重要性が報告されている[12]。以下に代表的な骨形成・骨吸収・破骨細胞活性マーカーについて述べる（表1）。

2. 骨形成マーカー

骨形成マーカーは，骨芽細胞の増殖期・成熟期・石灰化期に出現する物質に分けられる。増殖期マーカーであるPICP（I型プロコラーゲンC-プロペプチド），成熟期マーカーであるアルカリホスファターゼ (alkaline phosphatase: ALP)・骨型アルカリホスファターゼ (bone specific alkaline phosphatase: BAP)，石灰化期マーカーであるオステオカルシン (osteocalcin: OC) が臨床上用いられている[17〜24]。

1) アルカリホスファターゼ：ALP

ALPは，細胞膜に存在する糖蛋白質であり，小腸型・胎盤型・胎盤様型・臓器非特異型の4つに分類され，骨芽細胞にも多く存在する[25]。前立腺癌骨転移症例における血清ALPの有用性の報告は古く，1936年にGutmanらにより報

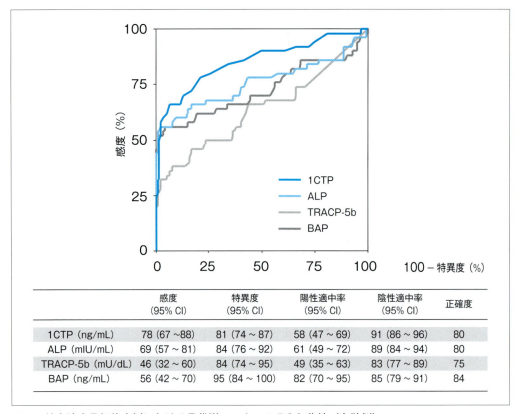

図1 前立腺癌骨転移症例における骨代謝マーカーのROC曲線（自験例）

告されている[26]。ALPは未だ，骨転移を評価するためにもっとも広く使われているパラメーターの一つである。後述する骨に特異的なALPのアイソザイムである骨型ALP（BAP）に匹敵する感度を有し，日常診療においても非常に利用しやすい。Wymengaらは，新規の未治療前立腺癌症例において，骨痛を有するか，血清ALP値が90 U/L以上である場合は，骨シンチを施行すべきであると報告している[27]。われわれの検討でも未治療前立腺癌症例において骨転移を有する群は，骨転移がない群と比較して有意に血清ALP値は高値であり，骨シンチによる骨転移の広がりと相関した（図1）。また，治療前血清ALP高値群は，低値群と比較して有意に予後不良であった[19]。CRPCに対するドセタキセル療法においても，ドセタキセル療法前の血清ALP値は，予後予測因子として有効であることが報告されており，血清ALPを利用した予後予測ノモグラムも作成されている[28,29]。血清ALPは，骨転移に対する有用なバイオマーカーであるが，肝機能障害や胆道系疾患・血液疾患・心不全などの合併症が存在する場合，高値を示すため，注意が必要である。

2）骨型アルカリホスファターゼ：BAP

BAPは，骨芽細胞で産出され，細胞膜に結合した状態で存在する糖蛋白質である。ALPのアイソザイムであり，血清ALPの約40％を占める[30]。血中BAP

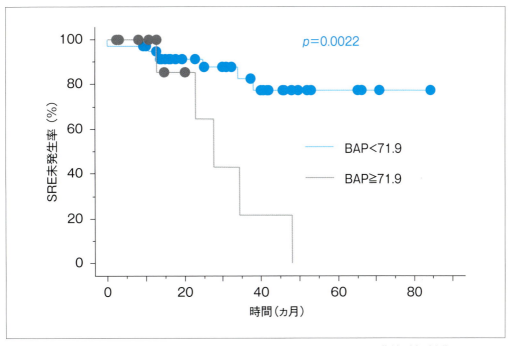

図2 前立腺癌骨転移症例におけるSREに対するBAPのKaplan-Meier曲線（自験例）

濃度は，骨芽細胞からの放出速度と肝臓での代謝率に依存する。BAPの利点として，①ALPと比較し，骨特異的であり，肝機能障害や胆道系疾患・血液疾患などの影響を受けない，②血中半減期が長く，日内変動がきわめて少ない，③食事や運動の影響を受けないことがあげられ，いかなる条件下でもほぼ一定の値を示すため，きわめて有用性の高い骨形成マーカーである[12]。

血清BAP値は，骨芽細胞機能と相関し，骨形成状態を反映する。そのため，骨形成性転移をきたす前立腺癌においても骨転移を診断する際の有用なバイオマーカーとしての報告も多い。PSA 20 ng/mL以下であり，血清BAP値が低い前立腺癌骨転移症例であれば，骨シンチは不要であり，コスト削減に繋がるとの報告も認められる[18]。自験例においても，

前立腺癌骨転移症例治療前血清BAP値は，骨シンチによる骨転移の広がりと相関し，予後ならびにSRE予測因子としての有効性が示された[12]（図1，2）。ヨーロッパ泌尿器科学会（European Association of Urology: EAU）の2014年ガイドラインにおいてもALPとBAPは，前立腺癌骨転移症例において，モニタリングする際に有用なバイオマーカーである旨が記載されている[31]。

3）オステオカルシン：OC

OCは，骨芽細胞で合成される骨基質の中でコラーゲンに次いで多く含まれる蛋白であり，骨芽細胞から分泌される[25]。OCは，骨形成石灰化期に骨芽細胞内で産生されたOCがカルボキシル化（Gla化）などを経て細胞外に放出されるため，骨形成機能を反映するマーカーである[32]。OCは，分化した骨芽細胞に

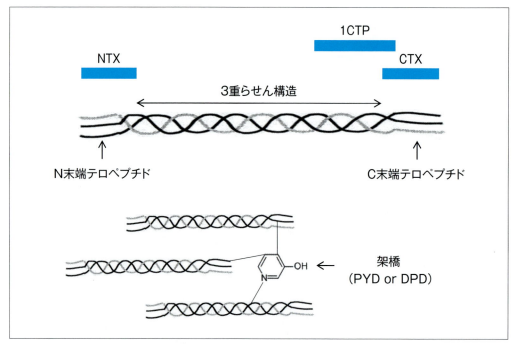

図3　I型コラーゲンの構造と骨吸収マーカー

より合成され，BAPよりも分化した骨芽細胞機能を反映する．OCの生合成には，ビタミンDの直接的影響を受けるため，ビタミンD_3投与により血中OC値は上昇するため，注意が必要である．一方，ビタミンK不足状態では，Gla化されないため，骨質に取り込まれず低カルボキシル化OC（ucOC）として血中に放出される[33]．

3. 骨吸収マーカー

骨吸収マーカーのほとんどはI型コラーゲン架橋周辺部の分解産物である（図3）．代表的な骨吸収マーカーは，NTX（I型コラーゲン架橋N-テロペプチド）・1CTP（I型コラーゲン-C-テロペプチド）がある[34〜36]．また，I型コラーゲンの分解産物以外の骨吸収マーカーとして破骨細胞から分泌されるTRACP-5b（酒石酸抵抗性酸性ホスファターゼ-5b）は，骨特異性の高い吸収マーカーとして近年注目されている．

1）I型コラーゲン架橋N-テロペプチド：NTX

I型コラーゲン架橋N-テロペプチド（NTX）は，骨コラーゲンが蛋白質分解酵素により分解された代謝産物である[37]．破骨細胞が特異的な蛋白質分解酵素を分泌し，骨基質を誘拐することにより骨吸収が生じ，骨コラーゲンが分解され，NTXが産生される[38]．骨を構成する有機成分の90％はI型コラーゲンであり，I型コラーゲンは，2本の$α1$鎖と1本の$α2$鎖が3本らせん状にねじれ合ったヘリックス構造を形成しており，N末端部分とC末端部分に非らせん構造のテロペプチド領域を有している．ピリジニウム架橋は，このN末端テロペプチド2

本とヘリックス部分の間およびC末端テロペプチド2本とヘリックス部分の間に3価の架橋として形成される[37]。

破骨細胞による骨吸収の際，蛋白質分解酵素であるカテプシンKは，骨組織中の1型コラーゲン分子を分解し，ペプチド鎖をもつピリジニウム架橋テロペプチドであるNTXやCTXを産生する。コラーゲンの代謝により血中に放出される。尿中へ排出されるピリジニウム架橋物質の多くは，ペプチド鎖をもつタイプである。

NTXは，検体として尿および血清を用いて測定される。NTXは日内変動が高く（尿中排泄は夜間に高く，午後に低下する），比較検討するためには原則として，24時間蓄尿ないしは時間を決めて採取された随時尿（早朝第2尿）での測定が必要とされる[38]。尿中NTX値は血清NTX値とよい相関を示す。前立腺癌骨転移症例において血清および尿中NTX値は，非骨転移症例と比較して有意に高く，予後予測マーカーとしても有用性が報告されている[39]。骨転移症例に対して骨代謝改善薬を使用する際，海外の臨床試験では，骨吸収マーカーとして尿中NTXがもっとも用いられている。骨代謝改善薬と骨代謝マーカーの関連性については後述する。

2）I型コラーゲン-C-テロペプチド：1CTP

1CTPは，骨コラーゲンが蛋白質分解酵素により分解された代謝産物であり，2本のα鎖の間に存在する[40]。血清1CTP値は，骨吸収状態とよく相関するとされているが，血清1CTP値は，閉経後女性におけるビスホスホネート製剤投与前後で変動しなかった[41]。すなわち，血清1CTP値は骨粗鬆症の影響を受けず，骨転移による骨吸収状態を反映する骨転移に対するきわめて有用なバイオマーカーであるといえる。

骨硬化型の骨転移をきたす前立腺癌においても骨転移部位では破骨細胞が活性化され，骨吸収が亢進している。骨吸収マーカーである血清1CTP値は，前立腺癌骨転移症例では高値であり，骨転移の診断や予後予測可能な有用なバイオマーカーであると報告されている[42~44]。自験例においても血清1CTP値は，前立腺癌骨転移症例では非骨転移症例と比較して有意に高く，骨シンチによる骨転移の広がりと相関し，予後予測マーカーとしての有用性が確認された[19]（図1）。血清1CTP値は，腎機能障害が存在すると高値を示すため，測定時には注意が必要である。

3）酒石酸抵抗性酸性ホスファターゼ-5b：TRACP-5b

TRACP-5bは，破骨細胞に局在する酸性加水分解酵素である。破骨細胞が骨吸収する際にTRACP-5bは，血中に漏出するため，破骨細胞数や骨吸収活性の直接的指標となる唯一の骨吸収マーカーとされる[37]。TRACP-5bの利点として，①尿を主な検体とする1型コラーゲン代謝産物などと比較し，検体が血液のため，腎機能による補正が不要である，②半減期が短く，測定変動が少ない，③生理的変動も小さい，④食事の影響や日内変動がない，⑤腎機能に影響されないことがあげられる[45, 46]。現在，日本において骨粗鬆症に対するバイオマーカーとして保険で認可されている。また，骨転移症例

に対してのバイオマーカーとしてもきわめて有望であり，骨転移に対する有用なバイオマーカーとして報告されている[22,24]。自験例においても血清 1CTP 値は，前立腺癌骨転移症例では非骨転移症例と比較して有意に高く，骨シンチによる骨転移の広がりと相関し，予後予測マーカーとしての有用性が確認された[19]（図 1）。

4. 破骨細胞活性マーカー

破骨細胞の分化には，細胞間接触を介した receptor activator of nuclear factor-κB（RANK）-RANKL のシグナル伝達が必須である。骨芽細胞を供給源とする可溶性の OPG は，破骨細胞前駆細胞に作用することにより，破骨細胞の分化を阻害する。OPG は，骨芽細胞ないし間質細胞から産生され，RANKL のおとり受容体として RANKL の真の受容体である RANK と拮抗し，RANK よりも高い親和性で RANKL に結合することで，RANKL の活性を抑制し，骨吸収を抑制する。RANKL は，OPG 同様，骨芽細胞ないしは間質細胞から産生され，T 細胞により活性化される。RANKL は，骨芽細胞などの破骨細胞形成支持細胞の表面上に発現し，細胞接触を介して前駆細胞にシグナルを伝達し，破骨細胞へ分化誘導され，破骨細胞と破骨細胞前駆体の細胞表面で RANK と結合することで骨吸収を促進する。骨芽細胞における RANKL の発現と OPG 産生の相互バランスにより，骨組織における破骨細胞の分化誘導が制御されている[47]。骨転移においても RANKL および OPG は，きわめて重要な役割を果たしており，わが国においても抗 RANKL 抗体であるデノスマブが前立腺癌骨転移症例に対して近年使用可能となった。

血清 OPG 値は，前立腺癌転移症例では非転移症例と比較し，高値を示すことが報告されている[40]。一方，血清 RANKL は骨転移に対するバイオマーカーとして有効ではないとの報告が多い[48]。自験例において，血清 OPG 値は，前立腺癌骨転移症例では非転移症例と比較して有意に高く，骨シンチによる骨転移の広がりと相関し，予後予測マーカーとしての有用性が確認された[49]。

5. Bone modifying agents に対する骨代謝マーカーの有用性

BP は，未分化な破骨細胞前駆細胞からの破骨細胞誘導を抑制する作用と成熟した破骨細胞のアポトーシスを促進する作用を有し，破骨細胞による骨吸収作用を抑制する。第 3 世代 BP 製剤であるゾレドロン酸の CRPC 骨転移症例に対する SRE の予防効果が示され，前立腺癌骨転移に対する治療戦略は大きく変化した[50〜52]。EAU の 2014 年ガイドラインならびに NCCN の 2015 年ガイドラインに CRPC 骨転移症例に対する BMA の使用は強く推奨されている[31,53]。BP は，①腫瘍細胞に対する直接的抗腫瘍効果，②血漿 VEGF 値減少に伴う血管新生抑制効果，③γ-δ T 細胞を活性化し，免疫能を活性化する作用，④腫瘍細胞の細胞外マトリックスへの接着抑制効果を有する[54〜57]。つまり，破骨細胞に対する骨吸収抑制作用のみではなく，腫瘍細胞に対する直接的・間接的抗腫瘍効果を有し，腫瘍の浸潤・転移を抑制することが示されている。

骨転移癌に対して現在，日本で使用可能なBMAの一つである抗RANKL抗体のデノスマブは，ゾレドロン酸よりも破骨細胞抑制能が強いとされ，前立腺癌骨転移症例においてもゾレドロン酸と比較し，SREをより防ぐとされている[58]。しかしながら，前述したようにこれらのBMAを使用するにあたり，使用するタイミング・投与期間・投与すべき症例など，未だ明確にされていない疑問が存在する。これらの疑問に対して，骨代謝マーカーを一つの指標として利用することの有用性が報告されている。ゾレドロン酸投与前の尿中NTXが高いCRPC骨転移症例では，低い症例よりもSREが増加し，予後不良であると報告されている[59]。また，ゾレドロン酸投与後3ヵ月で尿中NTX値が正常化した症例は，SREの発生リスクが約40％低下しただけではなく，死亡リスクも約60％低下した。一方，尿中NTX値が上昇した症例では，SREならびに死亡リスクが上昇したと報告されている[60]。尿中NTX以外にも血清1CTPやBAPのゾレドロン酸使用下の変動によるSREや予後との関連が報告されている[61,62]。一方，デノスマブに関しては，CRPC骨転移患者においてゾレドロン酸投与群と比較してデノスマブ投与群は，尿中NTXならびに血清BAP値が低下したと報告されている[58]。また，血清CTX・P1NP・TRACP-5bもデノスマブ投与により低下するとの報告も認める[63]。このように，骨代謝マーカーが高値な前立腺癌骨転移症例は，予後も不良であり，SREを生じる可能性が高いため，早期からBMAを使用すべきと考える。しかしながら，顎骨壊死や低カルシウム血症をはじめとしたBMA投与に伴う有害事象も軽視できない。BMA投与後の低カルシウム血症の発現頻度は，デノスマブのほうがゾレドロン酸よりも約2倍高く，BAP高値はデノスマブ投与に伴うGrade 2以上の低カルシウム血症を引き起こす有意なリスクファクターであることが報告されている。自験例においても，デノスマブ投与症例における投与前の血清ALPおよび1CTP高値群は，低カルシウム血症の有意なリスクファクターであった。つまり，骨転移の範囲が広く，骨代謝が亢進しているような活動性の強い骨転移症例においてBMAを使用する際には，骨代謝マーカーを利用した個別化が必要とされる。

6. 骨質マーカー（骨強度の新たな指標）

骨粗鬆症は，閉経後の女性に多い疾患である。前立腺癌骨転移患者に対する第一選択治療は，ホルモン療法である。長期にホルモン療法を行うことで骨粗鬆症は進行し，SREが惹起されるため，大きな問題となる。ホルモン療法により，男性ホルモンが抑制され，破骨細胞が活性化される。その結果，骨量いわゆる骨密度が減少する。しかしながら，骨粗鬆症における骨折のリスクは，骨密度の減少のみで説明することができず，骨密度以外の骨強度因子として，「骨質」という概念が提唱され，現在では骨強度の70％が骨密度，30％が骨質に依存すると考えられている[64]。骨は鉄筋コンクリートのような構造をしており，コンクリートに相当するものがミネラル（骨密度）であり，鉄筋に相当するものがコラーゲンである。骨に含まれるコラーゲンは，

骨強度に大きな影響を及ぼすと考えられている。骨芽細胞から分泌されたコラーゲン分子は，規則正しく配列される。隣接するコラーゲン分子は，コラーゲン架橋を介して接合し，安定化する。このコラーゲン架橋により，骨強度は決定される。コラーゲン架橋には，秩序正しくコラーゲン分子を接合し，適度な弾力を保ちながら骨を強くする酵素依存性架橋（善玉架橋）と無秩序にコラーゲン分子を接合し，骨を過剰に硬くして逆に脆くしてしまう非生理的な架橋（悪玉架橋）の2つの架橋が存在する。善玉架橋は，骨芽細胞が産生する酵素の作用を介して秩序立って形成される生理的架橋である。一方，悪玉架橋は，老化・酸化ストレス・高血糖により誘導される終末糖化産物（advanced glycation end products: AGEs）のことであり，ペントシジンが代表的な悪玉AGEs架橋である。善玉架橋はコラーゲン線維の強度を高めるが，悪玉架橋はコラーゲン線維を脆弱化させる[65]。

つまり，BP製剤などにより，骨密度だけ高め，骨質の悪い骨環境を構築しても骨折のリスクを改善できない可能性が高い。近年，骨質を評価可能な骨質マーカーとして血中および尿中ペントシジンや血中ホモシステインの有用性が報告されている[66~68]。これらのバイオマーカーを利用することで，骨質が保たれた骨強度が高い，より良い骨環境が構築され，個別化された骨粗鬆症管理の可能性が示唆される。現在では，骨粗鬆症の骨折リスクに対する報告がほとんどであるが，今後，前立腺癌骨転移に対する骨マネージメントへの応用も大いに期待される。

III. おわりに

前立腺癌症例に対して，骨シンチやCTなどの画像検査に骨代謝マーカーを併用することで骨転移の広がりや病勢をより的確に評価できる可能性が示されている。現在，本邦では前立腺癌と診断されると骨シンチを施行する施設も多いと思われるが，PSA値が低く，直腸診陰性の症例では，骨代謝マーカーを利用することにより，不要な骨シンチを回避できることが期待される。骨シンチの評価を定量化する骨シンチ診断支援ソフトウェアである「BONENAVI」が開発されたことで骨転移の広がりがbone scan index（BSI）として数値化されることが可能になった。前立腺癌骨転移症例における治療中の骨転移の変化をBSIと骨代謝マーカー（BAPと1CTP）により経時的に観察したところ，病勢悪化に伴う骨転移巣の増大は，BSIと骨代謝マーカーの両者ともに上昇したと報告されている[69]。つまり，骨代謝マーカーは，前立腺癌骨転移症例に対する治療中の骨病変における病勢を的確に捉えることが可能であることを証明している。前立腺癌骨転移症例に対してBMAを使用する際，治療前のみならず，骨代謝マーカーの経時的な変化を捉えることで至適な骨代謝管理が可能になり，患者一人ひとりに合わせた個別化された治療が提供できると考える。

参考文献

1) Coleman RE: Skeletal complications of malignancy. Cancer 80: 1588-1594, 1997
2) Coleman RE: Metastatic bone disease: clinical features, pathophysiology and

treatment strategies. Cancer Treat Rev 27: 165-176, 2001
3) Daniell HW, Dunn SR, Ferguson DW, et al: Progressive osteoporosis during androgen deprivation therapy for prostate cancer. J Urol 163: 181-186, 2000
4) Beer TM, Armstrong AJ, Rathkopf DE, et al: PREVAIL Investigators: Enzalutamide in metastatic prostate cancer before chemotherapy. N Engl J Med 31: 424-433, 2014
5) Ryan CJ, Smith MR, de Bono JS, et al: Abiraterone in metastatic prostate cancer without previous chemotherapy. N Engl J Med 368: 138-148, 2013
6) Smith MR, Coleman RE, Klotz L, et al: Denosumab for the prevention of skeletal complications in metastatic castration-resistant prostate cancer: comparison of skeletal-related events and symptomatic skeletal events. Ann Oncol 26: 368-374, 2015
7) Shirley M, McCormack PL, et al: Radium-223 dichloride: a review of its use in patients with castration-resistant prostate cancer with symptomatic bone metastases. Drugs 74: 579-586, 2014
8) Saad F, Gleason DM, Murray R, et al: Zoledronic Acid Prostate Cancer Study Group: A randomized, placebo-controlled trial of zoledronic acid in patients with hormone-refractory metastatic prostate carcinoma. J Natl Cancer Inst 94: 1458-1468, 2002
9) Lipton A, Jacobs I: Denosumab: benefits of RANK ligand inhibition in cancer patients. Curr Opin Support Palliat Care 5: 258-264, 2011
10) Saito M, Fujii K, Marumo K: Degree of mineralization-related collagen crosslinking in the femoral neck cancellous bone in cases of hip fracture and controls. Calcif Tissue Int 79: 160-168, 2006
11) Saito M, Marumo K, Soshi S, et al: Raloxifene ameliorates detrimental enzymatic and nonenzymatic collagen cross-links and bone strength in rabbits with hyperhomocysteinemia. Osteoporos Int 21: 655-666, 2010
12) Kamiya N, Suzuki H, Endo T, et al: Clinical usefulness of bone markers in prostate cancer with bone metastasis. Int J Urol 19: 968-979, 2012
13) Oesterling JE, Martin SK, Bergstralh EJ, et al: The use of prostate-specific antigen in staging patients with newly diagnosed prostate cancer. JAMA 269: 57-60, 1993
14) Soloway MS, Hardeman SW, Hickey D, et al: Stratification of patients with metastatic prostate cancer based on extent of disease on initial bone scan. Cancer 61: 195-202, 1988
15) Scher HI, Halabi S, Tannock I, et al: Design and end points of clinical trials for patients with progressive prostate cancer and castrate levels of testosterone: recommendations of the Prostate Cancer Clinical Trials Working Group. J Clin Oncol 26: 1148-1159, 2008
16) Armstrong AJ, Febbo PG: Using surrogate biomarkers to predict clinical benefit in men with castration-resistant prostate cancer: an update and review of the literature. Oncologist 14: 816-827, 2009
17) Corrie D, Timmons JH, Bauman JM, et al: Efficacy of follow-up bone scans in carcinoma of the prostate. Cancer 61: 2453-2454, 1988
18) Oesterling JE, Martin SK, Bergstralh EJ, et al: The use of prostate specific antigen in staging patients with newly diagnosed prostate cancer. JAMA 269: 57-60, 1993
19) Kamiya N, Suzuki H, Yano M, et al: Implications of serum bone turnover markers in prostate cancer patients with bone metastasis. Urology 75: 1446-1451, 2010
20) Akimoto S, Furuya Y, Akakura K, et al: Inability of bone turnover marker as a strong prognostic indicator in prostate cancer patients with bone metastasis: comparison with the extent of disease (EOD) grade. Prostate 38: 28-34, 1999

21) Nakashima J, Sumitomo M, Miyajima A, et al: The value of serum carboxyterminal propeptide of type 1 procollagen in predicting bone metastases in prostate cancer. J Urol 157: 1736-1739, 1997
22) Ozu C, Nakashima J, Horiguchi Y, et al: Prediction of bone metastases by combination of tartrate-resistant acid phosphatase, alkaline phosphatase and prostate specific antigen in patients with prostate cancer. Int J Urol 15: 419-422, 2008
23) Noguchi M, Noda S: Pyridinoline cross-linked carboxyterminal telopeptide of type I collagen as a useful marker for monitoring metastatic bone activity in men with prostate cancer. J Urol 166: 1106-1110, 2001
24) Hegele A, Wahl HG, Varga Z, et al: Biochemical markers of bone turnover in patients with localized and metastasized prostate cancer. BJU Int 99: 330-334, 2007
25) Watts NB: Clinical utility of biochemical markers of bone remodeling. Clin Chem 45: 1359-1368, 1999
26) Gutman EB, Sproul EE, Gutman AB: Significance of increased phosphatase activity of bone at the site of osteoblastic metastases secondary to carcinoma of the prostate gland. Am J Cancer 28: 485-495, 1936
27) Wymenga LF, Boomsma JH, Groenier K, et al: Routine bone scans in patients with prostate cancer related to serum prostate-specific antigen and alkaline phosphatase. BJU Int 88: 226-230, 2001
28) Armstrong AJ, Garrett-Mayer ES, Yang YC, et al: A contemporary prognostic nomogram for men with hormone-refractory metastatic prostate cancer: a TAX327 study analysis. Clin Cancer Res 13: 6396-6403, 2007
29) Halabi S, Small EJ, Kantoff PW, et al: Prognostic model for predicting survival in men with hormone-refractory metastatic prostate cancer. J Clin Oncol 21: 1232-1237, 2003
30) Hill CS, Wolfert RL: The preparation of monoclonal antibodies which react preferentially with human bone alkaline phosphatase and not liver alkaline phosphatase. Clin Chim Acta 186: 315-320, 1989
31) European Association of Urology guidelines: prostate cancer. 2014; http://uroweb.org/guideline/prostate-cancer/
32) Taylor AK, Linkhart S, Mohan S, et al: Multiple osteocalcin fragments in human urine and serum as detected by a midmolecule osteocalcin radioimmunoassay. J Clin Endocrinol Metab 70: 467-472, 1990
33) Ivaska KK, Kakonen S-M, Gerdhem P, et al: Urinary osteocalcin as a marker of bone metabolism. Clin Chem 51: 618-628, 2005
34) Coleman RE: The clinical use of bone resorption markers in patients with malignant bone disease. Cancer 94: 2521-2533, 2002
35) Pectasides D, Farmakis D, Nikolaou M, et al: Diagnostic value of bone remodeling markers in the diagnosis of bone metastases in patients with breast cancer. J Pharm Biomed Anal 37: 171-176, 2005
36) Politou M, Terpos E, Nadal E, et al: Prolonged effect of reduced intensity conditioning (RIC) allogeneic transplantation for multiple myeloma on biochemical markers of bone remodeling and osteoclast function: report of a case. Haema 7: 87-91, 2004
37) Coleman R, Brown J, Terpos E, et al: Bone markers and their prognostic value in metastatic bone disease: clinical evidence and future directions. Cancer Treat Rev 34: 629-639, 2008
38) Calvo MS, Eyre DR, Gundberg CM: Molecular basis and clinical application of biological markers of bone turnover. Endocr Rev 17: 333-368, 1996
39) Blumsohn A, Herrington K, Hannon RA, et al: The effect of calcium supplementation on the circadian rhythm of bone resorption.

J Clin Endocrinol Metab 79: 730-735, 1994
40) Jung K, Lein M, Stephan C, et al: Comparison of 10 serum bone turnover markers in prostate carcinoma patients with bone metastatic spread: diagnostic and prognostic implications. Int J Cancer 111: 783-791, 2004
41) Sassi ML, Eriksen H, Risteli L, et al: Immunochemical characterization of assay for carboxyterminal telopeptide of human type I collagen: loss of antigenicity by treatment with cathepsin K. Bone 26: 367-373, 2000
42) Calvo MS, Eyre DR, Gundberg CM: Molecular basis and clinical application of biological markers of bone turnover. Endocr Rev 17: 333-368, 1996
43) Koopmans N, de Jong IJ, Breeuwsma AJ, et al: Serum bone turnover markers (PINP and ICTP) for the early detection of bone metastases in patients with prostate cancer: a longitudinal approach. J Urol 178: 849-853, 2007
44) Koga H, Naito S, Koto S, et al: Use of bone turnover marker, pyridinoline cross-linked carboxyterminal telopeptide of type I collagen (ICTP), in the assessment and monitoring of bone metastasis in prostate cancer. Prostate 39: 1-7, 1999
45) Halleen JM: Tartrate-resistant acid phosphatase 5B is a specific and sensitive marker of bone resorption. Anticancer Res 23: 1027-1029, 2003
46) Woitge HW, Pecherstorfer M, Li Y, et al: Novel serum markers of bone resorption: clinical assessment and comparison with established urinary indices. J Bone Miner Res 14: 792-801, 1999
47) Khosla S: the OPG/RANKL/RANK system. Endocrinology 142: 5050-5055, 2001
48) Mountzios G, Dimopoulos MA, Bamias A, et al: Abnormal bone remodeling process is due to an imbalance in the receptor activator of nuclear factor-kappaB ligand (RANKL)/osteoprotegerin (OPG) axis in patients with solid tumors metastatic to the skeleton. Acta Oncol 46: 221-229, 2007
49) Kamiya N, Suzuki H, Endo T, et al: Significance of serum osteoprotegerin and receptor activator of nuclear factor κB ligand in Japanese prostate cancer patients with bone metastasis. Int J Clin Oncol 16: 366-372, 2011
50) Saad F, Gleason DM, Murray R, et al: Long-term efficacy of zoledronic acid for the prevention of skeletal complications in patients with metastatic hormone-refractory prostate cancer. J Natl Cancer Inst 96: 879-882, 2004
51) Rosen LS, Gordon D, Tchekmedyian NS, et al: Long-term efficacy and safety of zoledronic acid in the treatment of skeletal metastases in patients with nonsmall cell lung carcinoma and other solid tumors: a randomized, phase III, double-blind, placebo-controlled trial. Cancer 100: 2613-2621, 2004
52) Rosen LS, Gordon D, Kaminski M, et al: Long-term efficacy and safety of zoledronic acid compared with pamidronate disodium in the treatment of skeletal complications in patients with advanced multiple myeloma or breast carcinoma: a randomized, double-blind, multicenter, comparative trial. Cancer 98: 1735-1744, 2003
53) National Comprehensive Cancer Network guideline: prostate cancer. version 1. 2015; http://www.nccn.org/professionals/physician_gls/pdf/prostate.pdff
54) Fournier P, Boissier S, Filleur S, et al: Bisphosphonates inhibit angiogenesis in vitro and testosterone-stimulated vascular regrowth in the ventral prostate in castrated rats. Cancer Res 62: 6538-6544, 2002
55) Santini D, Vincenzi B, Dicuonzo G, et al: Zoledronic acid induces significant and long-lasting modifications of circulating angiogenic factors in cancer patients. Clin Cancer Res 9: 2893-2897, 2003
56) Santini D, Martini F, Fratto ME, et al: In vivo effects of zoledronic acid on peripheral gammadelta T lymphocytes in early

breast cancer patients. Cancer Immunol Immunother 58: 31-38, 2009
57) Coxon JP, Oades GM, Kirby RS, et al: Zoledronic acid induces apoptosis and inhibits adhesion to mineralized matrix in prostate cancer cells via inhibition of protein prenylation. BJU Int 94: 164-170, 2004
58) Fizazi K, Carducci M, Smith M, et al: Denosumab versus zoledronic acid for treatment of bone metastases in men with castration-resistant prostate cancer: a randomised, double-blind study. Lancet 377: 813-822, 2011
59) Cook RJ, Coleman R, Brown J, et al: Markers of bone metabolism and survival in men with hormone-refractory metastatic prostate cancer. Clin Cancer Res 12: 3361-3367, 2006
60) Lipton A, Cook R, Saad F, et al: Normalization of bone markers is associated with improved survival in patients with bone metastases from solid tumors and elevated bone resorption receiving zoledronic acid. Cancer 113: 193-201, 2008
61) Brown JE, Cook RJ, Major P, et al: Bone turnover markers as predictors of skeletal complications in prostate cancer, lung cancer, and other solid tumors. J Natl Cancer Inst 97: 59-69, 2005
62) Lein M, Wirth M, Miller K, et al: Serial markers of bone turnover in men with metastatic prostate cancer treated with zoledronic Acid for detection of bone metastases progression. Eur Urol 52: 1381-1387, 2007
63) Smith MR, Egerdie B, Hernández Toriz N, et al: Denosumab HALT Prostate Cancer Study Group: Denosumab in men receiving androgen-deprivation therapy for prostate cancer. N Engl J Med 361: 745-755, 2009
64) NIH consensus Development Panel on Osteoporosis Prevention, Diagnosis, and Therapy Osteoporosis prevention, diagnosis and therapy. JAMA 285: 785-795, 2001
65) 斎藤　充，丸毛啓史：骨強度の規定因子の多様性における骨密度と骨質の関与．THE BONE 25: 25-32, 2011
66) Saito M, Marumo K: Collagen cross-links as a determinant of bone quality: a possible explanation for bone fragility in aging, osteoporosis, and diabetes mellitus. Osteoporos Int 21: 195-214, 2010
67) Saito M, Marumo K, Fujii K, et al: Single-column high-performance liquid chromatographic-fluorescence detection of immature, mature, and senescent cross-links of collagen. Anal Biochem 253: 26-32, 1997
68) Saito M, Marumo K, Ushiku C, et al: Effects of alfacalcidol on mechanical properties and collagen cross-links of the femoral diaphysis in glucocorticoid-treated rats. Calcif Tissue Int 88: 314-324, 2011
69) Imbriaco M, Larson SM, Yeung HW, et al: A new parameter for measuring metastatic bone involvement by prostate cancer: the Bone Scan Index. Clin Cancer Res 4: 1765-1772, 1998

Bone scan index
i. 泌尿器科医の立場から

東京大学医学部附属病院泌尿器科
熊谷　仁平

ポイント

- 骨シンチグラフィを用いた bone scan index（BSI）は，骨転移病変の評価による治療効果判定に有用であるが Bone flare（治療が有効であるのに，腫瘍部の取り込みが一過性に上昇する現象）について注意する必要がある。
- 今後，BSI と Sodium ^{18}F-Fluoride PET（NaF-PET）との比較により，骨シンチグラフィが安価で信頼性の高い検査であるか検証が必要である。

I．はじめに

骨シンチグラフィは，基本骨格に P-C-P を持つビスホスホネート製剤の一種〔methylendiphosphonate（MDP）または hydoroxymethylendiphosphonate（HMDP）〕とテクネチウム（^{99m}Tc）を結合させた錯体を注射して行う核医学検査である。注射した薬剤は，骨を構成する成分（ハイドロキシアパタイト）に化学吸着し，骨代謝の亢進している部位，とくに造骨の盛んな部位に集積する。そのため，癌の骨転移以外に，骨折，骨髄炎でも集積を認める。診断精度をあげるため，骨シンチで骨転移を疑う集積は，断層像（SPECT あるいは CT）と比較して診断されることが多い。

RECIST 評価法では，骨シンチグラフィは治療効果判定には適さないが病変の有無の判定には使用できる検査と位置付けられている。しかしながら，去勢抵抗性前立腺癌では，PSA 値と病勢進行の乖離がしばしば起こるため，骨転移および臓器転移の画像診断が重要となる[1]。そのため，前立腺癌取扱規約（第4版）では，骨シンチグラフィで2箇所以上の新病巣出現をもって病勢進行と判断される。また1988年に Soloway が提唱した骨転移の程度を表す指標 EOD grade が患者の予後と相関することが示され半定量的評価方法として汎用されてきた[2]。しかし，骨シンチグラフィは数値化できないため，治療効果判定には不向きとされてきた。そうした中で2012年に Memorial Sloan-Kettering Cancer Center のグループが，骨シンチグラフィを数値化した指標である Bone Scan Index（BSI）を提唱し，これまでさまざまな研究グループから BSI による治療効果判定が前立腺癌の予後予測に有用

表1 Baseline BSI および Response BSI に関する文献

	Baseline BSI	Response BSI
ホルモン感受性前立腺癌	Sabbatini P, et al. J Clin Oncol 1999 Ulmert D, et al. Eur Urol 2012	Reza M, et al. EJNMMI Res 2014
去勢抵抗性前立腺癌	Meirelles GS, et al. Clin Cancer Res 2010 Kaboteh R, et al. EJNMMI Res 2013	Dennis ER, et al. J Clin Oncol 2012 Mitsui Y, et al. BJU Int 2012 Kaboteh R, et al. EJNMMI Res 2013

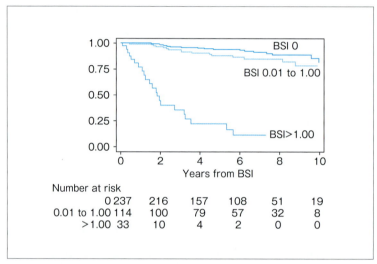

図1 BSI で層別化したホルモン感受性前立腺癌患者の Kaplan-Meier 生存曲線
（文献4より引用，改変）

であることが報告され，注目されている（**表1**)[3〜10]。本章では，BSI の歴史，詳細な解析方法および有用性，これからの展望について述べられている。そこで著者らは，臨床医の観点から，BSI に関するこれまでの報告を総括し，BONENAVI を用いた骨シンチグラフィの定量的評価に関する疑問点，問題点を検討した。

BSI は，2つの観点で有用性が報告されている。一つは，治療前の BSI 値（baseline BSI）であり，もう一つは治療前後の BSI 値の比較（response BSI）である。本章でも紹介されているが，baseline BSI について，Ulmert らは，384人の治療前前立腺癌患者を対象として，BSI 値が1%以下と1%より大で予後に有意な差を認めることを報告した（**図1**)[4]。また Kaboteh らは，去勢抵抗性前立腺癌患者で，BSI 値を3群に分け（＜1%, 1〜5%, 5%＜）により予後が層別化されることを示した（**図2**)[7]。一方, response BSI については，Reza らは，ホルモン感受性前立腺癌患

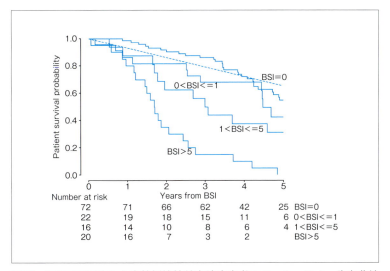

図2 BSIで層別化した去勢抵抗性前立腺癌患者のKaplan-Meier生存曲線
（文献7より引用，改変）

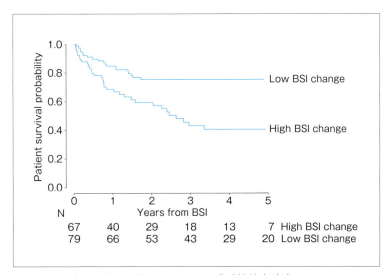

図3 BSI値の変化で分類したホルモン感受性前立腺癌のKaplan-Meier生存曲線
High BSI change = BSI Increase, Low BSI change = Stable BSI or BSI decrease, N = Number of patients
（文献5より引用，改変）

者で，3ヵ月以上のホルモン治療後のBSI値が，治療前BSIと比較して上昇している症例は，上昇していない症例と比べて有意に5年生存率が低いことを示した（**図3**）[5]。また，Dennisらは，去勢抵抗性前立腺癌患者で，抗癌剤治療後6ヵ月後のBSI値が，治療前BSI値と比較して2倍以上上昇した症例は，BSI値が変わらない症例と比較して，全生存率が0.53倍になることを示した（**図4**）[8]。

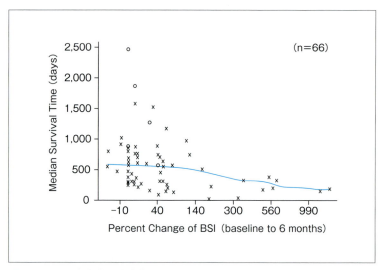

図4 BSIの変化率と生存期間の中央値の関係
（文献8より引用）

　実際の臨床でBONENAVIを用いた場合，PSA高値（＞50），多発骨転移でANN値が1.0で読影の結果も骨転移陽性であれば，治療効果判定としてBSI値は有用である。一方，ANN値が0.5以下，BSIが1〜2％，放射線科医の読影では骨転移なしと診断される場合，BSIが微小骨転移を反映しているのかは疑問である。骨シンチグラフィの読影は一般に，骨シンチグラフィで病変が疑われる部位を断層像と比較することによりなされるため，読影の結果のほうがより信頼性が高いと考える。しかし読影では転移なしとされる症例のなかには，ホルモン治療後にBSI値が下がり，Hot spotが消失する症例もあり，ANN値，BSIが微小転移を反映している可能性は否定できない。実際に，CT画像では形態学的な異常は認めないが，PET検査で取り込みがある部位を生検し前立腺癌の転移と診断された症例も報告されている[11]。この問題に最終的な結論を出すためには去勢抵抗性前立腺癌患者を対象として，経時的な変化，つまり病勢の進行とともにHot spotが増大するかを評価する必要がある。また，骨転移巣の生検による確定診断，ほかの検査方法（MRI，PET）と比較検証する方法も考えられる。

　骨シンチグラフィと比較して感度が優れているとされる検査で，Sodium ^{18}F-Fluoride PET (NaF-PET) がある。Sodium Fluorideは^{99m}Tcと同様に骨に取り込まれるが，血液中からの消失がより早い点，また取り込まれる量は2倍多いことから，より感度の高い診断が可能とされる（**表2**，**図5**）[11]。NCCNガイドライン（2015年第1版）ではNaF-PETを骨シンチグラフィより感度の高い検査として位置付けるが，現在進行中の臨床試験は骨シンチグラフィでの診断に基づき作成されているため，NAF-PETの結果と臨床経過に関する報告は少なくエビデンスの構築が今後の課題である。また，NaF-PETは腫瘍特異的ではないため，CT画像やMRI画

表2　骨シンチグラフィ，NaF-PET 検査の感度，特異度の比較

Assessment of Skeletal Metastatic Spread by Planar 99mTc-MDP BS, Planar and SPECT BS, 18F-Fluoride PET, and 18F-Fluoride PET/CT: Patient-Based Analysis in 44 Patients with High-Risk Prostate Cancer

Modality	Final diagnosis						Interpretation*			
	Spread of metastases ($n = 23$)			No metastases ($n = 11$)						
	M	E	B/N	M	E	B/N	Sensitivity(%)	Specificity(%)	PPV (%)	NPV (%)
Planar BS	8	5	10	1	8	12	57 (35)	57 (95)	59 (89)	55 (44)
Planar+SPECT †	9	9	5	3	4	14	78 (39)	67 (86)	72 (75)	74 (31)
18F-Fluoride PET	11	12	0	1	7	13	100 (48)	62 (95)	74 (92)	100 (63)
18F-Fluoride PET/CT	20	3	0	0	0	21	100 (87)	100 (100)	100 (100)	100 (87)

*Analysis considering equivocal reading as positive for malignancy. In parentheses, analysis considering equivocal results as negative for malignancy.
†99mTc-MDP BS including planar and a single-FOV SPECT in 20 patients and planar and multi-FOV SPECT in 24 patients.
M = malignant; E = equivocal; B/N = benign or normal.

骨シンチグラフィは SPECT 画像と組み合わせることで感度，特異度を改善できる。
NaF-PET/CT 検査が感度，特異度とももっとも優れた検査であった。
（文献 11 より引用，改変）

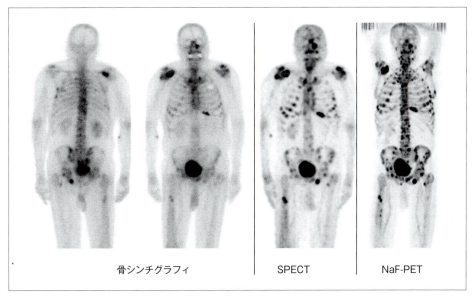

図5　骨シンチグラフィと SPECT，NaF-PET の比較
（文献 11 より引用）

像による形態診断を加味した NaF-PET/CT，NaF-PET/MRI ではさらに特異度があがることが報告されており臨床の現場での活用が期待される[11]。

もう一つの問題として，骨シンチグラフィの解釈で注意を要するのは，フレア現象である。フレア現象とは，治療が奏功し，骨転移病変が修復される過程で造骨性変化が優位となり，Tc の病変部への取り込みが増加し，骨シンチグラフィでは，見かけ上病変が進行しているようにみえる現象である[2]。Ryan らによると，

3ヵ月目の骨シンチグラフィでは見かけ上，骨転移が増悪し，その後，6ヵ月目の骨シンチグラフィで骨転移が改善する症例を17％認めたと報告されている[12]。そこで，Prostate Cancer Working Group 2（PCWG2）は，治療効果判定のため骨シンチグラフィを治療開始後，12週以降に施行し，2箇所以上の新病変を認めた場合は，次の骨シンチグラフィを6週間以上あけて施行して病変の進行を確認するべきであるとしている[13]。しかしながら，骨シンチグラフィの最適な施行頻度に関しては十分なエビデンスはない。

今後，NaF-PET/CT，NaF-PET/MRI検査が広く普及した場合，骨シンチグラフィは安価なスクリーニング検査として使用されるに留まるのか，BONENAVIにより定量的検査でかつ信頼性の高い検査として骨転移評価の主たる検査と位置付けられるのかこれからの研究が待たれる。

参考文献

1) Leibovici D, Spiess PE, Agarwal PK, et al: Prostate cancer progression in the presence of undetectable or low serum prostate-specific antigen level. Cancer 109: 198-204, 2007
2) Soloway MS, Hardeman SW, Hickey D, et al: Stratification of patients with metastatic prostate cancer based on extent of disease on initial bone scan. Cancer 61: 195-202, 1988
3) Sabbatini P, Larson SM, Kremer A, et al: Prognostic significance of extent of disease in bone in patients with androgen-independent prostate cancer. J Clin Oncol 17: 948-957, 1999
4) Ulmert D, Kaboteh R, Fox JJ, et al: A novel automated platform for quantifying the extent of skeletal tumour involvement in prostate cancer patients using the Bone Scan Index. Eur Urol 62: 78-84, 2012
5) Reza M, Bjartell A, Ohlsson M, et al: Bone Scan Index as a prognostic imaging biomarker during androgen deprivation therapy. EJNMMI Res 4: 58, 2014
6) Meirelles GS, Schoder H, Ravizzini GC, et al: Prognostic value of baseline [18F] fluorodeoxyglucose positron emission tomography and 99mTc-MDP bone scan in progressing metastatic prostate cancer. Clin Cancer Res 16: 6093-6099, 2010
7) Kaboteh R, Damber JE, Gjertsson P, et al: Bone Scan Index: a prognostic imaging biomarker for high-risk prostate cancer patients receiving primary hormonal therapy. EJNMMI Res 3: 9, 2013
8) Dennis ER, Jia X, Mezheritskiy IS, et al: Bone scan index: a quantitative treatment response biomarker for castration-resistant metastatic prostate cancer. J Clin Oncol 30: 519-524, 2012
9) Mitsui Y, Shiina H, Yamamoto Y, et al: Prediction of survival benefit using an automated bone scan index in patients with castration-resistant prostate cancer. BJU Int 110: E628-634, 2012
10) Kaboteh R, Gjertsson P, Leek H, et al: Progression of bone metastases in patients with prostate cancer-automated detection of new lesions and calculation of bone scan index. EJNMMI Res 3: 64, 2013
11) Even-Sapir E, Metser U, Mishani E, et al: The detection of bone metastases in patients with high-risk prostate cancer: 99mTc-MDP Planar bone scintigraphy, single- and multi-field-of-view SPECT, 18F-fluoride PET, and 18F-fluoride PET/CT. J Nucl Med 47: 287-297, 2006
12) Ryan CJ, Shah S, Efstathiou E, et al: Phase II study of abiraterone acetate in chemotherapy-naive metastatic castration-resistant prostate cancer displaying bone flare discordant with serologic response. Clin Cancer Res 17: 4854-4861, 2011
13) Scher HI, Eisenberger M, D'Amico AV, et al: Eligibility and outcomes reporting

guidelines for clinical trials for patients in the state of a rising prostate-specific antigen: recommendations from the Prostate-Specific Antigen Working Group. J Clin Oncol 22: 537-556, 2004

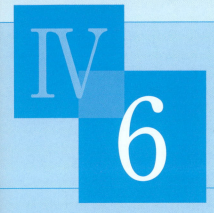

Bone scan index
ⅱ. 画像診断医の立場から

金沢大学附属病院核医学診療科
若林　大志　　中嶋　憲一

ポイント

- 骨シンチグラフィを用いたコンピュータ診断支援ソフトから得られる bone scan index（BSI）が，骨転移の広がりを算出できる定量指標（バイオマーカー）として利用されるようになった。
- 日本，アメリカ，スウェーデンでの前立腺癌患者を対象とした研究で，BSI 値が治療効果判定および予後予測に有用であることが確認された。

Ⅰ．はじめに

骨シンチグラフィは腫瘍性疾患の全身骨転移検索に非常に有用であり，広く臨床で用いられている核医学検査の一つである。とくに前立腺癌患者では，骨転移の割合が非常に高く[1]造骨性骨転移も多いことから，骨シンチグラフィは骨転移の有無や骨転移の広がりを検索するのに有用な検査法と考えられている。骨転移の広がりを定量化した bone scan index（BSI）は New York Memorial Sloan-Kettering Cancer Center のグループが報告した指標であり前立腺癌において注目されている[2,3]。本章では，前立腺癌骨転移の評価においてなぜBSIによる定量が重要なのかについて述べる。

Ⅱ．BSI の歴史

1997 年に New York Memorial Sloan-Kettering Cancer Center で，骨シンチグラフィの画像から骨転移の広がりを BSI として算出する手法が開発された。しかしながら，この手法は人間の手作業で煩雑な作業を伴うため，限られた施設と目的でのみ実施されていた。一方，人工ニューラルネットワーク[*1]を用いた画像解析システムやコンピュータ診断支援システムの研究と臨床への応用が始め

---

*1　人工ニューラルネットワーク（人工神経回路網）：生体の脳機能にみられるいくつかの特性を計算機上のシミュレーションによって表現することを目指した数学モデルで，情報のニューロンがシナプスを結合し繋がっていくことでネットワークを形成し，さらには学習によって結合強度を変化させ，問題解決能力をもつようなモデル。また，人工ニューラルネットワークは，教師信号（正解）の入力によって問題に最適化されていく教師あり学習と，教師信号を必要としない教師なし学習に分けられる。臨床で使用される BONENAVI は開発段階で日本人データベースを基に学習された教師あり学習となっている。

られ，骨シンチグラフィでも読影の補助や診断能の向上を目的に研究が進められてきた．骨シンチグラフィによる読影の実態に関するスウェーデンでの全国調査（18 病院の 37 診断医の参加）によれば，全体の読影結果の一致率は中等度であり，偽陰性所見が診断率を低下させるという結果が報告された[4]．そのため，骨シンチグラフィの画像においても診断能を向上させるコンピュータ診断支援ソフトウェアの必要性が認識された．とくに偽陰性を減らすために，異常集積検出を得意とするソフトウェアが登場し，感度および読影結果の一致率が向上することが報告され期待が寄せられている[5]．その後，1990 年代後半から当初の診断支援という目的から一歩進み，ソフトウェアから解析された総骨転移量を示す指標である BSI を予後予測因子として用いた検討も報告されるようになった[6]．

日本では人工ニューラルネットワーク解析を用いたコンピュータ診断支援システムの臨床への応用とともに，2011 年から本格的なソフトウェア運用（BONENAVI）が開始された[7,8]．BONENAVI は富士フイルム RI ファーマ株式会社がスウェーデン EXINI Diagnostics 社（ソフト名は EXINI Bone）と共同開発したソフトウェアで，新しい画像処理技術と人工ニューラルネットワークをベースに多施設プロジェクトに基づく日本人の^{99m}Tc-MDP（メチレンジホスホン酸テクネチウム）のデータを搭載している[10, 11]．

III．解析方法

骨シンチグラフィの解析は，BONENAVI

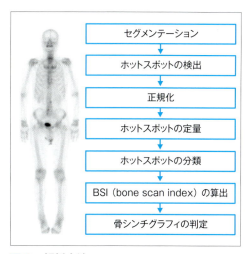

図 1 解析方法

を用いて，図 1 の流れで大きく分けて 7 つのステップで行われる．解析ソフトウェアの優れている点は，スケールの統一化によって同一患者での異なる時期の画像を同時に解析できその定量値を提供できる点である．解析ソフトウェアを使用しない場合は画像スケールが統一化されていないため，表示ウインドウ設定を変化させると同一画像でも異なった印象を受けてしまう（図 2）．このため，経過観察の中で異なる時相の骨シンチグラフィを同時に読影する際に，読影結果に差が生じる可能性がある．これが骨シンチグラフィによる評価法が確立されなかった理由の一つであり，解析ソフトウェアの使用により改善される点である．

1．セグメンテーション

正常日本人の平均骨格データから作られたテンプレート（骨の領域区分）を基にして骨シンチグラフィ全身像（図 3a）を 12 領域に区分する（図 3b）．

IV. 骨転移病変の病態と診断

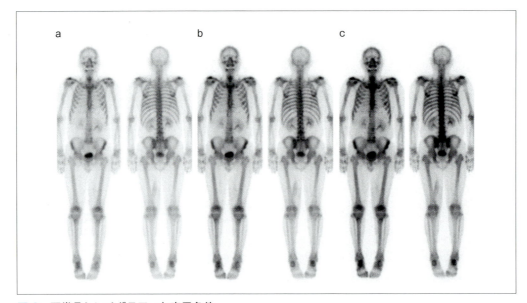

図2 正常骨シンチグラフィと表示条件
a, b, c はそれぞれ（最低–最高カウント）0–140, 0–90, 0–60 のスケールで表示している。

BONENAVIではMorphon理論[*2]を用いて，テンプレートを変形させて自然な形で自動的にセグメンテーションを行う。BONENAVI改訂版では男女別にそれぞれ25人のデータからアトラスが作成されている[11]。

2. ホットスポットの検出

単純な閾値設定ではなく，特定部位由来の全ピクセル計数値の平均値および標準偏差に基づく部位特異的閾値アルゴリズムを用い，設定された閾値を上回る計数値のピクセル塊を潜在的なホットスポットとみなして検出する。

また，セグメンテーションの過程で各潜在的ホットスポットの位置情報を確認し，膀胱や腎，注射漏れに対応するホットスポットは位置や大きさにより自動的に除外される（図3c）。

3. 正規化

アトラスにおける膀胱と高集積部位を除いた正常な骨格の平均カウントを正規化する。

4. ホットスポットの定量化

各ホットスポットのテンプレートに占める割合を算出し，骨の領域区分における重量比を考慮した係数をかけあわせて定量化する。

5. ホットスポットの分類

各ホットスポットの大きさ，骨格に占める割合，形状，局在，強度分布の特徴を算出し，日本人症例をベースとした人工ニューラルネットワークを用いて算出

＊2 Morphon理論：ある画像から別の画像に変形させる場合に，極端な変形を避けつつ自然な形の中間画像を自動的に計算することができる非剛体レジストレーション手法である。

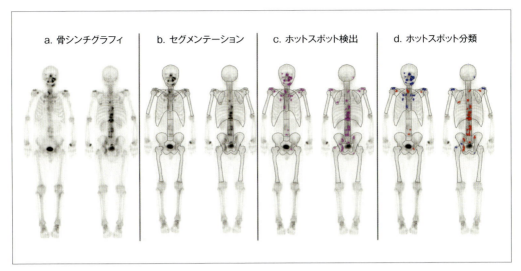

図3 解析画像
a：骨シンチグラフィ全身 Planar 像，b：骨シンチグラフィの各領域のセグメンテーション，c：骨シンチグラフィのホットスポット検出（紫），d：骨シンチグラフィのホットスポット分類（低リスクを青，高リスクを赤で表示）。なお，本患者の ANN 値は 0.99，BSI 値は 2.0 である。

された局所 Artificial Neural Network（ANN）値[*3]によって転移の可能性が高い部位と低い部位に各ホットスポットを分類する（図3d）。

6. BSI の算出

New York Memorial Sloan-Kettering Cancer Centre のグループが報告した指標で，骨転移の総量を定量化した数値である。全身骨量に占めるホットスポットの割合（％）から算出される。BONENAVI においてホットスポットは ANN 値がカットオフ値 0.5 以上のものと定義されている。

7. 骨シンチグラフィの判定

転移の有無の可能性を示す指標として全体の ANN 値を算出する。

Ⅳ. 自動 BSI と手動 BSI

BONENAVI では異常（骨転移）の可能性の高い集積かどうかをホットスポットの局所 ANN 値で評価する。骨シンチグラフィ上の個々の集積において局所 ANN 値を求め，その閾値を 0.5 に設定し，異常（骨転移）の可能性が低い 0.5 未満の集積を青色，異常（骨転移）の可能性が高い 0.5 以上の集積を赤色に色分け表示する。ここで注意すべきことは，画像上で明確に骨転移がある病変だけでなく，骨転移が疑われる病変やその可能性を排除できない病変も赤色に表示される可能性があることである。図4 は前立

[*3] Artificial Neural Network（ANN）値：99mTc-MDP の日本人データベースを用いた人工ニューラルネットワーク解析で算出される値で，異常の可能性が 0〜1 の数値で表示される。0 に近いほど正常の確率が高く，1 に近ければ異常の確率が高い。BONENAVI はホットスポット自体の大きさ，形状，強度および解剖学的位置情報だけでなく他ホットスポットとの関連も考慮した ANN 値を算出することができる。

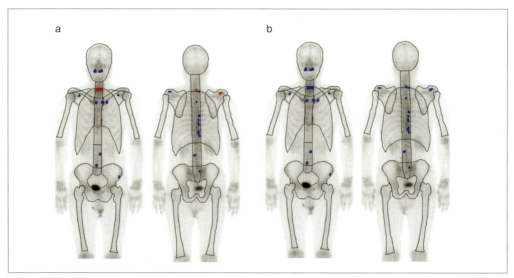

図4　自動と手動補正
a：骨シンチグラフィのホットスポット分類の自動設定。
b：骨シンチグラフィのホットスポット分類。不適切な場合は手動での変更が可能である。

腺癌患者で骨転移の検索のために骨シンチグラフィを施行した症例の画像であり，元の画像aでは右肩関節，甲状軟骨に赤色の集積が認められる。これを手動で補正し，赤色を青色に変更すると画像bになる。この変更によりBSIも0.092から0に修正される。ここで問題になるのが，この値を変更すべきかどうか，変更する場合は誰が行うのかという点である。BSIの使用が先行するアメリカやスウェーデンでは読影の際に医師が解析結果を修正し，修正後の値が用いられている。一方で，自動算出BSIと手動BSIの検討では両解析の間で高い相関関係を認めることも報告されている（順位相関係数＝0.8)[9]。日本のように，読影医不足のため技師がソフトウェア上で修正作業を行うことが多い場合にどうするかは検討すべき課題である。しかしながら，BONENAVIの本質はANN値で骨転移の可能性を示し診断を補助する点にあるので，細部の補正については総合的診断の過程では大きな問題は生じない。また，治療効果や予後予測にANN値を用いる際には自動でBSIが算出されることは好都合である。筆者らは明確な骨外集積や外傷性変化などを除外すれば十分であり，ソフトウェアでの自動算出は実用性が高いと考えている。また，トレーニングを行ったデータベースによる結果の違いも考慮する必要がある。実際に骨転移を診断する際に，日本とヨーロッパでのトレーニングデータベースのcomputer-assisted diagnosis（CAD）システム[*4]で

＊4　コンピュータ支援診断：コンピュータおよびこれに基づく情報処理技術によって，画像情報の定量化および解析を行い，その結果を画像診断へ積極的に利用しようとする手法。CADシステムはあくまで意思決定支援システムであることから，コンピュータが勝手に判断したりすることはなく，最終的な意思決定を行うのはあくまでも医師であり，CADはその判断材料を提供するためのものである。

データを解析し，その結果を比較したところ，日本のデータベースでのトレーニングのほうが骨転移診断の診断精度が高かった[10]．その後，日本での多施設データベースプロジェクトが組織され，1,532人でのトレーニングが行われた結果，前立腺癌だけでなく，乳癌やその他の癌に対するさらなる診断率の向上が得られた[11]．

海外では，骨転移の広がりを示すBSIと同様の概念で製作された，治療効果に伴う集積の，インテンシティ，カウントの変化を bone scan lesion area, bone scan lesion intensity, bone scan lesion count の値で評価する MedQIA 社製ソフトウェアも使用されている[12]．

V．レポートに含まれる情報

上記の解析からホットスポットの位置情報，ANN値，BSIとホットスポット数が数値とグラフで表示され，自動的に参照できるレポート文章が作成される．典型的な解析値は下記の3パターンに分類される．
1) 多発骨転移の症例ではANN値，BSIはともに高値（図5a）
2) 単発骨転移の症例ではANN値は高値，BSIは低値（図5b）
3) 変性疾患の症例ではANN値は低値，BSIは病変の広がりによって低〜高値（図5c．本症例では椎体がいずれも低リスクと判定され，BSIも低値である）．

VI．BSIの異常値の目安

BSI値を画像と比較したときに，どの程度の広がりと集積を示すのかを理解しておくとよい（図6）．骨転移を疑う集積を認めない場合は，一般的にBSIが0または0に近い数値になる．骨転移を認める場合には骨転移の全骨量に占める割合に比例して数値は上昇する．1を超える値は，通常，複数のセグメントにわたる骨転移である．多発骨転移の場合も，病変が広がるにつれ数値は高くなり，びまん性転移いわゆる super scan の例では10％前後の値になる．

VII．治療前のBSIの利用

当初は診断補助として，骨転移を検出し骨転移の広がりを示す定量的な数値としての役割をもつBSIであったが，前立腺癌での治療前のBSIが生存率の危険因子であるかの検討も始まった．Sabbatiniらは治療前のBSIで3群に分割（＜1.4％，1.4〜5.1％，＞5.1％）して検討した結果，予後に有意な群間差を認めたことを報告している[5]．Ulmartらは BSI＝1.0 を（基準に用いて）境に，予後に差を認めたと報告した[8]．予後評価のための最適カットオフ値に関しては今後さらなる検討が進むと考えられる．

VIII．治療効果と予後の判定

前立腺癌の骨転移は転移先としてもっとも割合が高いにもかかわらず，造骨性骨転移の治療効果に対する評価法は確立されていない．骨シンチグラフィによる骨転移の評価法は，集積濃度，集積数，カテゴリー分類などもあるが，転移数によりカテゴリー分類を行った Extent of

Ⅳ．骨転移病変の病態と診断

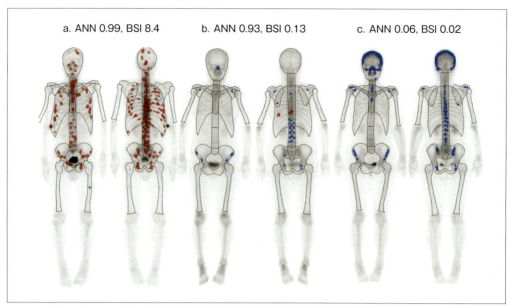

図5　画像上の異常の程度とBSI値
a：前立腺癌，b：甲状腺癌，c：乳癌

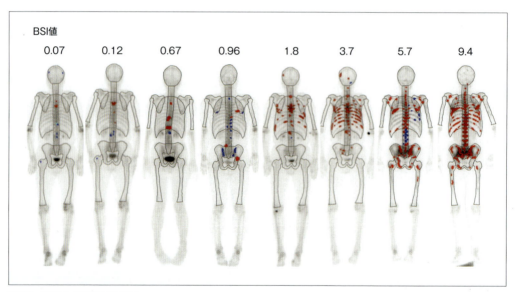

図6　BSIと転移の広がり

Disease Score（EODスコア）[*5,13,14]による評価法がある．しかし，EODスコアによる評価では分類が粗いため治療に伴う変化を適切に把握できないのが実情

*5　EODスコア：0：正常　1：骨転移数6以下　2：骨転移数6から20　3：骨転移数20以上，super scanではない　4：super scan

— 218 —

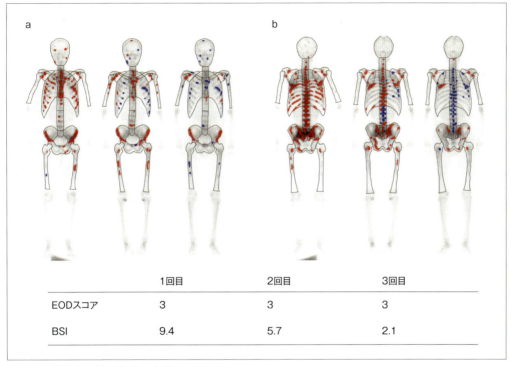

図7 治療効果に伴う集積の変化

であった。Response evaluation criteria in solid tumors（RECIST）でも造骨性病変は測定不能病変とされ，骨シンチグラフィも骨転移の存在，消失の確認に用いるのみで治療効果予測には信頼性の低い検査法とされていた[15]。その中で新たな試みとして，治療に伴う BSI の変化が治療効果判定に有用かどうかの検討が進められている。図7 に化学療法に伴い骨転移の集積が低下した症例を示す。この症例では集積が治療に伴い集積が低下して，骨転移を示す赤色（すなわち高リスク病変）の部分が青色（低リスク病変）に変化し，BSI も低下傾向を示している。一方，EOD スコアでは治療効果の変化を捉えられていない。この青色に低下した部分でも集積自体は依然として残存しており，転移がなくなったこ

とを意味するものではないが，集積度の変化が治療を反映することが重要な着眼点である。また，治療抵抗性で骨転移が増悪傾向を認めた症例では EOD スコアよりも BSI の方が変化を容易に捉えることができる。

Dennis らは去勢抵抗性前立腺癌患者88 例を対象とした研究で，治療前と治療後3ヵ月，6ヵ月の時点での前立腺特異抗原（PSA）および BSI の変化を検討したところ，BSI の変化のみが生存期間と関連していたことを報告している[16]。また，Mitsui らは去勢抵抗性前立腺癌患者42 例の検討で，化学療法開始 16 週後の BSI の変化が後ろ向きに生存率の予後予測因子となったと報告している[17]。今後，BSI を用いた治療効果の判定にどのような変化の指標（たとえば絶体値変化，変

化率など)を用いるのか,また最適なカットオフ値の設定に関しても議論されていくと思われる。

BSI以外でも,PhilipらはChapters去勢抵抗性前立腺癌患者34例を対象とした研究で,チロシンキナーゼ阻害剤の治療効果判定において,骨シンチグラフィ(prostate cancer clinical trials working group 2の基準)とRECISTや腫瘍マーカーのPSAの所見を比較して乖離が多いことを報告している。その中でRECISTや

PSAだけでの効果判定は限界があり,骨シンチグラフィでの効果判定も重要ではないかと提言している[18]。

Ⅸ. BSIの展望

国内多施設データベースによるトレーニングにより転移に対する診断率の有意の改善が得られ,本邦では現在はこのソフトウェアが利用されている(図8)[11]。なお,この改善は人種の差というよりも,

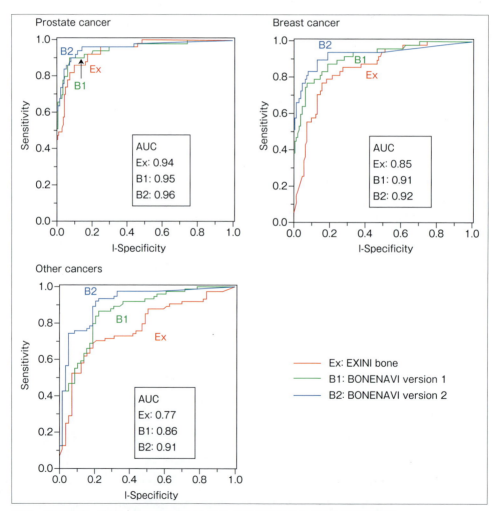

図8 前立腺癌,乳癌,その他の癌におけるBONENAVIのROC曲線の改善
スウェーデンでのデータベース(Ex),日本でのBONENAVI(B1),多施設データベースによる改訂版(B2)で診断率改善が認められる[11]。

より多数の症例で多様な癌を含む学習の効果と考えることができる．今後は腫瘍マーカーや骨代謝マーカーとの関連性についても検討が必要になるであろう[19]．また，BSIはイメージングバイオマーカーとしても新たな注目を集めており，PSAや骨代謝マーカーとともにその変化のタイミングや関連性に関する検討も始まった．また，これまで治療効果判定の際に悩まされていたフレア現象（すなわち，治療後に一過性に集積が増加する現象）がどの段階で出てくるのかなどの検討もBSIを用いて開始され始めている．BSIを測定することによりリスク層別化が進められれば，骨転移に伴う骨関連事象の予測やさらには予防に役立つかの検討が期待される．もちろん骨シンチグラフィ自体にも集積を認めにくい病変もあり，そのような注意点を含めてのBSIの理解と今後の発展が期待される．また，前立腺癌以外にも乳癌などの骨転移の評価についても検討がなされており，さまざまな骨転移に対する治療薬の評価法の一つとして活用される可能性もある．

X．まとめ

BSIは画像から得られるバイオマーカーであり，前立腺癌患者での治療前の危険因子，治療効果判定に加えて，予後予測因子としての利用も期待できる．BSIを用いることで，造骨性骨転移を定量的に数値として捉える客観的な評価ができるようになった．単に骨転移の有無を画像で判定するだけでなく，今後はBSIのような定量的診断が臨床で広く用いられることになるだろう．

参考文献

1) Bubendorf L, Schöpfer A, Wagner U, et al: Metastatic patterns of prostate cancer: an autopsy study of 1,589 patients. Hum Pathol 31: 578-583, 2000
2) Erdi YE, Humm JL, Imbriaco M, et al: Quantitative bone metastases analysis based on image segmentation. J Nucl Med 38: 1401-1406, 1997
3) Imbriaco M, Larson SM, Yeung HW, et al: A new parameter for measuring metastatic bone involvement by prostate cancer: the Bone Scan Index. Clin Cancer Res 4: 1765-1772, 1998
4) Sadik M, Suurkula M, Höglund P, et al: Quality of planar whole-body bone scan interpretations-a nationwide survey. Eur J Nucl Med Mol Imaging 35: 1464-1472, 2008
5) Sadik M, Suurkula M, Hoglund P, et al: Improved classifications of planar whole-body bone scans using a computerassisted diagnosis system: a multicenter, multiple-reader, multiple-case study. J Nucl Med 50: 368-375, 2009
6) Sabbatini P, Larson SM, Kremer A, et al: Prognostic significance of extent of disease in bone in patients with androgen-independent prostate cancer. J Clin Oncol 17: 948-957, 1999
7) Sadik M, Hamadeh I, Nordblom P, et al: Computer-Assisted Interpretation of Planar Whole-Body Bone Scans. J Nucl Med 49: 1958-1965, 2008
8) Sadik M, Jakobsson D, Olofsson F, et al: A new computer-based decision-support system for the interpretation of bone scans. Nucl Med Commun 27: 417-423, 2006
9) David U, Kaboteh R, Fox JJ, et al: A novel automated platform for quantifying the extent of skeletal tumour involvement in prostate cancer patients using the Bone Scan Index. Eur Urol 62: 78-84, 2012
10) Horikoshi H, Kikuchi A, Onoguchi M, et al: Computer-aided diagnosis system for bone scintigrams from Japanese patients:

importance of training database. Ann Nucl Med 26: 622-626, 2012
11) Nakajima K, Nakajima Y, Horikoshi H, et al: Enhanced diagnostic accuracy for quantitative bone scan using an artificial neural network system: a Japanese multi-center database project. EJNMMI Res 26: 83, 2013
12) Brown MS, Chu GH, Kim HJ, et al: Computer-aided quantitative bone scan assessment of prostate cancer treatment response. Nucl Med Commun 33: 384-394, 2012
13) Soloway MS, Hardeman SW, Hickey D, et al: Stratification of patients with metastatic prostate cancer based on extent of disease on initial bone scan. Cancer 61: 195-202, 1988
14) Jørgensen T, Muller C, Kaalhus O, et al: Extent of disease based on initial bone scan: important prognostic predictor for patients with metastatic prostatic cancer. Experience from the Scandinavian Prostatic Cancer Group Study No.2 (SPCG-2). Eur Urol 28: 40-46, 1995
15) Eisenhauer EA, Therasse P, Bogaerts J, et al: New response evaluation criteria in solid tumours: revised RECIST guideline (version 1.1). Eur J Cancer 45: 228-247, 2009
16) Dennis ER, Jia X, Mezheritskiy IS, et al: Bone scan index: a quantitative treatment response biomarker for castration-resistant metastatic prostate cancer. J Clin Oncol 30: 519-524, 2012
17) Mitsui Y, Shiina H, Yamamoto Y, et al: Prediction of survival benefit using an automated bone scan index in patients with castration-resistant prostate cancer. BJU Int 110 (11 Pt B): E628-634, 2012
18) Saylor PJ, Mahmood U, Kunawudhi A, et al: Multitargeted Tyrosine Kinase Inhibition Produces Discordant Changes Between 99mTc-MDP Bone Scans and Other Disease Biomarkers: Analysis of a Phase II Study of Sunitinib for Metastatic Castration-Resistant Prostate Cancer. J Nucl Med 53: 1670-1675, 2012
19) Wakabayashi H, Nakajima K, Mizokami A, et al: Bone scintigraphy as a new imaging biomarker: the relationship between bone scan index and bone metabolic markers in prostate cancer patients with bone metastases. Ann Nucl Med 27: 802-807, 2013

V. 骨転移病変の治療

1 メタストロン注射

東京医科大学茨城医療センター泌尿器科
黒田　功

ポイント
- メタストロンは骨転移に伴う疼痛を緩和する放射線内用療法である。
- 放射線外照射と併用することが可能であり，何度でも使用できる。
- ゾレドロン酸との併用は有効である。
- 荷重のかからない骨転移や骨膜が進展しているような骨転移に効きやすい。
- 骨代謝マーカーが疼痛緩和効果を予見するに有用である。
- 終末期に使用すると副作用が多く出る。
- 早期に使用することで疼痛緩和ができることで社会復帰できるような症例に使用するべき薬である。

Ⅰ. はじめに

末期悪性腫瘍の約70％は疼痛を生じ，身体的，精神的苦痛は患者のquality of life（QOL）を大きく低下させる。癌性疼痛の多くは骨転移によるもので，とくに前立腺癌は骨転移を生じやすいことから，その疼痛緩和に難渋することが多い。前立腺癌診断時点で23.7％，CRPC診断時44.5％，死亡時には80.0％もの骨痛を訴えていることから，前立腺癌治療における骨痛コントロールはことのほか重要であることはいうまでもない[1]。

骨転移に対する治療としてはWHO指針に基づいて局所放射線治療，ホルモン治療，化学療法などが主として行われているが，十分な効果が得られず疼痛が生じているときにはオピオイドなどの鎮痛剤を使用することとなる[2]。メタストロン（以下Sr89）は，固形腫瘍骨転移に伴う疼痛緩和剤として認可され現在に至るが，いまだ広く臨床応用されていないのが現実であり，この項にてSr89について改めてその概略を解説する。

Ⅱ. Sr89の作用メカニズム

ストロンチウムはカルシウムと同族のアルカリ土類金属で，体内においてカルシウムと同様の挙動を示し，造骨細胞によるコラーゲン合成とミネラル化に依存するので造骨活性の高い部位に集積する。つまり骨シンチグラフィでホットスポットとなる部位にストロンチウムも集

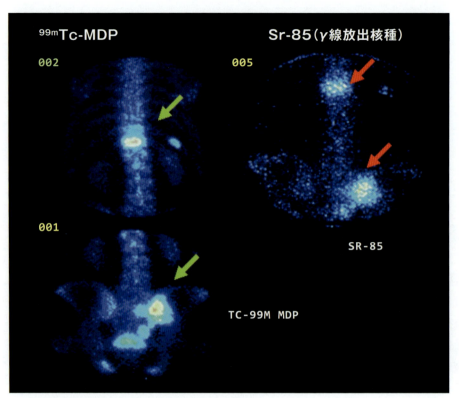

図1　骨シンチグラフィとストロンチウムの動体

積する（図1）。

　ストロンチウムの放射線同位元素の一つSr89は半減期50.5日，β線（最大エネルギー 1.49 MeV）を放出し，組織内の平均飛程距離2.4 mm（最大8 mm）の核種であり，β崩壊の結果Y90に変化する。ちなみに原子力発電所などから放出されるSr90は半減期が28.78年であり，全く物理学的特性が異なるものであることはいうまでもない。また当然のことながらSr89から放出されるβ線の組織内飛程距離と大気中の空間飛程距離とは異なるので注意を要する。

　Sr89の体内動態および核物理学的特性は，有痛性骨転移の疼痛緩和に対し静脈内投与する薬剤として有用であると考えられ，1942年PecherがSr89による骨転移の疼痛緩和について初めて報告[3]，1987年Robinsonらは前立腺癌骨転移100例を含む200例以上の患者において疼痛改善におけるSr89の有効性を報告[4]，さらに1991年nonradioactive Strontiumを対照薬とするDouble Blind Studyが行われ，Sr89の有用性が確立された。Sr89は1989年イギリス，1993年アメリカで，本邦では2007年固形癌患者における骨転移疼痛緩和剤として保険認可された。ちなみにSr89のDouble Blind Testは1991年のこのTrialが最初で最後のものである。

　Sr89による疼痛緩和効果は，0.9 MBq/kg以下では認めにくく，また1.5 MBq/kg以上ではその効果が増強しにくい。副作用は用量依存性があることから[5]，

本邦における処方量は 2.0 MBq/kg で最大投与量 141/MBq/body となっている。Sr89 の処方は最低 3 ヵ月間隔をあけるが，その処方回数に制限はなく，骨髄抑制によって使用が制限される[6]。

投与された Sr89 は，骨転移部位に主に集積するが健常骨にも若干集積し，その量は骨転移部位の約 10 分の 1 である。その集積は，投与 30 分後すぐに 10% は取り込まれ，集積されなかった Sr89 は尿中にほぼ 2 日で全量排泄される。骨転移部位に取り込まれた Sr89 の生物学的半減期は 50 日であるが，健常骨に取り込まれた Sr89 の生物学的半減期は 14 日であることから，正常組織への被曝も少ないと考えられる。

Sr89 の骨転移部位における線量は現在の放射線治療の基礎的理論の一つである Linear Quadrant Model のような概念が全くない時代の報告ではあるが，32.4 Gy（8.5〜86.0 Gy）[7] や骨転移部位：18±16 Gy（1.3〜64 Gy），正常部位：1.1±0.4 Gy[8] といった報告があり，おおよそ 30 Gy 程度と考えられている。

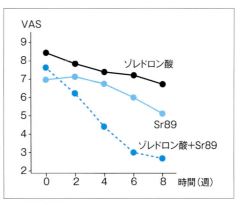

図2 ゾレドロン酸と Sr89 の併用による治療効果増強
（文献 15 より引用，改変）

Ⅲ．Sr89 の効果と副作用

Sr89 による疼痛緩和効果は 48〜86%，鎮痛剤の処方量が減少されたのは 71〜81% である[9〜12]。疼痛緩和効果が発現するのは 3〜7 日で 64%，4 週間以内に 90% である[13]。効果持続期間は平均 3 ヵ月，最長 15 ヵ月といわれる[14]。

しかし疼痛緩和効果の評価方法は，鎮痛剤処方量の増減での評価や，Visual Analogue Scale（VAS）や Numeric Rating Scale（NRS）などの主観的評価での Sr89 の治療効果判定などさまざまである。たとえば鎮痛剤処方量が増えているにもかかわらず鎮痛されていても，VAS などでは Sr89 が有効と判断されてしまったり，逆に鎮痛剤を減量しすぎて VAS などでは変化なく無効と判断されたりと，報告それぞれの評価基準が異なるため，注意を要する。少なくとも実臨床では，疼痛の評価を鎮痛剤処方量だけでなく，VAS や NRS などの評価項目も使用して，注意深く行うべきである。

またビスホスホネートの一種であるゾレドロン酸も骨転移に伴う骨イベント防止の点から日常臨床で頻用されている。Sr89 との併用効果についてはそれぞれの単独群に比し，より著明な疼痛緩和が得られる（図2）[15]。

デノスマブとの併用についてであるが，デノスマブとの併用試験が世界中まだ行われていないこと，併用する Ca 製剤摂取時に Sr89 が骨転移部位に本当に取り込まれるか未知であること，さらにデノスマブの SRE 予防効果はゾレドロン酸に比較して 48 ヵ月投与してようや

く18％減少する程度のものであることから，Sr89使用時には一時的に休薬し，ゾレドロン酸に切り替えるほうがSr89の治療効果が確保されると考える。

既報[16]ではSr89は投与後数週間で20～30％に骨髄抑制をきたし，そのNadirは5～8週間とされる。本邦における2007年10月31日から2008年9月5日までの400例に対して行われた使用成績調査（全例調査）中間集計結果（2012年学会発表）においても，貧血21.8％，白血球減少15.0％，血小板減少20.3％に生じ，その減少率とNadirはそれぞれヘモグロビン量10.6％，16週後，白血球数29.4％，8週後，血小板24.7％，6週後で認めた。さらに回復にはその後4～6週間要しており，過去のデータと大差なかった。さらにSr89複数回投与症例における副作用は，初回投与時を上回ることなく，複数回投与がSr89の副作用増強因子ではないことが示されている。これらの報告書のデータ（2012年学会発表）は，Sr89がすべての固形腫瘍に対して適応のため，乳癌のように化学療法や放射線治療などを積極的に施行されたあとの進行症例が含まれていることに留意する必要がある。Sr89投与後の全身化学療法が骨髄抑制関連の背景因子として有意に示されており，Sr89のみの骨髄抑制とは考えにくい。

この報告書（2012年学会発表）の中に，Sr89との因果関係が否定できなかった死亡例として前立腺癌症例が3例示されているが，筆者自身100例以上の症例を通じて輸血はもちろん死亡に至った経験はない。周知のとおり前立腺癌の終末期はDICになるので，勝手な想像で申し訳ないが，Sr89投与のタイミングが遅すぎたのではないかと邪推している。ただし骨髄抑制を十分フォローするためにも投与3ヵ月後までは2週間ごとの採血検査は施行すべきである。

またSr89の投与後一過性の副作用として，投与後2～3日に5～15％の患者にPain FlareとよばれるProstagladinE_2（PGE_2）による一過性の疼痛増強を認めることがあり，一時的にせよ鎮痛剤の増量を必要とする症例がみられる。

Ⅳ．Sr89の治療効果予測

Sr89は造骨細胞によるコラーゲン合成とミネラル化に依存して骨転移部位の造骨活性を示す部位に集積する[11]ことから，正常骨髄への被曝は骨転移部の約10分の1と少ないうえ，単回投与で全身の骨転移部位を照射することが可能である。また骨シンチグラフィでホットスポットになる部位に一致して取り込まれるので，造骨性骨転移症例の疼痛に対しより大きな緩和効果を期待できる。

Sr89の治療効果予測に関し，現在までに報告されている主な事象は以下のとおりである。

1．Sr89をいつ投与するべきか
1) 骨転移の早期例でより効果あり[13]。
2) 末期の癌患者では，除痛効果がより低く，副作用がより著明となる[14]。
3) 進行例でも除痛効果が得られることもあり，厳密に治療前に効果を予測することは困難[17]。

⇒少なくとも早期にSr89を投与するほ

うが，安全かつ有効である。

2．どんな骨転移に有効か

1）疼痛緩和効果を比較すると造骨型（61.6％）・混合型（62.5％）＞溶骨型（42.9％）（p＝0.07）[18]である。Sr89の取り込みは造骨活性に依存するが，溶骨性転移にも有効症例があることは注目に値する。実際ヨーロッパではラネル酸ストロンチウムが骨粗鬆症の薬として販売されている。このラネル酸ストロンチウムは経口投与のためストロンチウムをラネル酸で吸収しやすくなるようデザインされている。

2）骨転移の広がりと除痛効果は相関する[19]。中等度骨転移症例（転移≦10ヵ所）と広範囲骨転移症例とを比較した場合，奏効率は同等（77％ vs. 75％）であるが，疼痛完全消失率が前者で有意に高い（54％ vs. 24％）[12]。前立腺癌75例での検討では，Superscan例での無効例が多く（5/7例），その他の例では約60％奏効し，転移数＜5個と＞10個で差がなかった[20]。

⇒骨転移数が少ないほど，造骨型のほうがSr89は効きやすい。

3．Sr89と予後

1）Sr89による疼痛緩和有効症例で，生存期間が有意に長い。前立腺癌75例での検討では治療前PSA高値，ヘモグロビン低値が予後不良因子であった[20]。

2）Sr89治療後のPSAの変化と生存期間について検討すると30例全体の生存期間：371±44日，PSA低下例（14/30例 47％）：生存期間641±72日，PSA漸増例（16/30例 53％）：生存期間275±93日であり，PSA低下例に有意に生存期間延長を認めた（p＝0.041, Log rank testing）[21]。

⇒この報告は，Sr89がCancer ControlができたのでPSA低下，予後を改善したとは指摘していない。PSA低下するような予後をあらかじめもつ症例にSr89は有効と考えておくほうが無難である。少なくとも本邦ではSr89は疼痛緩和剤である。

本邦では，2008年2月～2012年2月までにSr89を初回投与し，3ヵ月以上観察できた前立腺癌骨転移31症例で，複数回投与した症例は初回投与時を対象としretrospectiveな検討に関する報告がある[22]。その報告では，Sr89投与によりPSAが低下した群と，低下しなかった群とでは統計学的には有意ではないものの予後に差がみられた（図3，表1，表2）。疼痛緩和効果は鎮痛剤処方量で判断し，疼痛緩和された群と緩和されなかった群とに分け検討した結果，二群間の予後に有意に差がみられた（図4，表3，表4）。これらの結果は海外からの既報のとおりであった。31例と少数のため統計学的に有意差が出にくいが，PSAやBAP，ICTPなどを参考にする以外に，疼痛部位やCRPCであるか否か，検討することが治療効果予測因子と考えられた。またPSA responseを得やすい転移部位は椎骨などの体幹部の骨，疼痛緩和を得られやすい部位は肋骨，鎖骨，肩甲骨などの非荷重骨で骨膜が進展しているような症例であった。

V. 骨転移病変の治療

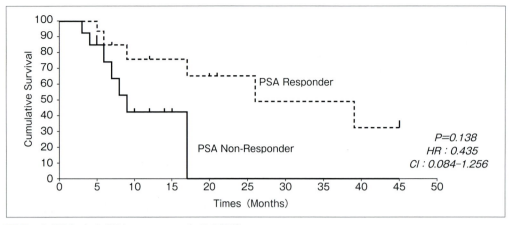

図3 Sr89によるPSA responseとその予後
(文献22より引用)

表1 Sr89によるPSA responseとその患者背景

	PSA response（＋）：18	PSA response（−）：13
Age	55-87（Ave. 68.9）	57-80（Ave. 68.5）
PSA	0.016-491.071（Ave. 118.15）	1.268-1034.7（Ave. 188.57）
EOD	EOD1°7, EOD2°5, EOD3°3, EOD4°3	EOD1°4, EOD2°3, EOD3°4, EOD4°2
CRPC	Yes 12, No 6	Yes 12, No 1
DTX-pretreatment	Yes 5, No 6, unknown 1	Yes 4, No 8
GS	GS6：1, GS8：3, GS9：9, GS10：3, unknown 2	GS7：4, GS8：2, GS9：6, GS10：1
Hb	9.5-15.4（Ave. 12.31）	9.4-15.5（Ave. 12.18）
Plt	80-365（Ave. 217.4）	68-324（Ave. 195.35）
ICTP	2.6-44.4（Ave. 9.64）	2.3-96.7（Ave. 12.47）
BAP	8.3-594（Ave. 123.1）	4.7-347.4（Ave. 71.16）
Pain sites	Spine (thoracic：3, lumbar：3, sacral：3), rib：3, sacro-iliac joint：3, hip joint：2, sternum：1	Spine (cervical：1, thoracic：5, lumbar：3, sacral：1), jaw：1, scapula：1, hip joint：1
Prognosis (months)	3-45（Ave. 28.57）	3-15（Ave. 10.06）

(文献22より引用)

　上記の知見からわかることは，なるべく早期に使用するほうが疼痛緩和効果が高く，かつ副作用も少ない．早期に使用する結果，疼痛緩和が得られた症例では生存期間が長い．

　図5のように，癌患者にとって疼痛は末期に生じるものではなく，死の1ヵ月前などに生じるものではなく，数ヵ月数年前から生じているものである[23]．死の直前では全身倦怠感，食欲不振，不眠，悪心などを訴えており，疼痛を改善しても患者のQOL全体は改善しない．図6の実線はQOLの閾値を示している．限られた生存期間で疼痛が緩和されれば閾値が実線→破線→2点破線のように下がりQOLが改善すれば，生きる意義が生まれてくるのではないか．こんな点からもSr89は疼痛だけに苦しんでいるよう

表2 Sr89によるPSA responseとその背景因子

	Univariable analysis				Multivariable logistic regression analysis				Stepwise multivariable logistic regression analysis			
	p value	OR	95% CI		p value	OR	95% CI		p value	OR	95% CI	
			Lower	Upper			Lower	Upper			Lower	Upper
Age	0.773	0.98	0.88	1.10	0.479	0.90	0.60	1.19				
Pain site	0.177	0.36	0.07	1.53	0.085	0.01	0.00	0.50	0.030	0.04	0.00	0.45
EOD	0.471	1.71	0.39	7.68	0.293	80.18	0.08	1.33E+07				
CRPC	0.121	6.00	0.85	1.23E+02	0.056	4474.17	11.76	1.46E+09	0.021	505.62	7.51	5.14E+05
DTX	0.936	1.07	0.21	5.21	0.530	0.12	0.00	97.74				
Hb	0.422	0.84	0.52	1.28	0.270	2.86	0.63	35.99	0.120	2.31	0.94	8.58
Plt	0.137	0.99	0.98	1.00	0.089	0.98	0.95	1.00	0.045	0.98	0.96	1.00
PSA	0.363	1.00	1.00	1.00	0.465	1.01	1.00	1.03				
ICTP	0.589	1.01	0.97	1.07	0.244	1.23	1.03	2.90				
BAP	0.406	1.00	0.99	1.00	0.124	0.95	0.86	0.99				

OR odds ratio, CI confidence interval, pain site: spine or not: EOD extent of disease: EOD1-2° or 3°-4°, CRPC castration-resistant prostate cancer, DTX docetaxel, ICTP serum carboxyterminal telopeptide of type I collagen, BAP bone-alkaline phosphatase
(文献22より引用)

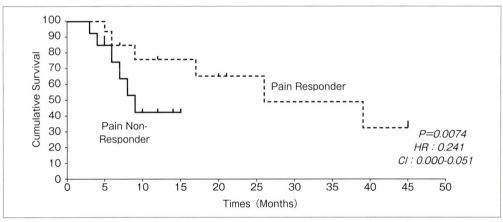

図4 Sr89によるPain responseとその予後
(文献22より引用)

な時期，つまり早期に使用するほうが患者のQOL改善に役立つだろうと考える。

V. Sr89の疼痛緩和機序

骨転移による疼痛の原因としては，①腫大した腫瘍自体による骨膜伸展に伴う神経刺激，②腫瘍から産生される疼痛や炎症をもたらすサイトカイン，③骨転移に伴う局所の酸性化，④骨代謝バランスの崩れなどが考えられている。そして疼痛はnociceptorを介して感覚神経にて伝わるわけだが，nociceptor自体は骨膜に高密度に分布するが骨髄内にも多数存在するので，疼痛自体はどこからでも生じる。

先述したとおりSr89は，組織内飛程距離は平均2.4 mm，最大8 mm，骨内平

表3 Sr89によるPain responseとその患者背景

	Response：24	No response：7
Age	55-87（Ave.69.6）	57-75（Ave.65.6）
PSA	0.904-1034.7（Ave.145.640）	0.016-838.627（Ave.168.67）
EOD	EOD1° 7, EOD2° 7, EOD3° 6, EOD4° 4	EOD1° 4, EOD2° 1, EOD3° 1, EOD4° 1
CRPC	Yes 20, No 4	Yes 4, No 3
DTX-pretreatment	Yes 6, No 13, unknown 1	Yes 3, No 1
GS	GS6：1, GS7：3, GS8：5, GS9：10, GS10：3, unknown 2	GS7：1, GS9：5, GS10：1
Hb	9.4-15.5（Ave.12.19）	9.5-14.5（Ave.12.44）
Plt	68-365（Ave.214.25）	80-255（Ave.184.1）
ICTP	2.4-96.7（Ave.12.36）	2.3-16.2（Ave.6.36）
BAP	6.2-594（Ave.108.53）	4.7-195（Ave.67.09）
Pain sites	Spine（thoracic：7, lumbar：4）, jaw：1, rib：4, scapula：1, sacro-iliac joint：5, hip joint：2	Spine（cervical：1, thoracic：2, lumbar：2, sacral：1）sacro-iliac joint：1
Prognosis (months)	3-45（Ave.26.48）	3-21（Ave.10.64）
PSA response	14/24	4/7

（文献22より引用）

表4 Sr89によるPain responseとその背景因子

	Univariable analysis				Multivariable logistic regression analysis				Stepwise multivariable logistic regression analysis			
	p value	OR	95% CI		p value	OR	95% CI		p value	OR	95% CI	
			Lower	Upper			Lower	Upper			Lower	Upper
Age	0.164	0.90	0.76	1.03	0.410	0.90	0.67	1.14				
Pain site	0.090	0.14	0.01	1.00	0.245	0.19	0.01	2.52	0.165	0.19	0.01	1.56
EOD	0.535	0.56	0.07	3.21	0.730	0.45	0.00	39.89				
CRPC	0.160	0.27	0.04	1.77	0.443	0.18	0.00	11.75	0.456	0.47	0.06	3.63
DTX	0.402	2.12	0.34	12.71	0.116	18.42	0.70	1.94E+0.3				
Hb	0.728	1.09	0.66	1.85	0.887	0.91	0.21	3.24				
Plt	0.293	0.99	0.98	1.01	0.190	0.98	0.95	1.00	0.452	0.99	0.98	1.01
PSA	0.817	1.00	1.00	1.00	0.782	1.00	0.00	1.01				
ICTP	0.506	0.96	0.78	1.03	0.704	0.95	0.66	0.00				
BAP	0.486	1.00	0.99	1.00	0.756	1.00	0.98	1.02				

OR odds ratio, *CI* confidence interval, pain site: spine or not: *EOD* extent of disease: EOD1-2° or 3°-4°, *CRPC* castration-resistant prostate cancer, *DTX* docetaxel, *ICTP* serum carboxyterminal telopeptide of type I collagen, *BAP* bone-alkaline phosphatase
（文献22より引用）

均飛程距離3.2〜3.5 mmである。したがってSr89が取り込まれる骨転移部位には十分放射線が届くわけだが，正常骨や周囲軟部組織への被曝はほとんどない。Sr89による疼痛緩和効果は，その崩壊に伴って生じるβ線によって，①痛覚神経末端への障害，②腫瘍への直接の抗腫瘍作用によって生じる腫瘍による神経圧排の減少，③ProstaglandinE$_2$（PGE$_2$）やInterleukin-6（IL6）の産生抑制，④腫瘍周囲へ浸潤するリンパ球などへの直接作用などが考えられている。

また最近の知見として，大腿骨や椎骨などの荷重のかかる骨に比較して肋骨や

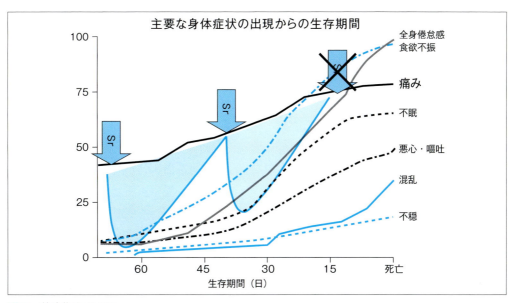

図5 終末期とSr89
（文献23より引用，改変）

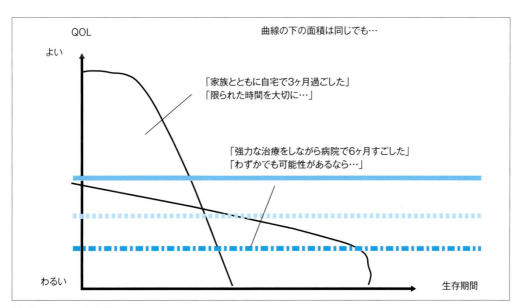

図6 QOLと生存期間
［QALY（Quality-Adjusted Life Year）の概念を参考に模式化．
斎藤信也，他：がん患者と対症療法．16：6-12, 2005 より引用，改変］

鎖骨，肩甲骨などの荷重のかからない骨のほうが疼痛緩和効果に優れている。Sr89は骨転移の進行により骨膜の進展によって引き起こされる骨膜神経刺激に対して主として有効なのではないかと筆者は考えている[24]。

ゾレドロン酸との併用療法において検討すると，ゾレドロン酸は破骨細胞への

作用であり，併用療法すると相乗効果ではなく相加効果であることからSr89は別の部位への作用であることが想像される。腫瘍近傍へ浸潤するリンパ球などへの作用は当然少なからずあるとしても，Sr89が骨膜伸展を伴う転移部位へ有効症例が多いことを考えると，Sr89は骨膜神経への作用が主ではないかと考える次第である。

VI. 外照射とSr89

Sr89による治療前に骨シンチグラフィを撮影することが必須条件であるが十分条件ではない。たとえば図7のように脊髄などを圧迫することによって疼痛が生じていることも多々ある。骨シンチグラフィは疼痛の部位とSr89が取り込まれるであろう部位を想定することに有用であるが，疼痛緩和できるか否かに関しては十分に情報を提供するとは限らない。もし麻痺などを起こす可能性が少しでもある状態ならば，MRIも撮影して，正しい診断正しい治療法の選択をすべきである。当然麻痺が生じるような骨転移に対してはSr89は適応なく，整形外科的治療もしくは外照射の適応である。

骨転移部位への局所照射とSr89を比較した場合，Sr89を使用したほうが後々新規疼痛の発現が抑制できた[25]との報告がある。この報告をSr89が微小転移を抑制することができたと，とらえる向きもあり，事実そのとおりであると筆者は考える。しかしこの報告には別の側面がある。前立腺癌治療にあたれば，骨転移が1ヵ所のみの症例などないことは明らかである。1ヵ所外照射した場合，その後次々と転移部位が生じ，外照射を加えていきモグラたたきになった症例が多々あることだろう。Sr89と外照射の比較にて金額的なことだけでなく，'骨転移＝予後不良'という現実に直面している患者に対し，時間的余裕というのも一つの大きなfactorである。Sr89ならば一度の静脈内注射で終わり，外照射ならば時間的費用も大きな損失である。疼痛緩和に外照射を選択すると，複数回照射のために通院しなくてはいけないが，Sr89ならば1日で済み，患者のQOLを低下させない。そこで除痛さえできれば元気なケースでこそ，Sr89が先行すべきと考えている。Sr89処方にあたり，患者に残された時間を一つの要素として考慮してみることも臨床医として必要ではないだろうか（図8）。

VII. Sr89の反復投与，外照射との併用

Sr89に関しては正常骨への被曝が少ないことから，間隔を3ヵ月以上あけ骨髄の状態などに問題なければ複数回投与できる。複数回投与した場合の副作用についても，初回投与時に比較して悪化したとの発表はない。

外照射施行後のSr89，Sr89施行後の外照射も問題はない。ただし前立腺癌骨転移症例などで施行される可能性のある骨盤などへの広範囲にわたる外照射のあとのSr89は骨髄抑制をきたしやすいので，注意を要する。

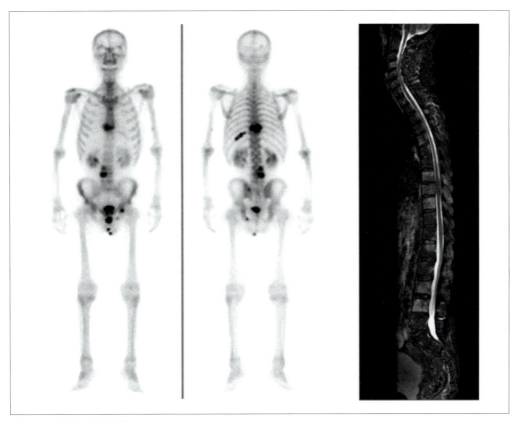

図7　Sr89適応外症例

Ⅷ．Sr89 施行症例

【症例1】

74歳男性，CRPC症例（図9）。

2005年1月検診にてPSA 85.6 ng/mLと異常高値を認め，近医にて確定診断。

T3N0M0 Gleason Score4＋4の診断にてホルモン治療を開始。

2007年3月 3DCRTで60 Gy前立腺に対し外照射施行。

2007年6月 CRPCと診断。その時点で初めて骨転移を指摘。

2007年9月加療目的で紹介受診。

当院受診時には骨代謝亢進を示す血液検査と多発リンパ節，多発骨転移を画像診断にて認めた。多発骨転移に伴う骨痛はあるが，神経所見や理学的所見に異常は認めなかった。疼痛部位は主に肋骨で，呼吸時などに激痛が走り，NSAIDやオピオイドなどの疼痛緩和剤を併用したが疼痛緩和が不十分。そこで2008年3月 Sr89を投与した。その結果疼痛は著明に改善し，2008年10月末に死亡するまで計3回Sr89を投与し，亡くなられる2週間前まで週2回ゴルフをラウンドされるほどQOLを維持満足された。

【症例2】

57歳男性，CRPC症例（図7）。

2006年検診にてPSA 56 ng/mL。

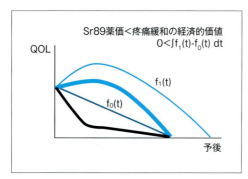

図8 Sr89の価値

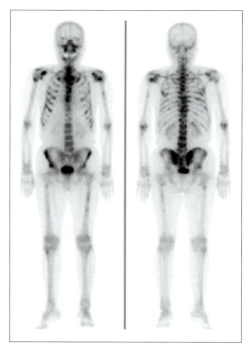

図9 Sr89著効例

T3N0M0 Gleason Score5＋5 の診断にてホルモン治療を開始。

2007年11月 CRPC の診断にて加療目的で紹介受診。

当院受診時には画像診断にて転移を認めなかったため，根治的前立腺全摘術を施行。

2008年1月多発骨，リンパ節，肝転移を認めた。

骨転移による疼痛に対し NSAID，オピオイド，ゾレドロン酸の投与，放射線外照射などをただちに開始した。疼痛の主な部位は胸椎転移部位を中心とした背部痛で，神経所見や理学的所見に異常は認めなかった。MRI では脊椎転移病巣は脊髄を明らかに圧排し疼痛の原因となっていたことが示されていた。

このような脊髄圧排による神経性疼痛であり，麻痺を予防するためにも整形外科的除圧術施行などを考慮すべきであり，Sr89 の適応外である。

IX. Sr89の今後

このように，Sr89 の臨床的有用性が示されているにもかかわらずいまだ広く臨床使用されてきていない。その要因の一つは，Sr89 治療を行うための関連法令，施設要件および安全管理規準の遵守，放射線安全取扱いの教育・講習受講などさまざまな条件を整える必要がある。また疼痛という主観的なものを対象にしているためその評価が数値化しにくいことである。本邦第Ⅲ相臨床試験結果においても鎮痛薬量の増減と VAS，Face Scale が相関していない。Evidence Based Medicine（EBM）を重視する現代では普及の妨げとなっている。その結果として，個々の患者に Sr89 治療効果を予測することも困難となっている。

今更ではあるが，今後 Sr89 が広く普及するにあたり，院内整備はもちろん，患者選択の適正化がもっとも重要と考えている。そのためにはまず，癌種ごと，治療歴など背景をそろえて，治療効果判定に客観性をもたせた適切な臨床研究を

表5 メタストロン　エントリーシートと発注シートの主な変更点

エントリーシート	発注シート
NSAIDやオピオイドなどの鎮痛薬で十分な疼管理が困難である。	NSAIDsまたはオピオイドが投与され，疼痛コントロールが不十分な有痛性骨転移の患者。
化学療法後または外照射治療後の最低値が確認されている。	現在，化学療法中で，問題となる骨髄抑制がない，または，骨髄抑制のある化学療法後で，血液学的検査値の最低値が確認されている。
骨髄抑制のある化学療法または外照射治療の前治療がある場合，化学療法後または外照射治療後の最低値からの回復が確認されている必要がある。	現在，局所外部照射治療中で，問題となる骨髄抑制がない，または，広範な外部照射治療後で，血液学的検査値の最低値が確認されている*（*化学療法または外照射治療が未実施の場合はこれらの項目のチェックは不要）。
1ヵ月以上の生存期間が見込める。	1ヵ月以上（望ましくは3ヵ月以上）の生存期間が見込める。
現在，化学療法剤は使用していない。	―
現在，外照射治療は実施していない。	―

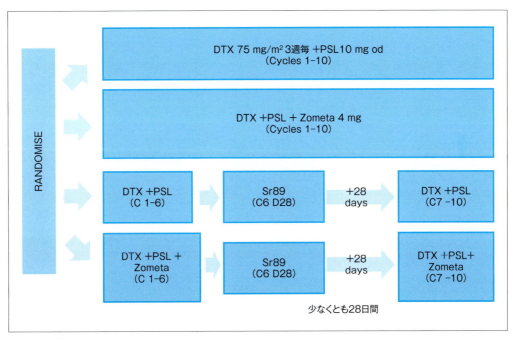

図10　TRAPEZE 試験デザイン

展開し，Sr89 が有用な症例の背景や治療時期などを検証する必要がある。

Sr89 投与基準が**表5**のとおり，化学療法や放射線治療後ではなく，化学療法や放射線治療の施行中であっても，Nadir が確認され骨髄機能が十分あれば投与できるように改変された。海外では TRAPEZE 試験（**図10**）が施行され，Sr89 を併用することで骨関連の無増悪生存率を改善するが全生存期間は改善しなかったことが発表され，Sr89 の抗腫瘍効果の可能性を指摘する声も聞かれる。しかし本邦では骨転移に伴う疼痛緩和が Sr89 の適正使用の条件であることはいうまでもない。

X．まとめ

WHO式3段階除痛ラダーの欄外にオピオイドの効きにくい疼痛の一つとして骨転移痛と明記されているのは周知のとおりであり，骨転移痛に対してはNSAIDが有効ということも周知のとおりである。Sr89はCaをある意味TargetとするAtom Targeted Agentであり，さらに骨しか効かないOrgan Targeted Therapyである。したがってSr89はオピオイドの代替でもないし，オピオイドが効かないからSr89を使用しようというのは明らかな間違いであり，あくまでもNSAIDの代替である。Sr89はオピオイド漬けになっているような患者に使用するクスリではないことは肝に銘じておかなくてはいけない。

Sr89の得意とする転移部位は，非荷重骨への転移，骨膜が進展しているような転移，NSAIDが非常によく効く転移，ALPやBAPなどの骨代謝マーカーの亢進している転移であり，予後が長く骨髄機能が十分残っている患者である。

Sr89を使用すべきでない転移部位は荷重骨への転移，脊髄などへの圧迫をしているような転移，オピオイドが有効な転移，骨代謝マーカーの亢進していない転移であり，予後も短く化学療法を前後に激しく施行しており骨髄が弱い患者には適応がない。

患者からの訴えは痛い，という一言である。しかし，どこが痛い，なぜ痛い，鎮痛するにはどのようにすればよいかを考え，鎮痛のためにactionをおこし，そして評価することが大切である。正しい診断が正しい治療に結びつくのは緩和医療でも当然である。

付記

癌治療の3本柱は手術，化学療法そして放射線療法であることはいうまでもない。そして第4の柱として緩和であることは近年の癌治療では至極当然のこととして受け止められている。だが実臨床では3本柱の治療が無効になったときに，第4の柱である緩和が登場しているのが現実である。

しかし熱が出たら解熱剤，頭が痛かったら鎮痛剤，腰が痛かったら湿布。これらもそれぞれの症状を抑える治療であって，これらの処置も緩和医療である。緩和医療は，終末期医療ではなく日常生活にすでに染み込んでいるのである。骨痛さえ緩和できれば元気に社会復帰できるであろう患者は先述したように多数いるわけで，そのような患者にとってSr89が福音になることを切に願う。

参考文献

1) Inoue T, Segawa T, Kamba T, et al: Prevalence of skeletal complications and their impact on survival of hormone refractory prostate cancer patients in Japan. Urology 73: 1104-1109, 2009
2) 武田文和：癌性疼痛のコントロール．檀健二郎，横田敏勝編，南江堂，東京，pp.66-83, 1993
3) Pecher C: Biological investigation with radioactive calcium and strontium: preliminary report on the use of radioactive strontium in treatment of metastatic bone cancer. Pharmacol 11: 117-149, 1942
4) Robinson RG, Spicer JA, Preston DF, et al: Treatment of metastatic bone pain with strontium-89. Nucl Med Biol 14: 219-222, 1987
5) Ackery D, Yardley J: Radionuclide-

targeted therapy for the management of metastatic bone pain. Semin Oncol 20: 27-31, 1993
6) Siegel HJ, Luck JV Jr , Siegel ME: Advances in radionuclide therapeutics in orthopaedics. J Am Acad Orthop Surg 12: 55-64, 2004
7) Blake GM, Zivanovic MA, Blaquiere RM, et al: Strontium-89 therapy: measurement of absorbed dose to skeletal metastases. J Nucl Med 29: 549-557, 1988
8) Ben-Josef E, Maughan RL, Vasan S, et al: A direct measurement of strontium-89 activity in bone metastases. Nucl Med Commun 16: 452-456, 1995
9) Robinson RG, Peston DF, Schiefelbein M, et al: Strontium-89 therapy for the palliation of pain due to osseous metastases. JAMA 274: 420-424, 1995
10) Kan Michael K: Palliation of bone pain in patients with metastatic cancer using strontium-89（Metastron）. Cancer Nurs 18: 286-291, 1995
11) Finlay IG, Mason MD, Shelley M: Radioisotopes for the palliation of metastatic bone cancer: a systematic review. Lancet Oncol 6: 392-340, 2005
12) 西尾正道, 佐野宗明, 玉木義雄, 他：疼痛を伴う骨転移癌患者の疼痛緩和に対する塩化ストロンチウム（Sr-89）（SMS.2P）の有効性及び安全性を評価する多施設共同オープン試験. 日医放会誌 65: 399-410, 2005
13) 木村良子, 濱本 研, 鈴木謙三, 他：転移性骨腫瘍に伴う骨性疼痛に対する放射性ストロンチウム（89Sr）製剤 SMS. 2P の第2相臨床試験. 核医学 32: 311-321, 1995
14) Baranauskas Z, Valuckas K, Aleknavicius E, et al: Use of strontium-89 in the analgesic treatment of cancer patients with bone metastases. Medicina 42: 11-14, 2006
15) Storto G, Klain M, Paone G, et al: Combined therapy of Sr-89 and zoledronic acid in patients with painful bone metastases. Bone 39: 35-41, 2006
16) Kuroda I: Effective use of strontium-89 in osseous metastases. Ann Nucl Med 26: 197-206, 2012
17) Silberstein EB: Teletherapy and radiopharmaceutical therapy of painful bone metastases. Semin Nucl Med 35: 152-158, 2005
18) Dafermou A, Colamussi P, Giganti M, et al: A multicentre observational study of radionuclide therapy in patients with painful bone metastases of prostate cancer. Eur J Nucl Med 28: 788-798, 2001
19) Laing AH, Ackery DM, Bayly RJ, et al: Strontium-89 chloride for pain palliation in prostatic skeletal malignancy. Br J Radiol 64: 816-822, 1991
20) Windsor PM: Predictors of response to strontium-89（Metastron）in skeletal metastases from prostate cancer: report of a single centre's 10-year experience. Clin Oncol 13: 219-227, 2001
21) Zyskowski A, Lamb D, Morum P, et al: Strontium-89 treatment for prostate cancer bone metastases: does a prostate-specific antigen response predict for improved survival? Australas Radiol 45: 39-42, 2001
22) Kuroda I: Strontium-89 for prostate cancer with bone metastases: the potential of cancer control and improvement of overall survival. Ann Nucl Med 28: 11-16, 2014
23) 恒藤 暁, 池永昌之, 細井 順, 他：末期がん患者の現状に関する研究. ターミナルケア 6: 482-490, 1996
24) 黒田 功：89Srをより有効に処方するコツ 臨床経験をふまえて. 臨床放射線 56: 975-982, 2011
25) Quilty PM, Kirk D, Bolger JJ, et al: A comparison of the palliative effects of strontium-89 and external beam radiotherapy in metastatic prostate cancer. Radiother Oncol 31: 33-40, 1994

V. 骨転移病変の治療

2 ラジウム-223

東京大学医学部附属病院泌尿器科・男性科
中川　徹

ポイント

- ラジウム-223は半減期11.4日のα線放出核種である。α線は高い線エネルギー付与（linear energy transfer: LET）と短い飛程を特徴とし，β線と比較して生物学的効果比が高い。
- ラジウムはカルシウムと同じアルカリ土類金属に属し，投与すると骨代謝亢進部位に集積する。
- 症候性の骨転移を有し臓器転移のない去勢抵抗性前立腺癌（CRPC）患者を対象としたランダム化比較試験（ALSYMPCA study）において，ラジウム-223は生命予後を有意に改善し，SREを予防・QOLを改善することが示された。
- ラジウム-223（Xofigo®）はすでに米国や欧州で承認されており，本邦でも近い将来に認可されることが期待される。
- ラジウム-223は，生命予後の改善が得られること，骨髄抑制などの副作用が軽微であることから，今後実臨床において使用が増えてくるものと思われる。

I. はじめに

PSAを用いた検診の普及にもかかわらず，いまだに約10%の新規前立腺癌患者は骨転移を有する進行癌で発見される[1]。また，限局性前立腺癌に対する手術や放射線照射などの根治療法後に再発し，アンドロゲン除去療法（androgen deprivation therapy: ADT）に対して抵抗性となった去勢抵抗性前立腺癌（castration resistant prostate cancer: CRPC）患者の約8割が骨転移を有するとされている。骨転移病巣はその進行に伴い病的骨折や脊髄圧迫症状を呈したり，放射線照射や手術といった侵襲的局所処置を要する可能性がある［これらの事象を総称して骨関連事象（skeletal related events: SRE）という］。このように骨転移の管理は前立腺癌診療上の重要な課題である。

前立腺癌骨転移に対する薬物療法は，破骨細胞を標的とした支持療法（ゾレドロン酸，デノスマブ）と，放射線内照射療法に大別できる。後者に属する治療薬のうち現在本邦で認可され使用可能な薬剤はストロンチウム-89製剤である。近年，ラジウム-223（Xofigo®）の有効性

が証明され，米国では米国食品医薬品局（Food and Drug Administration: FDA）の承認を受けて臨床使用が可能となった。本邦では本稿執筆時点で未承認ではあるが，近い将来の承認が予想される。本製剤の特筆すべき点は，骨を標的とした治療でありながら，ゾレドロン酸やデノスマブ，ストロンチウム-89と異なり，生命予後の改善が得られている点である。本稿ではそのラジウム-223（^{223}Ra）について述べる。

II. 放射線内照射療法の歴史

放射性医薬品（放射性アイソトープ標識化合物）を体内に投与し，親和性の高い組織もしくは腫瘍に取り込ませて放射線治療を行う治療を，内照射療法（アイソトープ内用療法）という。分化型甲状腺癌（濾胞癌あるいは乳頭癌）や甲状腺機能亢進症に対するヨード-131（^{131}I）治療はその代表的な例である。甲状腺由来の癌細胞や甲状腺濾胞上皮細胞がヨードを取り込む性質を利用して，放射性ヨードを甲状腺癌あるいは組織に取り込ませ，放出されるβ線により細胞を破壊し治療する方法である。その他，B細胞悪性リンパ腫治療に対する^{90}Y（イットリウム）標識抗CD20モノクローナル抗体イブリツモマブ（ゼヴァリン®），悪性褐色細胞腫に対する^{131}I-MIBG（meta-iodobenzylguanidine）も同様である。投与された核種が病変部分に選択的に集積され，そこでβ線が放出されるので，理論的には標的に対して高い線量分布が得られる可能性がある。

これら臨床応用されてきた放射線内照射療法では，主としてβ線放出核種を利用してきた。一方，本稿の主題である^{223}Raは，放出されるα線を利用した治療法である。

III. α線放出核種の特徴

放射性同位元素は原子核の崩壊に伴いα線（ヘリウム原子核：陽子2個と中性子2個が堅く結合），β線（電子），γ線（電磁波）を放出する。アイソトープ治療はこれを利用したもので，これまで主としてβ線が用いられてきた。

α線の大きな特徴は，高い線エネルギー付与（単位長さあたりのエネルギー損失，linear energy transfer: LET）と，短い飛程にある。α線のLETは80 keV/μmで，β線（0.2 keV/μm）のほぼ400倍である。低LETであるβ線はDNAの単一鎖切断を起こすが，これは生体内で比較的容易に修復される。一方，α線はLETが高いためDNA二重鎖切断を起こしやすく，細胞死に直結する。このようにα線は，生物学的効果比（relative biological effectiveness: RBE）として表現される"有効性"の高さが特徴で，標的部位に局所的な殺細胞作用をもたらす。

一方，飛程については，β線が数mmの距離まで届く一方，α線の飛程は0.1 mm以下・細胞数個（2〜10個）分の長さと，非常に短い（図1）。β線による治療では，たとえば後述するストロンチウム-89（^{89}Sr）を用いた骨転移癌に対する治療では，正常骨髄にまで照射が及ぶため，副作用として骨髄抑制が問題となった。一方，α線は飛程が非常に短

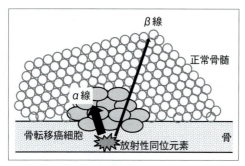

図1　α線とβ線の飛程の違い

いため，核種を標的腫瘍にうまく局在させることができれば，標的に有効に照射しつつ，かつ周囲の正常組織の被曝を低く抑えることができる。そのためには，α線放出核種を標的腫瘍部位に選択的に運ぶ有効なドラッグデリバリーが必須である。1990年代にビスマス-213標識抗CD33抗体が急性骨髄性白血病に投与されたが，これがα線放出核種標識抗体がヒトに投与された初めての例である[2]。

IV．骨転移に対する放射線内照射療法

多発骨転移に対する治療薬として，破骨細胞を標的とした支持療法（ゾレドロン酸，デノスマブ）のほかに，骨集積放射線医薬品がある。^{89}Sr（商品名メタストロン®）や^{153}Sm（サマリウム）-EDTMP（商品名Quadramet®：本邦では未認可），^{186}Re（レニウム），^{188}Re，それに^{223}Raなどである（表1）[3,4]。本稿執筆時点では，本邦ではメタストロンのみが保険収載され使用可能である。レニウムの臨床開発は進んでいない。

SrやRaは，カルシウム（Ca）と同じアルカリ土類金属であり，ヒドロキシアパタイトと複合体を形成して骨代謝亢進部位に集積する。^{89}Srは，取り込まれた造骨部位においてβ線を放出し，DNA損傷から細胞死を引き起こす。疼痛緩和効果が71～81％の患者に認められる。効果は投与後4～28日後より発現し，最大15ヵ月間持続する。β線の飛程は2.4 mmで，正常骨髄にまで影響が及ぶため，副作用として骨髄抑制（特に血小板減少・リンパ球減少）が12～80％の患者で認められることが問題である。疼痛緩和効果が減弱した場合には反復投与が可能であるが，骨髄抑制のため3ヵ月間の投与間隔の確保が必要である[3]。

このように，^{89}Srは「骨転移部位の疼痛緩和」に適応が示されたものの，病勢コントロールにおける意義は十分確立されていない。Srを投与した患者の37％においてPSAが治療前の1/2以下に低下したとする報告[5]や，小規模なランダム化試験において生命予後の有意な改善を得たとの報告[6]があるのみである。そこで最近注目されているのが，α線放出核種である^{223}Raである。

V．塩化ラジウム製剤の開発

^{223}Raを用いた塩化ラジウム製剤Xofigo®（以前はAlpharadin®と呼称されていた）は，Algeta社（ノルウェー）によって開発された。現在，Algeta社とBayer社の共同で市場へ提供されている。

RaはCaやSrと同じアルカリ土類金属に属する。^{223}Raは造骨性の骨代謝亢進部位に集積してα線を放出する。

^{223}Raは半減期11.4日で娘核種の^{219}Rn，^{215}Po，^{211}Pb，^{211}Bi，^{207}Tlを経て，安定核種^{207}Pbとなる（図2）。この過程で4つ

表1 骨転移癌に対して用いられるアイソトープ

アイソトープ	Rhenium-186	Samarium-153	Strontium-89	Radium-223
半減期（日）	3.8	1.9	50.5	11.4
投与形態	^{168}Re-HEDP	^{153}Sm-EDTMP	^{89}SrCl$_2$	^{223}RaCl$_2$
標的への誘導	ビスフォスフォネートのリガンド	Lexidronam リガンド	Ca^{2+}との類似性	Ca^{2+}との類似性
放出粒子	1β	1β	1β	4α, 2β
安定核種	^{186}Os	^{153}Eu	^{89}Y	^{207}Pb
標準投与量	1,295 MBq	37 MBq/kg	1.5〜2.2 MBq/kg	50 kBq/kg
FDA承認根拠	非承認	骨痛の改善	骨痛の改善	生命予後（OS）の改善 SREまでの期間の延長

（文献4より引用，一部改変）

のα粒子と2つのβ粒子（電子）を放出する。^{223}Ra は actinium-227（アクチニウム，半減期21.77年）から取り出すことができ，半減期11.4日と医薬品としての運搬・使用に適している。

VI. ラジウム-223 第Ⅰ/Ⅱ相臨床試験

1. 第Ⅰ相臨床試験

薬物動態や至適投与量の解析を目的とした第Ⅰ相臨床試験が実施された。

最初の臨床試験である ATI-BC-1 試験では，骨転移を有する進行癌患者25人（前立腺癌15人，乳癌10人）を対象として，5段階の用量（46, 93, 163, 213, 250 kBq/kg）で単回投与した際の安全性・忍容性が評価された。骨髄抑制は軽度かつ可逆的であり，グレード3の白血球減少・好中球減少を各2・3人，グレード1の血小板減少を1人に認めたのみであった。ほかの有害事象としては下痢・嘔気・嘔吐がみられた。^{223}Ra は主として消化管から排泄され，24時間後の血中残存率は1%以下であった。さらに，ガンマカメラを用いた撮影により，^{223}Ra が骨

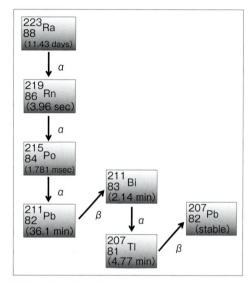

図2 Ra 壊変系列

に集積していることが確認された[7]。

NCT00748046試験では，CRPC患者10人を対象として，50, 100, 200 kBq/kgの ^{223}Ra が投与された。投与4時間・24時間後の血漿中の残存率は2%，0.5%であった。生体内では小腸から速やかに排泄され，24時間後には投与量の52%が便中に排泄された。尿中排泄量は4%程度であった。忍容性は良好で，用量制限毒性に達しなかった。さらに，ALPやNTPなどの骨代謝マーカーの改善が得

られた[8]。

2. 第Ⅱ相臨床試験

有効性と安全性のさらなる探索を目的とした第Ⅱ相臨床試験が実施された。

BC1-02試験では，緩和的外照射を実施した有痛性骨転移を有するCRPC患者を対象として，50 kBq/kg，4週ごと・計4回投与した際の有効性・安全性を評価した。骨型ALP値の変化とSREまでの期間を主要評価項目とし，副次的評価項目として毒性，PSA上昇までの期間，全般的生存率（overall survival：OS）が評価された。CRPC患者64人が，^{223}Ra群33人・プラセボ群31人に振り分けられた。結果，ALPはRa投与群で65.6％低下し，これはプラセボ群と比較して有意な低下であった（$p<0.0001$）。統計学的には有意差はないもののSRE予防効果も得られた。副次的評価項目においても，PSA上昇までの期間（26週 vs. 8週，$p=0.048$），OS（65.3週 vs. 46.4週，$p=0.066$；調整後のOS：HR2.12，$p=0.020$）と有意な改善を認めた。有害事象は重篤なものを認めず，また毒性のためにRa投与の継続を断念した患者はいなかった[9]。

BC1-03試験では，VASを用いた疼痛スコアが主要評価項目とされた。有痛性の骨転移を有するCRPC患者100人を対象とし，5，25，50，100 kBq/kgの^{223}Raを単回投与した。投与2週後には71％の患者で疼痛の改善が得られ，その効果は投与量に比例していた。100 kBq/kg投与群では骨型ALPの低下は有意であり，また安全性も確認された[10]。

Ⅶ. 第Ⅲ相臨床試験（Alpharadin in Symptomatic Prostate Cancer Patients study：ALSYMPCA study）

第Ⅰ・Ⅱ相臨床試験の良好な結果を受けて，OSを主要評価項目とした第Ⅲ相無作為化二重盲検臨床試験が，19ヵ国136施設において実施された[11]。対象は，有症状（鎮痛剤を要する，あるいは過去12週以内に疼痛緩和目的の外照射を受けた）かつ2ヵ所以上の骨転移を有し，内臓転移を伴わないCRPC患者である。前治療としてのドセタキセル使用に関しては，既投与で不応（PD）と，投与不可（unfit）・投与拒否が許容された。^{223}Raの投与スケジュールは，50 kBq/kg iv，4週ごと・計6回。主要評価項目はOS，副次的評価項目として，最初の症候性のSREまでの期間，種々の生化学的指標（ALP値，PSA値），安全性，QOLが評価された。

921人の患者が^{223}Ra投与群とプラセボ群に2：1で割り付けられた。314例の死亡が確認された時点で，あらかじめ予定されていた中間解析が実施された。OSは^{223}Ra投与群において有意に良好で，死亡率の30％低下が認められた（14.0ヵ月 vs. 11.2ヵ月，ハザード比0.70，95％ 信頼区間 0.55～0.88，$p=0.002$）。グレード3～4の副作用発症率は両群間に差はなかった。

528人の死亡が確認された時点で再度解析が行われた。やはりOSは^{223}Ra投与群において有意に良好であり（14.9ヵ月 vs. 11.3ヵ月，ハザード比0.70，95％ 信頼区間 0.58～0.83，$p<0.001$），ドセタキセル使用歴やビスホスホネート製剤

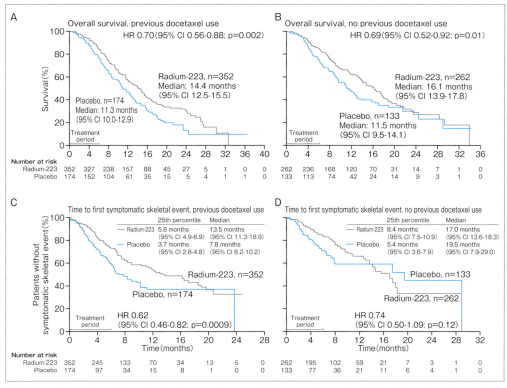

図3 ALSYMPCA 試験で示された，ラジウム-223 による（A, B）生命予後改善，（C, D）SRE 予防効果

生命予後は，ドセタキセル既治療群（A）・投与不能群（B）いずれにおいても改善が得られた．骨関連事象までの期間は，ドセタキセル既治療群で有意に延長しており（C），ドセタキセル投与不能群でも延長する傾向が認められた（D）．
（文献12 より引用）

併用の有無にかかわらず有効であった．また，SRE の予防効果（発症までの期間の有意な延長：15.6ヵ月 vs. 9.8ヵ月，HR 0.66, p<0.001），QOL の改善（投与後16週で FACT-P を用いて評価）など，すべての副次的評価項目において ^{223}Ra 投与群はプラセボ群よりも統計学的に有意に良好な結果であった．

毒性についても詳細に検討されたが，血液学的・非血液学的毒性いずれも，両群間に有意な差はなく，グレード3～4の貧血（13% vs. 13%）・血小板減少（6% vs. 2%）・好中球減少（3% vs. 1%）であった．本剤は消化管に排泄されるが，消化管副作用についても有意な差を認めなかった．

このような有効性・安全性は，ドセタキセル投与歴の有無で分類したサブ解析でも確認されている[12]．すなわち，ドセタキセルによる治療歴有り・投与不能いずれの群でも生存率は約30%改善し，またドセタキセル既治療群では骨関連事象発症までの期間も有意に延長していた（**図3**）．

これらの結果をもとに，^{223}Ra は，症候性の骨転移を有し，臓器転移のない CRPC 患者を対象として，2013年5月に FDA，つづいて2013年11月に欧州

委員会（European Commission: EC）の承認を受けた。

その後，ALSYMPCA study における投与後長期の安全性についても報告された。全患者が投与後3年以上経過した時点で，AML や MDS などの血液系悪性腫瘍の発生はなく，再生不良性貧血が Ra 投与群で1例報告された[13]。

Ⅷ. 本邦での承認に向けた動向

国内でも第Ⅰ・Ⅱ相臨床試験を終了し，フォローアップ期間に入っている。第Ⅱ相試験（＃16430, NCT01929655）では，49例が登録され，12週後の ALP 変化率を主要評価項目として実施されている。これらの結果をもって，海外で実施された ALSYMPCA 試験の結果とのブリッジングにて，薬事申請が行われるものと予想される。

Ⅸ. ラジウム -223 の問題点と今後の方向性

^{223}Ra は，症候性の骨転移を有し臓器転移のない CRPC 患者において，生命予後や QOL を改善し，SRE 発症までの期間を延長させることが，ランダム化比較試験において示された。有害事象は軽微であった。とくに，骨を標的とした治療でありながら，生存期間の改善が得られたことは，特筆すべき事象である。

今後は，臨床試験の枠を超えて，実臨床における使用成績が報告されてくるものと思われる。臨床試験では指摘されなかった副作用などの問題点が示される可能性がある。

また，現在ではドセタキセル治療後（不応），あるいはドセタキセル投与非適格症例において有効性が証明されたのみであり，ドセタキセル治療開始前の CRPC 患者における有用性は検討課題である。さらには，近年承認されたエンザルタミド（イクスタンジ®）やアビラテロン酢酸塩（ザイティガ®）と合わせて，これらの治療薬をどのような順序で投与するべきか，さらには併用療法の可能性について検討されるであろう。実際，^{223}Ra とアビラテロン酢酸塩の併用療法のランダム化試験（NCT02043678），^{223}Ra とアビラテロン酢酸塩あるいはエンザルタミドとの併用試験（NCT02034552）が実施されている。

また，作用機序のさらなる解明も必要である。^{223}Ra は組織内での飛程が 100 μm 程度（細胞2～10個分）にすぎないにもかかわらず，生命予後の改善効果を示した。骨転移巣の腫瘍細胞全体が，^{223}Ra の骨沈着部位から十分に照射されているとは考えにくい。治療効果発現にあたっては，α 線照射により組織中に産生されるサイトカインの影響などの，いわゆるバイスタンダー効果も考えられる。そのような治療効果発現機序の解明は，^{223}Ra の効果をさらに高める有効な併用療法の開発などにつながるであろう。

Ⅹ. まとめ

^{223}Ra は，症候性の骨転移を有し臓器転移のない CRPC 患者において，生命予後や QOL を改善し，SRE 発症を予防することが，ランダム化比較試験において示された。本邦では未承認であるが，近

い将来に認可されることが予想される。^{223}Raは，生命予後の改善が得られること，副作用が軽微であることから，今後実臨床において使用が増えてくるものと思われる。

参考文献

1) Fujimoto H, Nakanishi H, Miki T, et al: Oncological outcomes of the prostate cancer patients registered in 2004: report from the Cancer Registration Committee of the JUA. Int J Urol 18: 876-881, 2011
2) Sgouros G, Ballangrud AM, Jurcic JG, et al: Pharmacokinetics and dosimetry of an alpha-particle emitter labeled antibody: 213Bi-HuM195 (anti-CD33) in patients with leukemia. J Nucl Med 40: 1935-1946, 1999
3) Finlay IG, Mason MD, Shelley M: Radioisotopes for the palliation of metastatic bone cancer: a systematic review. Lancet Oncol 6: 392-400, 2005
4) Wissing MD, van Leeuwen FW, van der Pluijm G, et al: Radium-223 chloride: Extending life in prostate cancer patients by treating bone metastases. Clin Cancer Res 19: 5822-5827, 2013
5) Turner SL, Gruenewald S, Spry N, et al: Less pain does equal better quality of life following strontium-89 therapy for metastatic prostate cancer. Br J Cancer 84: 297-302, 2001
6) Buchali K, Correns HJ, Schuerer M, et al: Results of a double blind study of 89-strontium therapy of skeletal metastases of prostatic carcinoma. Eur J Nucl Med 14: 349-351, 1988
7) Nilsson S, Larsen RH, Fosså SD, et al: First clinical experience with alpha-emitting radium-223 in the treatment of skeletal metastases. Clin Cancer Res 11: 4451-4459, 2005
8) Carrasquillo JA, O'Donoghue JA, Pandit-Taskar N, et al: Phase I pharmacokinetic and biodistribution study with escalating doses of ^{223}Ra-dichloride in men with castration-resistant metastatic prostate cancer. Eur J Nucl Med Mol Imaging 40: 1384-1393, 2013
9) Nilsson S, Franzén L, Parker C, et al: Bone-targeted radium-223 in symptomatic, hormone-refractory prostate cancer: a randomised, multicentre, placebo-controlled phase II study. Lancet Oncol 8: 587-594, 2007
10) Nilsson S, Strang P, Aksnes AK, et al: A randomized, dose-response, multicenter phase II study of radium-223 chloride for the palliation of painful bone metastases in patients with castration-resistant prostate cancer. Eur J Cancer 48: 678-686, 2012
11) Parker C, Nilsson S, Heinrich D, et al: Alpha emitter radium-223 and survival in metastatic prostate cancer. N Engl J Med 369: 213-223, 2013
12) Hoskin P, Sartor O, O'Sullivan JM, et al: Efficacy and safety of radium-223 dichloride in patients with castration-resistant prostate cancer and symptomatic bone metastases, with or without previous docetaxel use: a prespecified subgroup analysis from the randomised, double-blind, phase 3 ALSYMPCA trial. Lancet Oncol 15: 1397-1406, 2014
13) Parker C, Vogelzang NJ, Sartor O, et al: 3-year safety follow-up of radium-223 dichloride (Ra-223) in patients (Pts) with castration-resistant prostate cancer (CRPC) and symptomatic bone metastases (Mets) from ALSYMPCA. 2015 Genitourinary Cancers Symposium. Abstract #195

V. 骨転移病変の治療

3 放射線治療

大船中央病院放射線治療センター
鶴貝　雄一郎

ポイント

- 放射線治療は有痛性骨転移の 60 ～ 80％の症例で疼痛緩和が得られる。オピオイドの効きにくい神経障害性疼痛に対しても有効である。
- 8 Gy/1 回照射は骨折や脊髄圧迫のない，いわゆる uncomplicated bone metastases に対する有効性は 30 Gy/10 回などの分割照射と同等である。一方，神経障害性疼痛や脊髄圧迫の症例で生命予後の長い症例では分割照射に劣る可能性がある。
- 脊髄圧迫症候群では，症状が出現してからできるだけ速やかに治療を開始することが重要である。
- 症例によっては再照射も可能である。

I．はじめに

　骨転移に対する放射線治療は主に，①疼痛緩和，②骨折予防，③脊髄圧迫による脊髄障害の解除を目的として行われる。疼痛緩和目的に行われることがもっとも多く，適切な時期に行えば効果も高い。ただし効果が得られるまで，ある程度期間を要するため，薬剤との併用が必要なことが多い。線量分割法は根治照射に比べて幅があり，神経障害性疼痛や脊髄圧迫の有無で線量分割法が変わることもあるため，病態を十分把握することが大切である。
　本項では放射線治療の実際の進め方や線量分割法のエビデンスを解説する。また脊髄圧迫症候群や再照射などの特殊な状態に対する治療方針についても述べる。

II．照射方法

　疼痛の責任病変に位置の再現性を考慮したマージンを加えて照射範囲を決定する。骨外進展がある場合は CT や MRI を参考に範囲を適宜調整する（図1）。椎体へ照射する場合は病変の上下 1 椎体ずつを含めることが多いが，これらの椎体に照射をしなかった場合に孤立性転移が出現する率は低いとの報告もある[1]。上下椎体を照射野に含めるのは日々の照射での位置ずれに対応する意味合いが強い。
　照射は仰臥位で行うことが一般的だ

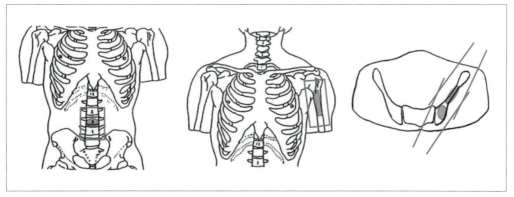

図1 照射野例
CTやMRIを参照しながら骨構造を基準に照射野を設定することが多い。
（日本放射線腫瘍学会編：放射線治療計画ガイドライン2012より引用）

が，疼痛が強い場合は側臥位など患者にとって楽な体勢を取る。また，クッションマットや患者の体を型取った固定具を用いることもある（図2）。多方向からの照射にすると線量集中性は高まるものの，日々の照射で正確に体位を再現することが必要で，照射中に疼痛のため動いてしまえば，計画した線量分布とならない可能性もある。多くの場合1門や対向2門などの単純な照射法で十分で，手際よく短時間に治療を終わらせるよう心掛けている（図3）。

Ⅲ．有効性

放射線治療は60～80％の症例で有効で[2~4]，その内30～50％は完全除痛を得られる[5,6]。除痛効果は照射後数日～10日ほどで現れはじめ，4～8週で効果が最大になる。疼痛緩和の持続期間は中央値で5～6ヵ月である[7]。また照射により一過性に疼痛が増強すること（フレア現象）があり，照射後早期に疼痛が増強した場合には，原病の悪化以外にフレア現象の可能性も念頭におく。フレア現

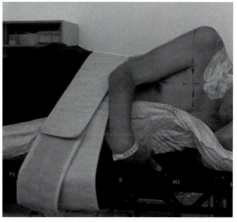

図2 固定具による照射体位の工夫例（側臥位かつ固定具作製）
61歳男性。仰臥位だと右頸部の腫瘍による痛みが強く，数分しか安静保持ができなかった。そこで，患者に楽な姿勢を取ってもらい，固定具で体の型を取った。体位の安定と再現性を担保しつつ安静も保持できるようになったため，照射が可能となった。

象の発生率は2～44％[8,9]と報告により幅があるが，1回照射でより起こりやすく[8]，照射後5日以内に疼痛が増強し[9]，2～6日[8]ほどで収まることが多い。

疼痛が強い場合にも放射線治療は有効だが，軽い痛みの段階で行うとより効果的で，鎮痛薬も最小限にできる[2,10]ため，患者のquality of life（QOL）を保ちや

V. 骨転移病変の治療

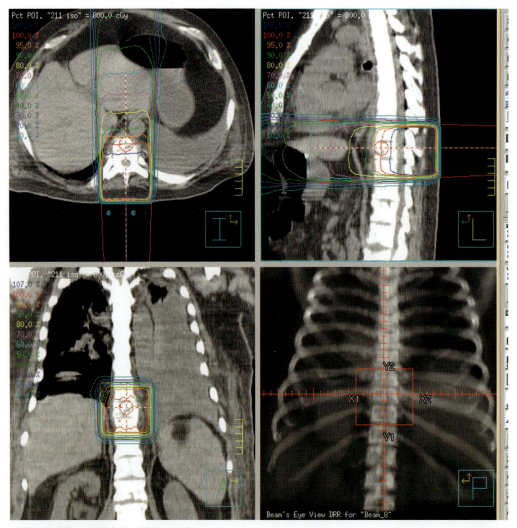

図3　代表的な照射方法（後方1門）
61歳前立腺癌，多発骨転移。第10胸椎に病的骨折と脊柱管内進展を伴う骨転移あり。神経障害性疼痛が強く，オピオイドやNSAIDs，鎮痛補助薬を使用しても pain scale 10 であった。
全身状態も不良であったため，上下1椎体ずつを含めて後方1門にて 8 Gy/1回の照射を行った。照射数日後から疼痛は pain scale 0〜1 に緩和され，鎮痛薬の減量が可能となった。

すい。また癌の組織型によって期待される鎮痛効果は異なり，腎癌のような放射線抵抗性の癌種に比べて前立腺癌や乳癌などの放射線感受性が比較的高い腫瘍で奏効しやすい[11]。

IV. 侵害受容性疼痛に対する緩和照射 — uncomplicated bone metastases —

以前は腫瘍が縮小することで疼痛が緩和されると考えられていたが，近年では疼痛に関連するサイトカインや伝達因子の産生が照射により阻害されることが，

表1　有痛性骨転移に対する線量分割法の無作為化比較試験

臨床試験	年	症例数	線量分割法	疼痛消失率(%)	疼痛緩和率(%)	骨折率(%)	再照射率(%)
RTOG7402 [22]	1982	単発性 74	40 Gy/15回	61	85	18	
		72	20 Gy/5回	53	82	4	
		多発性 167	30 Gy/10回	57	87	8	
		143	15 Gy/5回	49	85	5	
		155	20 Gy/5回	56	83	7	
		148	25 Gy/5回	49	78	9	
the Dutch Bone Metastasis Study [7]	1999	585	8 Gy/1回	37	72	4	25
		586	24 Gy/6回	33	69	2	7
Bone Pain Trial Working Party [12]	1999	383	8 Gy/1回	57	78		23
		378	20 Gy/5回	58	78		10
RTOG9714 [13]	2005	455	8 Gy/1回	15	66	5	18
		443	30 Gy/10回	18	65	4	9

疼痛緩和の主因と考えられている[4]。その効果を得るには8 Gy/1回程度の照射で十分とされる。

複数のランダム化比較試験で8 Gy/1回と分割照射で有効性に有意差がないことが報告されている。1990年代に行われたオランダの第Ⅲ相臨床試験（1,171例）[7]では8 Gy/1回と24 Gy/6回を，英国を主体とした試験（756例）[12]では8 Gy/1回と分割照射（98％が20 Gy/5回）を無作為に割り付けて比較し，どちらの試験でも鎮痛効果と急性毒性に両群間で有意差はなかった。また2000年前後に乳癌と前立腺癌898例を対象とした8 Gy/1回と30 Gy/10回の比較試験（RTOG9714）[13]でも，両群で鎮痛効果に差は認められなかった（表1）。また，1回照射群の再照射率は2割前後と分割照射群よりも高いものの，疼痛が再燃した割合や再燃までの期間に有意差はなかった。1回照射群で再照射率が高いのは，正常臓器の耐容線量まで余裕があり再照射を行いやすかったためと考えられている。照射後の脊髄圧迫の発生率は長期照射に比べて短期照射で多い傾向［1.9％（28/1,443例）vs. 2.8％（41/1,443例），p＝0.13］だったが，統計学的有意差は認められていない[5]。これらの結果から，uncomplicated bone metastasesの場合には，8 Gy/1回照射は多くのガイドラインで標準治療の一つと位置づけられている。前立腺癌のような予後の長い癌種においても1回照射の劣性を示す根拠はなく，医療費抑制や患者の利便性から1回照射を支持するメタアナリシスも存在する[14]。

しかしながら日常診療においては，uncomplicated bone metastasesに対しても伝統的な30 Gy/10回などの分割照射が用いられることも多い。国や地域によって頻用される線量分割法には大きな幅があり[15]，ガイドラインや臨床試験の結果と実臨床には乖離がある。その原因として診療報酬システムや1回照射の施行経験の少なさがあげられている[16]。また全身療法などの進歩によって，骨転移を発症した後の予後が延びている状況に

おいて，将来的な脊髄圧迫の発生率が，統計学的有意差はないとはいえ短期照射で若干多い傾向を懸念する向きもある。

V. 神経障害性疼痛に対する緩和照射

Uncomplicated bone metastases に比べると有効性はやや劣るものの，オピオイドが効きにくいとされる神経障害性疼痛でも放射線治療は有効で，6 割程度の症例で疼痛緩和が得られる[17]。神経障害性疼痛においては1回照射が分割照射と同等であることを示すエビデンスは十分とはいえない。神経障害性疼痛に特化したランダム化比較試験[17]では，8 Gy/1 回照射は 20 Gy/5 回の分割照射に比べて統計学的に有意差はなかったものの，疼痛緩和割合は1回照射でやや低く，疼痛再燃までの期間も短い傾向だった。線量分割法を決定する際には疼痛の原因を勘案して決定することが望ましい。

VI. 骨折予防

骨折予防目的で紹介されることも多いが，放射線治療が病的骨折の予防に寄与するか明確なエビデンスはない。ホルモン抵抗性前立腺癌の多発骨転移 138 例，しかも対象の半数は骨転移が 20 個以上という非常に進行した病態で，鎮痛薬のみ/ビスホスホネート/外照射/メタストロンの治療法ごとに脊髄圧迫の発生率を調べた回顧的研究[18]では，鎮痛薬のみに比べて外照射あるいはメタストロンを用いた群で脊髄圧迫の発生率が有意に低かった。各群の患者背景に偏りはなかったとはいえ回顧的研究であり，エンドポイントも骨折ではないため強くはいえないが，放射線治療によって骨イベントの発生率が少なくなった可能性はある。一方で，前立腺癌での骨転移では比較的少ないが，溶骨性骨転移においては，単純写真で大腿骨の溶骨性変化が 3 cm 以上認められる場合，照射後の骨折率が有意に高かった（23% vs. 3%）との報告[19]もあり，放射線治療をすることで骨折は予防されると過剰に期待することはできない。このような症例には予防的固定術が推奨されている[20]。局所制御を狙った線量増加が骨折予防につながるかについても議論が分かれるところで，8 Gy/1 回と分割照射で骨折率に差があるかについて一定の見解は得られていない[5,7,13,21〜23]。

照射後の骨折リスクには転移部位や体重，装具の使用の有無，生活スタイルなどさまざまな因子が関わるため，放射線治療が骨折予防にどの程度貢献するか見極めることは難しい。患者に対しては，放射線治療後も骨が通常より脆い状態は続くため，照射や鎮痛薬が奏効して痛みが和らいだ後も，現在痛みのある部位に負担のかかる動作や姿勢は避けるよう指導している。

VII. 悪性腫瘍による脊髄圧迫

1. はじめに

悪性脊髄圧迫（malignant spinal cord compression: MSCC）は一般的に疼痛も強く，不可逆的な麻痺や膀胱直腸障害にもつながる。症状出現から治療開始までの期間によって機能予後に大きく差が出るため，できる限り速やかに手術と放射

線治療の適応をコンサルトすることが重要である。また将来的に MSCC を発症するリスクの高い患者には起こりうる症状を事前に説明しておき，発症したらすぐに連絡するよう指導している。ここでは治療開始までの期間が機能予後に与える影響や治療方法について解説する。

2. 治療開始までの期間と機能予後

治療前の麻痺が軽度で進行がゆっくりな症例ほど，治療後の歩行機能は改善しやすい。放射線治療時に自立歩行が可能であれば，80％の症例で歩行機能は改善または維持される。しかし，支持歩行では65％，不全麻痺で歩行できない状態では40％，完全麻痺では10％未満と，治療前の状態が悪いほど有効率は低下する[24,25]。治療前に歩行不能に陥った場合は24時間以内に治療を開始することが望ましく[26]，緊急照射の対象である。歩行不能に陥ってから12時間以内に開始すると機能を保ちやすく[27]，治療前に尿道カテーテル留置が必要であった症例の20～40％で尿道カテーテルを抜去できたとの報告もある[28]。

3. ステロイド

脊髄圧迫により麻痺をきたした場合，速やかにステロイドを開始することが一般的である。ランダム化比較試験[29]で初回投与量デキサメサゾン 96～100 mg の有効性が示されたが，高用量ステロイドでは重篤な副作用も多く，使用には注意が必要である。エビデンスは限定的であるが，初回投与量をデキサメサゾン 10～16 mg にしてその後4時間ごとに4 mg 投与する方法でも，有効性は変わらず副作用が軽減されたとの報告もある[30～32]。2012年にカナダから出された recommendation では，16 mg/日での開始を推奨している[33]。脊髄圧迫が軽度の時のステロイドの必要性は明確ではなく，少数例での第Ⅱ相試験[34]では，背部痛のみで神経根症状がない状態や脊柱管狭窄の程度が50％未満の場合は，ステロイドなしでも問題なかった。

4. 脊椎安定性の評価

骨破壊や圧迫変形が強い場合，放射線治療では症状緩和が期待できないため，可能であれば手術が選択される。脊椎の安定性を予測する指標として，Spine Oncology Group から，病変のある脊椎レベルや脊椎内の広がりなど6つの因子を用いたスコア（Spine Instability Neoplasic Score：SINS）[35]（表2）が提唱されており，安定性の判断の一助となる。同グループがこのスコアリングの妥当性を検証したところ，SINS が脊椎不安定症例を検出する感度／特異度はそれぞれ 96/80％であった[36]。

5. 手術＋術後放射線治療

上述のように圧迫変形が強い場合や脊椎が不安定な場合は手術が第一選択であり，術後に 30 Gy/10 回程度の放射線治療を加えることが一般的である。表3に米国放射線腫瘍学会から提唱された除圧術＋術後放射線治療が好ましい病態を示す[2]。放射線治療単独と手術＋術後放射線治療（以下手術併用群）とで歩行能力の温存効果を比較したランダム化比較試験[37]では，歩行可能率・歩行可能期間ともに手術併用群で有意に良好で，規

表2 Spine Instability Neoplastic Score (SINS)

因子	点数
病変部位	
Junctional (後頭部-C2, C7-Th2, Th11-L1, L5-S1)	3
Mobile spine (C3-6, L2-4)	2
Semi-rigid (Th3-10)	1
Rigid (S2-5)	0
安静による疼痛緩和,動作/負荷による疼痛増強	
あり	3
時々	1
疼痛なし	0
骨転移部の性状	
溶骨性	2
混合(溶骨性/造骨性)	1
造骨性	0
脊椎の配列	
亜脱臼/偏位 あり	4
生理的な脊椎後弯/側弯 あり	2
正常な配列	0
椎体の圧潰	
>50%の圧潰	3
<50%の圧潰	2
椎体の>50%を病変が占めるが圧潰なし	1
上記にあてはまらない	0
脊椎の後方外側成分(椎間関節,椎弓根,肋椎関節の骨折または腫瘍による置換)	
両側	3
片側	1
なし	0

6項目の総合点	分類	行動
0～6	脊椎安定性あり	
7～12	判定保留	不安定になりつつあり,整形外科への相談を要する
13～18	脊椎不安定	整形外科への相談を要する

(文献35より引用,改変)

定を超えたため中間解析で試験中止となった。また治療開始時には歩行不能だった症例の歩行能力改善率も,手術併用群で有意に優っていた。この試験については,症例数が少なく,重要な予後因子で層別化されていないなどの問題点も指摘されているが,少なくとも新たなランダム化比較試験の結果が得られるまでは,適応症例に対しては手術を検討することが望ましい[26,38]。

6. 放射線治療単独

手術適応がない場合は,30 Gy/10 回程度の放射線治療を行うことが一般的である。MSCCに対する線量分割法にも幅があり[39～41]、8 Gy/1 回から40 Gy/20 回まで状況に応じて使い分けられている。

8 Gy/1 回から40 Gy/20 回までの5つ

表3 悪性脊髄圧迫症候群の治療において除圧術＋術後放射線治療が好ましい病態

画像	単発性病変 内臓転移および脳転移がない 脊椎不安定性がある
患者因子	65歳未満 KPS 70以上 生命予後の見込みが3ヵ月以上 神経症状の進行が緩徐 歩行可能 歩行不能に陥ってから48時間以内
腫瘍因子	放射線の感受性の低い腫瘍（黒色腫など） 自然経過の長い原発巣（前立腺癌，乳癌，腎癌など）
治療因子	照射後の症状再燃

（文献2より引用，改変）

の線量分割法を比較した回顧的研究（1,300例）では，いずれの線量分割法でも機能予後に有意差はなかったものの，長期照射のほうが照射野内再発は少なかった[42]。長期照射（30 Gy/10回，37.5 Gy/10回，40 Gy/20回）117例と短期照射（8 Gy/1回，20 Gy/5回）114例を比較した前向き試験[43]でも同様の結果で，治療後の機能予後に有意差はなかったが，長期照射群のほうが局所制御率（77% vs. 61%）と12ヵ月無増悪生存率（72% vs. 55%）が有意に優れていた。生命予後が短い症例では8 Gy/1回などの短期照射でも長期照射と同等の効果が得られるが，一般的に予後の長い前立腺癌において，MSCCに対して短期照射を用いることは慎重に考える必要がある。

VIII. 再照射

初回照射で疼痛緩和が不十分であった場合や疼痛が再燃した場合には，再照射が検討される。2012年以降，再照射に関するメタアナリシスが複数報告され，評価可能例の24〜58%で再照射は有効であった[44,45]。解析対象となった報告の線量分割法は初回照射，再照射ともに4 Gy/1回〜24 Gy/6回の比較的低線量のものが多く[46〜50]，除痛効果が出現するまでの期間は3〜5週，効果持続期間は15〜22週で脊髄障害はなかった。

初回照射で少ない線量しか照射していない場合は，再照射を行っても脊髄の耐容線量を十分下回るため，放射線による将来的な脊髄麻痺をあまり心配せずに済む。一方，初回照射で脊髄に30 Gyを超える線量がかかっていて，かつ長期的な生命予後が見込まれる状況での再照射では，脊髄線量を考慮した照射が必要となる。生物学的効果線量（biologically effective dose: BED）を120 Gy_2 未満とすべきとの見解もある[38]。Chowらは前立腺癌と乳癌で過半数を占める850例を対象に，再照射における8 Gy/1回と20 Gy/5〜8回の比較試験を行った[51]。それによると，両群で疼痛緩和率に有意差はなく，全体で48%奏効した。また再照射が奏効した症例ではQOLも有意に向上した[52]。これらの結果から，Chowらは再照射においても8 Gy/1回を推奨している[51]。

MSCCへの照射後に症状が再燃した場合の対処は今後の課題である。MSCCに対する初回治療として大半の症例で照射を行った103例の経過をみた前向き試験[53]では，その内21例（20%）でMSCCの再発が起こっており，長期的にみると再発の可能性は比較的高いといえる。報告ではMSCCの再発時期の中央値は7ヵ月で，2年生存者では半数，3年生存者ではほぼ全例に再発が起きていた。救済

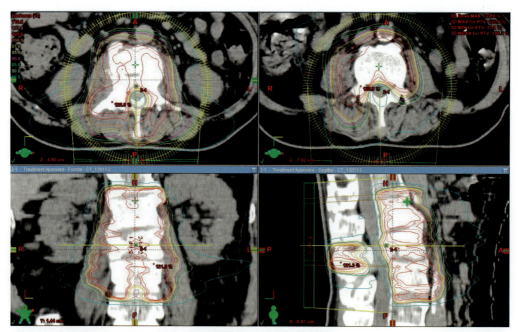

図4　回転型 IMRT（Rapid Arc）での再照射例　25 Gy/5 回
照射標的である3椎体と1棘突起には十分な放射線があたっている（オレンジ：100％線量）が，脊髄や腎臓の大部分には少量の放射線（水色：50％線量）しかあたっていない。

治療は神経症状が再燃する前に行うべきで，米国放射線腫瘍学会のガイドライン[38]では手術±放射線治療を第一選択とし，放射線治療は手術適応がない場合に選択されるとしている。また最近では，後述する定位放射線治療を検討することもある。MSCC に対する再照射の報告はごく少数例のものしかなく，12例の回顧的研究[54]では積算 BED が 120 Gy_2 未満になるよう 4〜20 Gy/1〜4 回で治療し，治療前に歩行可能であった症例は再照射後も歩行を維持した（6/7 例）が，歩行不能例では1例も改善しなかった。

IX. 定位放射線治療

定位放射線治療（stereotactic body radiation therapy: SBRT）は強度変調放射線治療（intensity modulated radiation therapy: IMRT）（図4）などの技術を用いて，近接する正常臓器にかかる線量をできるだけ抑えながら病巣に正確に高線量を照射する方法である。2004年以降，海外を中心に脊椎転移への SBRT が盛んに報告されるようになり，日本でも一部の施設で開始されている。SBRT の対象は主に腎癌などの放射線抵抗性腫瘍や再照射例だが，生命予後の長い前立腺癌においても，脊椎転移の長期制御を目的に対象となる可能性はある。

線量分割法は 8〜24 Gy/1 回，27 Gy/3 回，20〜45 Gy/5 回などさまざまだが，いずれの方法でも高い疼痛緩和と局所制御（80〜95％）が報告されている[55〜57]。SBRT における最大のリスク臓器は脊髄で，放射線脊髄症を起こさないよう注意を要する[58]。また通常照射後の圧迫骨折の頻度は5％未満だが，SBRT 後の圧

迫骨折は11～39％と高い[59〜61]。有効性と安全性を模索している最中であり，現時点では臨床試験の枠組みで行われるべき治療と考える。

X．おわりに

骨転移に対する放射線治療の適応は非常に幅広く，疼痛が緩和されればQOLだけでなく医療費でも患者の負担を軽くすることができる。またMSCCでは症状出現から治療開始までの時間が重要で，依頼科との連携がうまくいき麻痺が改善した場合は喜びを感じる。

一方で照射中は10分程度寝台の上で臥位になる必要があり，体位などを工夫しても元々の疼痛が強いために安静を保持できない症例も経験する。そういった場合は照射を断念せざるを得ず，もどかしく思うこともある。普段から依頼科との連携を密にして，放射線治療の相談をしやすい環境をつくることを心掛けたい。

参考文献

1) Klish DS, Grossman P, Allen PK, et al: Irradiation of spinal metastases: should we continue to include one uninvolved vertebral body above and below in the radiation field? Int J Radiat Oncol Biol Phys 81: 1495-1499, 2011
2) Lutz S, Berk L, Chang E, et al: Palliative radiotherapy for bone metastases: an astro evidence-based guideline. Int J Radiat Oncol Biol Phys 79: 965-976, 2011
3) Wu JS, Wong R, Johnston M, et al: Meta-analysis of dose-fractionation radiotherapy trials for the palliation of painful bone metastases. Int J Radiat Oncol Biol Phys 55: 594-605, 2003
4) Hoskin PJ, Yarnold JR, Roos DR, et al; Second Workshop on Palliative Radiotherapy and Symptom Control: Radiotherapy for bone metastases. Clin Oncol (R Coll Radiol) 13: 88-90, 2001
5) Chow E, Harris K, Fan G, et al: Palliative radiotherapy trials for bone metastases: A systematic review. J Clin Oncol 25: 1423-1436, 2007
6) Sze WM, Shelley M, Held I, et al: Palliation of metastatic bone pain: single fraction versus multifraction radiotherapy—a systematic review of the randomised trials. Cochrane Database Syst Rev 2004: Cd004721
7) Steenland E, Leer JW, van Houwelingen H, et al: The effect of a single fraction compared to multiple fractions on painful bone metastases: a global analysis of the Dutch Bone Metastasis Study. Radiother Oncol 52: 101-109, 1999
8) Loblaw DA, Wu JS, Kirkbride P, et al: Pain flare in patients with bone metastases after palliative radiotherapy--a nested randomized control trial. Suppor Care Cancer 15: 451-455, 2007
9) Chow E, Ling A, Davis L, et al: Pain flare following external beam radiotherapy and meaningful change in pain scores in the treatment of bone metastases. Radiother Oncol 75: 64-69, 2005
10) Kirou-Mauro A, Hird A, Wong J, et al: Is response to radiotherapy in patients related to the severity of pretreatment pain? Int J Radiat Oncol Biol Phys 71: 1208-1212, 2008
11) Arcangeli G, Giovinazzo G, Saracino B, et al: Radiation therapy in the management of symptomatic bone metastases: The effect of total dose and histology on pain relief and response duration. Int J Radiat Oncol Biol Phys 42: 1119-1126, 1998
12) Party BPTW: 8 Gy single fraction radiotherapy for the treatment of metastatic skeletal pain: randomised comparison with a multifraction schedule over 12 months of patient follow-up. Bone Pain Trial Working Party. Radiother Oncol 52: 111-121, 1999

13) Hartsell WF, Scott CB, Bruner DW, et al: Randomized trial of short- versus long-course radiotherapy for palliation of painful bone metastases. J Natl Cancer Inst 97: 798-804, 2005
14) Chow E, Zeng L, Salvo N, et al: Update on the systematic review of palliative radiotherapy trials for bone metastases. Clin Oncol (R Coll Radiol) 24: 112-124, 2012
15) Nakamura N, Shikama N, Wada H, et al: Patterns of practice in palliative radiotherapy for painful bone metastases: a survey in Japan. Int J Radiat Oncol Biol Phys 83: e117-120, 2012
16) Lo SS, Holden L, Lutz ST, et al: Should all patients with uncomplicated bone metastases be treated with a single 8-Gy fraction? Expert Rev Pharmacoecon Outcomes Res 10: 95-98, 2010
17) Roos DE, Turner SL, O'Brien PC, et al: Randomized trial of 8 Gy in 1 versus 20 Gy in 5 fractions of radiotherapy for neuropathic pain due to bone metastases (Trans-tasman Radiation Oncology Group, TROG 96.05). Radiother Oncol 75: 54-63, 2005
18) Soerdjbalie-Maikoe V, Pelger RC, Lycklama à Nijeholt GA, et al: Strontium-89 (metastron) and the bisphosphonate olpadronate reduce the incidence of spinal cord compression in patients with hormone-refractory prostate cancer metastatic to the skeleton. Eur J Nucl Med Mol Imaging 29: 494-498, 2002
19) van der Linden YM, Kroon HM, Dijkstra SP, et al: Simple radiographic parameter predicts fracturing in metastatic femoral bone lesions: results from a randomised trial. Radiother Oncol 69: 21-31, 2003
20) Chow E, Wu JS, Hoskin P, et al: International consensus on palliative radiotherapy endpoints for future clinical trials in bone metastases. Radiother Oncol 64: 275-280, 2002
21) Kaasa S, Brenne E, Lund JA, et al: Prospective randomised multicenter trial on single fraction radiotherapy (8 Gy × 1) versus multiple fractions (3 Gy × 10) in the treatment of painful bone metastases. Radiother Oncol 79: 278-284, 2006
22) Tong D, Gillick L, Hendrickson FR: The palliation of symptomatic osseous metastases: Final results of the study by the radiation therapy oncology group. Cancer 50: 893-899, 1982
23) Price P, Hoskin PJ, Easton D, et al: Prospective randomised trial of single and multifraction radiotherapy schedules in the treatment of painful bony metastases. Radiother Oncol 6: 247-255, 1986
24) Loblaw DA, Laperriere NJ: Emergency treatment of malignant extradural spinal cord compression: an evidence-based guideline. J Clin Oncol 16: 1613-1624, 1998
25) Maranzano E, Latini P: Effectiveness of radiation therapy without surgery in metastatic spinal cord compression: final results from a prospective trial. Int J Radiat Oncol Biol Phys 32: 959-967, 1995
26) White BD, Stirling AJ, Paterson E, et al: Diagnosis and management of patients at risk of or with metastatic spinal cord compression: summary of NICE guidance. BMJ (Clinical research ed.) 337: a2538, 2008
27) Zaidat OO, Ruff RL: Treatment of spinal epidural metastasis improves patient survival and functional state. Neurology 58: 1360-1366, 2002
28) Maranzano E, Latini P, Beneventi S, et al: Comparison of two different radiotherapy schedules for spinal cord compression in prostate cancer. Tumori 84: 472-477, 1998
29) Sorensen S, Helweg-Larsen S, Mouridsen H, et al: Effect of high-dose dexamethasone in carcinomatous metastatic spinal cord compression treated with radiotherapy: a randomised trial. Eur J Cancer (Oxford, England : 1990) 30a: 22-27, 1994
30) Heimdal K, Hirschberg H, Slettebo H, et al: High incidence of serious side effects of high-dose dexamethasone treatment in patients with epidural spinal cord compression. J Neurooncol 12: 141-144, 1992

31) Graham PH, Capp A, Delaney G, et al: A pilot randomised comparison of dexamethasone 96 mg vs 16 mg per day for malignant spinal-cord compression treated by radiotherapy: Trog 01.05 superdex study. Clin Oncol (R Coll Radiol) 18: 70-76, 2006
32) Vecht CJ, Haaxma-Reiche H, van Putten WL, et al: Initial bolus of conventional versus high-dose dexamethasone in metastatic spinal cord compression. Neurology 39: 1255-1257, 1989
33) L'Esperance S, Vincent F, Gaudreault M, et al: Treatment of metastatic spinal cord compression: cepo review and clinical recommendations. Curr Oncol 19: e478-490, 2012
34) Maranzano E, Latini P, Beneventi S, et al: Radiotherapy without steroids in selected metastatic spinal cord compression patients. A phase ii trial. Am J Clin Oncol 19: 179-183, 1996
35) Fisher CG, DiPaola CP, Ryken TC, et al: A novel classification system for spinal instability in neoplastic disease: An evidence-based approach and expert consensus from the spine oncology study group. Spine 35: E1221-1229, 2010
36) Fourney DR, Frangou EM, Ryken TC, et al: Spinal instability neoplastic score: An analysis of reliability and validity from the spine oncology study group. J Clin Oncol 29: 3072-3077, 2011
37) Patchell RA, Tibbs PA, Regine WF, et al: Direct decompressive surgical resection in the treatment of spinal cord compression caused by metastatic cancer: a randomised trial. Lancet 366: 643-648, 2005
38) Loblaw DA, Mitera G, Ford M, et al: A 2011 updated systematic review and clinical practice guideline for the management of malignant extradural spinal cord compression. Int J Radiat Oncol Biol Phys 84: 312-317, 2012
39) Rades D, Stalpers LJ, Schulte R, et al: Defining the appropriate radiotherapy regimen for metastatic spinal cord compression in non-small cell lung cancer patients. Eur J Cancer 42: 1052-1056, 2006
40) Rades D, Karstens JH, Hoskin PJ, et al: Escalation of radiation dose beyond 30 Gy in 10 fractions for metastatic spinal cord compression. Int J Radiat Oncol Biol Phys 67: 525-531, 2007
41) Rades D, Walz J, Stalpers LJ, et al: Short-course radiotherapy (RT) for metastatic spinal cord compression (MSCC) due to renal cell carcinoma: results of a retrospective multi-center study. Eur Urol 49: 846-852, 2006; discussion 852
42) Rades D, Stalpers LJ, Veninga T, et al: Evaluation of five radiation schedules and prognostic factors for metastatic spinal cord compression. J Clin Oncol 23: 3366-3375, 2005
43) Rades D, Lange M, Veninga T, et al: Preliminary results of spinal cord compression recurrence evaluation (score-1) study comparing short-course versus long-course radiotherapy for local control of malignant epidural spinal cord compression. Int J Radiat Oncol Biol Phys 73: 228-234, 2009
44) Huisman M, van den Bosch MA, Wijlemans JW, et al: Effectiveness of reirradiation for painful bone metastases: a systematic review and meta-analysis. Int J Radiat Oncol Biol Phys 84: 8-14, 2012
45) Bedard G, Hoskin P, Chow E: Overall response rates to radiation therapy for patients with painful uncomplicated bone metastases undergoing initial treatment and retreatment. Radiother Oncol 112: 125-127, 2014
46) Nieder C, Grosu AL, Andratschke NH, et al: Update of human spinal cord reirradiation tolerance based on additional data from 38 patients. Int J Radiat Oncol Biol Phys 66: 1446-1449, 2006
47) Mithal NP, Needham PR, Hoskin PJ: Retreatment with radiotherapy for painful bone metastases. Int J Radiat Oncol Biol Phys 29: 1011-1014, 1994

48) Wong CS, Van Dyk J, Milosevic M, et al: Radiation myelopathy following single courses of radiotherapy and retreatment. Int J Radiat Oncol Biol Phys 30: 575-581, 1994
49) van der Linden YM, Lok JJ, Steenland E, et al: Single fraction radiotherapy is efficacious: a further analysis of the Dutch bone metastasis study controlling for the influence of retreatment. Int J Radiat Oncol Biol Phys 59: 528-537, 2004
50) Jeremic B, Shibamoto Y, Igrutinovic I: Single 4 Gy re-irradiation for painful bone metastasis following single fraction radiotherapy. Radiother Oncol 52: 123-127, 1999
51) Chow E, van der Linden YM, Roos D, et al: Single versus multiple fractions of repeat radiation for painful bone metastases: A randomised, controlled, non-inferiority trial. Lancet Oncol 15: 164-171, 2014
52) Chow E, Meyer RM, Chen BE, et al: Impact of reirradiation of painful osseous metastases on quality of life and function: a secondary analysis of the NCIC CTG SC.20 randomized trial. J Clin Oncol 32: 3867-3873, 2014
53) van der Sande JJ, Boogerd W, Kroger R, et al: Recurrent spinal epidural metastases: a prospective study with a complete follow up. J Neurol Neurosurg Psychiatry 66: 623-627, 1999
54) Maranzano E, Trippa F, Casale M, et al: Reirradiation of metastatic spinal cord compression: definitive results of two randomized trials. Radiother Oncol 98: 234-237, 2011
55) Yamada Y, Lovelock DM, Yenice KM, et al: Multifractionated image-guided and stereotactic intensity-modulated radiotherapy of paraspinal tumors: a preliminary report. Int J Radiat Oncol Biol Phys 62: 53-61, 2005
56) Garg AK, Wang XS, Shiu AS, et al: Prospective evaluation of spinal reirradiation by using stereotactic body radiation therapy: The University of Texas MD Anderson Cancer Center experience. Cancer 117: 3509-3516, 2011
57) Hall WA, Stapleford LJ, Hadjipanayis CG, et al: Stereotactic body radiosurgery for spinal metastatic disease: an evidence-based review. Int J Surg Oncol 2011: 979214, 2011
58) Sahgal A, Bilsky M, Chang EL, et al: Stereotactic body radiotherapy for spinal metastases: current status, with a focus on its application in the postoperative patient. J Neurosurg Spine 14: 151-166, 2011
59) Cunha MV, Al-Omair A, Atenafu EG, et al: Vertebral compression fracture (VCF) after spine stereotactic body radiation therapy (SBRT): analysis of predictive factors. Int J Radiat Oncol Biol Phys 84: e343-349, 2012
60) Rose PS, Laufer I, Boland PJ, et al: Risk of fracture after single fraction image-guided intensity-modulated radiation therapy to spinal metastases. J Clin Oncol 27: 5075-5079, 2009
61) Sahgal A, Whyne CM, Ma L, et al: Vertebral compression fracture after stereotactic body radiotherapy for spinal metastases. Lancet Oncol 14: e310-320, 2013

V. 骨転移病変の治療

4 外科的治療

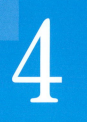

*1 金沢大学大学院医薬保健学総合研究科・先進運動器医療創成講座
*2 金沢大学大学院医学系研究科・医薬保健学域医学類機能再建学（整形外科学）講座

山本　憲男*1　土屋　弘行*2

ポイント

- 転移性骨腫瘍に対する手術法にはさまざまなものがあるが，その選択に関しては，転移部位，患者の生命予後，全身状態などを考慮する必要がある。
- 四肢の転移性骨腫瘍に伴う，荷重や運動時の強い疼痛は，切迫骨折を示唆する所見であり，とくに荷重部などでは，積極的な骨折予防手術が重要である。
- 手術のみが，痛みを取り除くとともに，荷重に十分耐えられるだけの骨強度を回復することができることを，十分に認識しておく必要がある。
- 骨盤臼蓋部の手術侵襲は大きく，腫瘍切除後の再建も困難なことから，転移性病変に対して積極的に手術が行われることは少ない。
- 転移性脊椎腫瘍では，神経症状出現時に除圧固定術を行うことが多いが，施設によっては，腫瘍脊椎骨全摘出術を施行することもある。
- 転移性骨腫瘍に対する治療法の選択は，主治医の主観により決められている場合も多いが，近年では骨転移キャンサーボードを設置する機関も増えている。今後は，骨関連事象（SRE）をより総合的にリスク管理することが，重要である。

I. はじめに

　転移性骨腫瘍（metastatic bone tumor）とは，癌が骨に転移したもので，すべての癌で骨転移を生じる可能性があり，前立腺癌も頻度の高いものとしてあげられる[1]。原発癌に対する有効な治療方法が増え，癌患者の生命予後は延長している一方で，転移性骨腫瘍を有する患者は逆に増加しているのが現状である。前立腺癌は，比較的緩徐に進行し，骨転移巣は硬化性病変を呈することが多く，ホルモン療法や放射線療法が有効であることも多いため，前立腺癌の骨転移巣に対して手術療法が適応となる症例は，実際のところあまり多くない。そのため，前立腺癌の骨転移巣に対する手術療法の成績のまとまった報告は，ほとんどないのが現状である。しかし前立腺癌の骨転移巣に対する手術療法に，特別な位置づけがあるわけではなく，ほかの一般的な転移性骨腫瘍の手術と同様にその適用を判断すればよい。本稿では，前立腺癌を含めた転移性骨腫瘍に対する手術療法について

解説を行う。

転移性骨腫瘍による痛みや骨折は，患者のactivity of daily life（ADL）やquality of life（QOL）を大きく低下させるため，原発巣の治療と平行して治療を進める必要がある。転移性骨腫瘍による疼痛に対する治療としては，WHO疼痛ラダーに沿ったオピオイドを中心とする薬物療法，放射線療法，手術療法などがあるが，非常に重要な点は，痛みを取り除き，荷重に十分耐えられるだけの骨強度を回復することができるのは手術のみである，ということを十分に認識しておく必要がある。オピオイドの服用や放射線の照射では，骨転移による痛みが軽快することはあっても，荷重に十分に耐えられるだけの骨強度の回復は望めない。

骨転移というと末期と捉えられ，骨折や麻痺を起こさない限りは「いまさら手術など行わなくても」と考える医師が少なからずいるが，「いつ折れるかわからない」という不安の中で生活をしたり，「骨折をする可能性が高いから足をついたらダメ。車椅子で生活するように」といった，大切な最後の時間に生活が大きく制限される状態は，患者にとって大変な不幸である。最後のときまで，自分の好きなときに，自分の行きたい所へ，自分の力で歩いていける，ということは，患者の尊厳を守るうえでも非常に大切なことである。手術を行うことで，最後のときまで充実した生活が送れるのであれば，ときに積極的な手術も重要である。

手術の適否については，患者の全身状態や予後などを加味し早い段階から総合的に判断を行う必要がある。完全骨折や麻痺を生じてから，突然手術依頼を受けることがあるが，転移性腫瘍による骨折や麻痺は，患者に非常に大きな苦痛を与えることになる。また緊急あるいは準緊急的に手術に携わる整形外科医や麻酔科医にとっても，大きな負担である。完全骨折や麻痺が突然生じることは少なく，骨折であれば多くの場合，数週間前から運動時や荷重時などの疼痛を訴えていることが多い。骨折を生じた患者と話をすると，主治医の先生に「以前から痛いと訴えていたのに，痛み止めを出すだけで何もしてもらえなかった」と医師に対して強い不信感を持つ者も少なくない。これは，医師と患者の間の大きな溝の原因となり，骨折手術後の原発巣の治療を行っていく際にも大きなマイナスとなる。骨転移を発見した時点，あるいは少なくとも運動時あるいは荷重時痛などの不全骨折状態を疑わせる時点で，整形外科へ一度紹介を行っておくことが重要である。

本稿では，転移性骨腫瘍に対する各種手術療法の位置づけと，その特徴について，大きく四肢長管骨，寛（骨盤）骨，脊椎骨に分けて解説する。

II．四肢長管骨における転移性骨腫瘍に対する各種手術療法

四肢の転移性骨腫瘍部で，完全骨折を生じる可能性が高いか評価する方法として，単純X線[2,3)]やcomputed tomogram（CT）を用いた方法が報告されている[4)]。たとえばHarringtonらの単純X線を用いる方法では[2)]，2.5 cm以上の病変，皮質の50％以上の破壊が認められると病的骨折を生じる可能性が高いとされてい

表1 四肢長管骨転移性骨腫瘍に対する手術方針

予後	手術内容
1～2ヵ月程度	創外固定器の装着などの低侵襲手術
数ヵ月～1年程度	髄内釘やプレート（＋骨セメント）による局所安定性確保のための手術
1年以上	腫瘍用人工関節などを用いた局所根治的手術

る。確かに単純X線による方法は簡便で、初期の診断に有用な方法であるが、実際には40％以上の骨塩の減少がないと有意な所見が得られないため、単純X線検査で有意な所見が認められない場合でも、症状が持続している場合にはほかの画像検査も考慮する必要がある。また荷重時の疼痛も完全骨折を生じる可能性の重要な指標とされているが[3]、患者の全身状態に由来する易転倒性、生活環境など複雑な要因も関与しており、単純に完全骨折の可能性を予測するのは困難である。そのため実際には、患者自身と家族そして整形外科医、原発科の担当医が話し合いを行い、各症例ごとに手術を行うか判断する必要がある。

手術については各施設での対応能力にも差があるため、一概に論じることはできないが、一般的には表1に示すような方針で手術が行われている。具体的には、予後が1～2ヵ月ほどしか期待できない場合や、全身状態が悪く手術に耐えられないと考えられる場合には、ギプスや装具による固定、牽引、創外固定器を用いた骨折部の固定術などが行われる。創外固定器は局所麻酔下でも装着が可能であり、創外固定器が装着できれば、ベッド上での体位交換や車椅子への移乗も容易になり、患者のADLやQOLを向上させることができる（図1）。また、予後が数ヵ月から1年程度と予想される患者では、早期社会復帰を考え髄内釘や

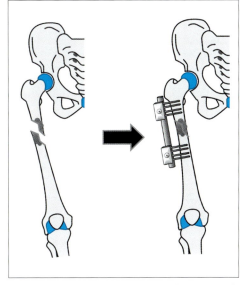

図1 転移性大腿骨腫瘍に対する創外固定器を用いた姑息的手術

プレートによる骨折部の骨接合術が行われる（図2, 3）。この場合可能であれば、腫瘍を掻爬後に骨セメントを充填し、より強固な局所の固定性を得ることが重要である。固定が不十分な場合では、手術を行っても運動時や荷重時の十分な除痛が得られないことも多い。また転移によって生じた骨病変は、腫瘍が治療に反応しない限り軽快することはなく、とくに下肢の場合では、単純に髄内釘やプレートなどの金属で骨折部を支えても、経過とともに金属の破綻を生じ再骨折を起こすことがあるので、注意が必要である。また、プレートは髄内釘よりも力学的に劣るため、予想以上に患者の予後が延長した場合でも破綻を生じないよう、

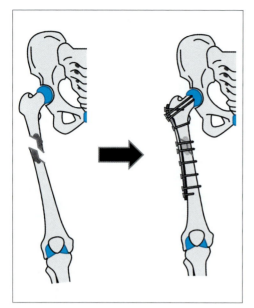

図2　転移性大腿骨腫瘍に対するプレートと骨セメントを用いた姑息的手術

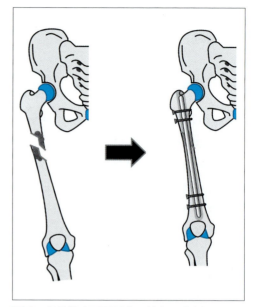

図3　転移性大腿骨腫瘍に対する髄内釘と骨セメントを用いた姑息的手術

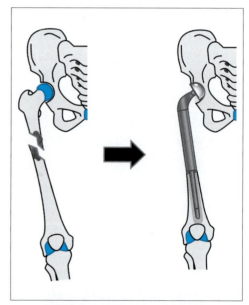

図4　転移性大腿骨腫瘍に対する腫瘍用人工骨頭を用いた局所根治的手術

可能であれば腫瘍掻爬＋掻爬部および髄内への骨セメントの充填＋髄内釘による固定を行っておくことが望ましい。しかし転移病巣の血流が非常に豊富な症例では、塞栓術を行わずに掻爬を行うと、ときに数千 cc の術中出血を生じることがあるので、術前に血管造影、造影 CT，MRI などで、局所の血流評価を行っておくことが望ましく、必要に応じて術前に塞栓術を行う必要がある。塞栓術は、手術3日間から手術前日までに施行するが、可能であればなるべく術前日に施行するほうが効果的である。手術時には、腫瘍を中途半端に掻爬している際に出血は多く、腫瘍を完全に掻爬すると出血は落ち着くことが多い。また、短時間で骨セメントの硬化が生じるため、途中で髄内釘が挿入できなくなる危険性があり、十分な人数の手術助手とともに迅速に髄内釘の挿入を行う必要がある。

　予後が1〜2年以上の長期間見込めるような患者では、局所根治を考え腫瘍の十分な切除と腫瘍用人工関節を用いた再建術を行うことが多い（図4）[5]。とき

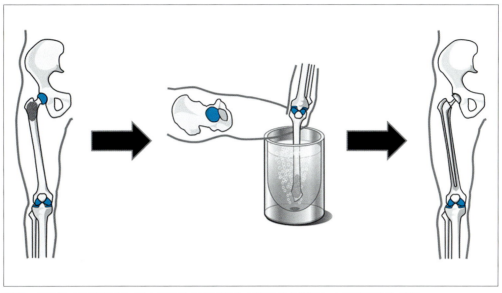

図5 転移性大腿骨腫瘍に対する液体窒素処理自家腫瘍骨を併用した局所根治的手術

に腫瘍用人工関節を用いた手術のほうが，掻爬を行った場合よりも術中出血量が少ないこともある．しかし，患者は疼痛のため術前から筋萎縮・筋力低下を起こしていることも多く，手術により周囲の筋付着部や筋組織をある程度犠牲にしなければならないため，局所根治的手術の場合には術後のリハビリに時間がかかる，という点は考慮する必要がある．

腫瘍用人工関節システムにはさまざまなタイプのものがあるが，これらの中でも Kotz 下肢再建システムが用いられることが多い．これはウイーン大学の Kotz により，1979 年より開発が進められ，1982 年より臨床応用が開始されたシステムであり，現在では Global Modular Reconstruction System（GMRS）として改良されている．腫瘍用人工関節での再建では，比較的良好な短中期の術後成績が報告されているが，長期的には経過とともにさまざまな合併症が増加す

る．また，大腿骨近位部の症例では，中殿筋付着部のプロステーシスへの固定が問題となり，術後の股関節脱臼に注意が必要である[6]．

また患肢の再建にあたっては，自家腫瘍処理骨を用いた再建も試みられている（図5）[7]．とくに液体窒素による自家腫瘍処理骨では，良好な局所成績とともに全身的な凍結免疫も期待でき，手術後に転移巣が縮小した症例も報告されている[8]．

Ⅲ．骨盤骨転移の手術療法

国際患肢温存学会（International Symposium On Limb Salvage: ISOLS）では，骨盤周囲の骨腫瘍を図6のように分類しているが，手術に際しては，とくに臼蓋部（ISOLS 分類で P2 領域）を含む症例の治療が問題となる．臼蓋部はその解剖学的特徴から，手術による侵襲

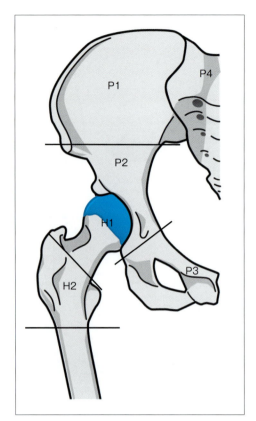

図6　骨盤周囲骨腫瘍のISOLS分類

が大きい部位である。術後合併症も高頻度で生じるため，原発性悪性骨盤腫瘍の際にも未だ患肢温存について多くの問題を残している領域である。手術では腫瘍掻爬＋骨セメントの充填を行うこともあるが，腫瘍の再発は必発のため，骨セメント充填がどの程度の期間荷重に耐えられるかは不明である。また切除後に再建を行う場合には，同種骨，各種プロステーシスなどが用いられるが，骨盤の形状は複雑で，三次元的に至適な形状を再建することは困難であり，術後の患肢機能もあまりよくないのが現状である。そのため原発性悪性腫瘍の場合でもP2領域を含む症例では，腫瘍を専門とする整形外科医であっても，敢えて単純切除のみの

非再建を選択する医師も多く，臼蓋部への転移性悪性腫瘍に対する手術療法については，二の足を踏む整形外科医が多いのが現状である。

Ⅳ. 脊椎転移

前立腺癌の転移がもっとも生じやすいのは，脊椎である[9]。しかし，一般的に前立腺癌の骨転移病変は，放射線感受性が高く，ホルモン療法なども有効であり，手術が適用となる症例は，それほど多くない。手術療法が適用となるのは，①椎体破壊により椎体骨折や椎体後彎が生じ，脊椎不安定性による疼痛のため，体動が困難なもの，②腫瘍の硬膜外への転移や浸潤により，脊髄，馬尾，神経根などが圧迫され，神経障害による麻痺や疼痛を生じているもの，がある。むろん，①の場合では，初期の段階では，コルセットの装着や，頸部であればハローベストの装着など保存療法が試みられるが，ADLやQOLの改善が得られない場合には，いたずらに時間をかけるのではなく，手術的加療を考慮するべきである。また，放射線照射についても，後日手術を行う場合には，術後合併症のリスクファクター（創治癒不全，感染など）となるため，手術を行う場合の術式を考慮したうえで，照射野や線量を決定する必要がある。そのため可能な限り，照射前であっても脊椎・脊髄外科医にコンサルテーションを行っておくことが望ましい。

転移性脊椎腫瘍に対する手術も，四肢長管骨の場合と同様に，麻痺や疼痛の軽減を目指した姑息的手術と，局所根治を目指した根治的手術とがある。その術式

の選択は，各施設によっても大きく異なっているのが現状であるが，一般的には，予後が1年以上見込める単発転移例で，根治的手術が適用となる。それ以外の，予後が1年以内の症例や，多発脊椎転移症例などは，姑息的手術が適用となる。

V. 麻痺や疼痛の軽減を目指した姑息的手術

腫瘍の局所根治性は求めず，神経の除圧と脊椎の固定を目的とする手術で，通常は後方除圧固定術が行われる。この手術では，まず後方から進入して椎弓切除を行い，腫瘍の可及的掻爬を行う。四肢長管骨における病変と同様に，転移病巣の血流が非常に豊富な症例では，塞栓術を行わずに掻爬を行うと，大量の術中出血を生じることがあるので，術前に血管造影，造影CT，MRIなどで，局所の血流評価を行っておくことが望ましく，必要に応じて術前に塞栓術を行う必要がある。塞栓術を行う場合には，手術椎体と上下椎体の両側分節動脈の塞栓を行うが，手術椎体が多くなる場合には，脊髄血行に注意を払う必要がある。また術中の出血量を減少させることで，十分な腫瘍の掻爬が可能となる。固定は脊椎用のインスツルメントを用いて，除圧椎体の近位および遠位各2椎体（two above, two below）の固定を行うが，固定性によっては，範囲を延長して固定を行うこともある（図7）。

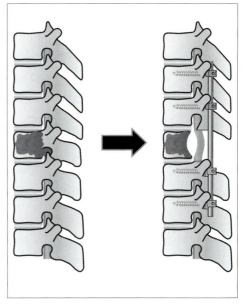

図7 転移性脊椎腫瘍に対する後方除圧固定による姑息的手術

VI. 局所根治を目指した根治的手術

長期予後が望める症例で，単発の脊椎転移である場合には，局所根治を目指した腫瘍脊椎骨全摘術が施行されることがある。この手術は，第7頸椎から第5腰椎までの広範な脊椎骨で施行可能である。より上位の頸椎では，椎体内を椎骨動脈が貫通しているため，本法を施行することはできない。また本法施行に際しても，分節動脈の塞栓術を行うことで，術中の出血量を減らし，より安全に手術を施行することができる。本法に習熟している施設では，多くの症例で，無輸血での脊椎骨全摘術が施行可能となっている（図8）。

また近年では，自家液体窒素処理骨による凍結免疫を本法の再建時に応用することで，全身的な癌免疫を高める試みも

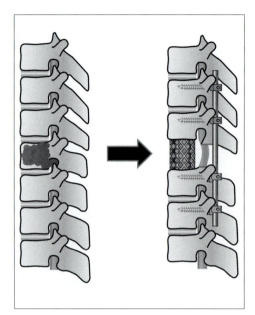

図8 転移性脊椎腫瘍に対する腫瘍脊椎全摘による局所根治的手術

行われている[10]。これらを踏まえ、施設によってはより適用を広げ、ほかの転移病変を伴っているような症例に対しても、腫瘍脊椎骨全摘術の施行が試みられている。

VII. その他

　経皮的に行える小侵襲手術として、経皮的椎体形成術がある。本法では、病的骨折部の安定性を得るために、経皮的に椎体にアプローチし、局所に骨セメントの注入を行う。全身麻酔下での施行ではあるが、経皮的に操作を行うため、侵襲は少ない。しかし、局所腫瘍に対する根本的な処置は行えないこと、破裂骨折などの椎体皮質が破綻している症例では、椎体周囲に骨セメントが漏れる危険性があるため、施行できないこと、骨セメントの注入により、より神経の圧迫が強ま

り、麻痺が進行する可能性があること、などを十分に考慮する必要がある。またほかにも侵襲の少ない手術として、小皮切による後方からの脊椎制動術があるが、この場合も神経周囲の除圧を行うわけではないので、手術による神経障害の改善は見込めないことに、留意する必要がある。

VIII. おわりに

　整形外科における転移性骨腫瘍診療の現状を把握するために行われた、「がんの骨転移に対する予後予測方法の確立と集学的治療法の確立」班の日本整形外科学会研修施設におけるアンケート結果では[11,12]、わが国では年間4,000〜5,000件の転移性骨腫瘍に対する手術が行われていると推計されている。しかし実際には、手術実施施設には大きな偏りがあり、大学病院やがんセンターなどの施設に勤務していなければ、整形外科医の中でも、転移性骨腫瘍に対する手術経験が少ないのが現状である。また、転移性骨腫瘍を発見した場合の対応も、原発科の各医師でまちまちであり、麻酔科で疼痛コントロールを依頼するのか、放射線科で照射を行うのか、整形外科で手術的に加療を行うのか、その時々の主治医のインスピレーションで紹介科が決定されることも少なくない。これは患者にとって大きな不幸である。

　現在では、原発科、整形外科、放射線科、緩和医療科、リハビリテーション科などが連携して、転移性骨腫瘍に対するキャンサーボードを開催する試みが始まっており、今後はより客観的で横断な

治療方針を決定するシステム作りが各施設でも必要である．また，各施設で技術的に対応が困難な場合には，積極的に施設を越えた患者紹介を行うことが，患者のために肝要である．

参考文献

1) Aaron AD: Treatment of metastatic adenocarcinoma of the pelvis and the extremities. J Bone Joint Surg Am 80: 763-764, 1998
2) Harrington KD, Sim FH, Enis JE, et al: Methylmethacrylate as an adjunct in internal fixation or pathological fractures. Experience with three hundred and seventy-five cases. J Bone Joint Surg Am 58: 1047-1055, 1976
3) Mirels H: Metastatic disease in long bones. A proposed scoring system for diagnosing impending pathologic fractures. Clin Orthop Relat Res 249: 256-264, 1989
4) Hipp JA, Springfield DS, Hayes WC: Predicting pathologic fracture risk in the management of metastatic bone defects. Clin Orthop 249: 256-264, 1989
5) 山本憲男，土屋弘行，富田勝郎：髄内釘使用による転移性大腿骨腫瘍の治療成績．整形外科 51: 1506-1510, 2000
6) 山本憲男，土屋弘行，富田勝郎：Kotz下肢再建システム使用時の股関節外転筋力温存の工夫．臨整外 35: 983-987, 2000
7) 丹沢義一，白井寿治，林　克洋，他：液体窒素処理自家骨を用いた転移性骨腫瘍切除後再建術．整・災外 54: 83-90, 2011
8) Nishida H, Shirai T, Hayashi K, et al: Cryotreatment against metastatic renal cell bone tumour reduced multiple lung metastases. Anticancer Res 31: 2927-2930, 2011
9) Chen TC: Prostate Cancer and Spinal cord compression. Oncology 15: 841-855, 2001
10) Murakami H, Kato S, Demura S, et al: Novel reconstruction technique using a frozen tumor-bearing vertebra from a total en bloc sponydylectomy for spinal tumors. Orthopedics 38: 605-607, 2013
11) 荒木信人：転移性骨腫瘍診療に関する日本整形外科学会認定研修施設に対するアンケート調査結果報告．日整会誌 79: 526-533, 2005
12) 荒木信人：転移性骨腫瘍．外科 67: 936-941, 2005

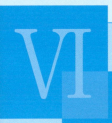

VI. 診療科横断的な骨転移診療体制
―東京大学病院骨転移キャンサーボード―

*1 東京大学医学部附属病院リハビリテーション科
*2 帝京大学医学部附属病院整形外科

篠田　裕介*1　河野　博隆*2

ポイント

- がんの治療成績・予後が大きく改善し，骨転移がある患者が長期に生存するようになったため，末期の緩和医療に留まらない骨転移のマネージメントの重要性が高まってきている。
- 骨転移のマネージメントを行うためには，原発担当科単独ではなく，運動器診療科としての整形外科を含めた診療科横断的な診療体制が必要である。
- 骨転移キャンサーボードは，①骨転移診断・治療の標準化，②診療科横断的・集学的治療体制の確立を目的に設立された。メンバーは，整形外科骨転移担当医，脊椎外科医，放射線科医師，緩和ケア診療部医師・看護師・心理士，原発科担当医師・看護師，リハビリテーション部医師・理学療法士，地域医療連携部など多職種で構成される。
- 骨転移キャンサーボードでは，①手術や放射線照射などの治療の適応，②今後行うべき検査の内容，③荷重制限などの安静度，を決定し，④リハビリテーションにおける注意点と目標の設定，⑤在宅管理体制の整備を行う。
- 診療方針の決定が，特定の診療科の担当医個人に依存する体制から，診療科横断的な集学的治療の妥当性が確保できる体制となり，がん診療拠点病院にとって有用なシステムである。

I. はじめに

新規に「がん」と診断される患者数は2011年の統計で年間約85万2千人であり，死亡者数は2013年の統計で年間約36万5千人である。がん患者の死亡者数は，男性・女性とも肺癌，胃癌，大腸癌（結腸癌＋直腸癌）が上位を占める[1]。がんが転移を生じる部位としては，骨転移は，肺，肝臓につぐ発生頻度であり，剖検例では20～60％に骨転移があると報告されている。

骨転移が臨床的に問題になるがん種は，肺癌，乳癌，前立腺癌，腎癌などである。死亡者の数を考えると，相対的に消化器癌の頻度が少ないのは，末期になってから骨転移が出現することが多いためと考えられる。骨転移の頻度がとくに高い癌としては，前立腺癌と乳癌があげられ，それぞれ死亡例の85％，90％

に骨転移があると報告されている[2]。栃木県立がんセンターのX線画像診断上の骨転移症例数から，骨転移症例数/原発癌登録患者数を計算すると，臨床上問題となる骨転移発生率は，腎癌が34/118例で1位，前立腺癌が32/125例で2位であり，とくに泌尿器科において骨転移が問題になることが多い[3]。

近年の診断・治療技術の向上により，がんの治療成績・予後が大きく改善したことに伴い，がん患者の経過も大きく変化している。とくに，根治に至らない症例でも，新規の殺細胞性抗腫瘍薬や分子標的薬などの臨床応用が進み，腫瘍進展を制御することができるようになった。そのため，これまでは「末期」として治療対象にならなかった転移をもつ担がん状態の患者が激増し，がんを慢性疾患としてとらえることが可能な時代になった。

骨転移がある患者が長期に生存するようになると，いかに骨転移に関連した症状をコントロールし activity of daily living（ADL）や quality of life（QOL）を保つかがますます重要になる。骨転移の適切な診療を行うためには，原発担当科のみの管理では環境整備を含めた対応が困難であり，多職種の医療関係者が参加できる診療科横断的・集学的な体制整備が必要である。

東京大学病院では平成24年5月より，増加する骨転移の診断・治療の標準化を目的とする骨転移キャンサーボード（CB）を，領域別キャンサーボードの一部門として設立した（**表2**）。ボードメンバーは整形外科を事務局として胃・食道外科，大腸・肛門外科，肝胆膵外科，消化器内科，呼吸器外科・内科，乳腺・

表1 骨転移診療の問題点

- 骨転移に対する抵抗感
  入院が長期になり受け入れ先がない，保険診療点数が低い
- 医療データの不足
  評価方法が一定しない，臨床データが乏しい
- 医師の知識不足・無関心
  興味がない（原発担当医，整形外科医），教科書の記載が少ない
- 治療方針が不明確
  診断が系統だっておらず，手術適応，放射線適応が不明瞭
- 医療関係者間の連携不足
  互いの専門領域の認識不足，コミュニケーションの欠如

（文献3より引用）

内分泌外科，女性外科，泌尿器科，脳神経外科，耳鼻咽喉科，小児科，血液・腫瘍内科，皮膚科，口腔外科，緩和ケア診療部，放射線科（診断），放射線科（治療），病理部，リハビリテーション部の各科・各部門に担当者が任命され，医師のみならず看護師，理学療法士などの多職種が参加している。

この章では，現在の骨転移診療の問題点，東京大学病院における骨転移診療の実際，骨転移CBの存在意義，今後の課題などについて述べる。

Ⅱ．現在の骨転移診療の問題点（表1）

本邦のがん診療の慣習として，がん患者は原発担当科が主科として最期まで治療にあたることが求められてきた。しかし，骨転移の頻度が増加しても，骨転移は生命予後を直接決める因子ではないために軽視されることが多く，原発担当医の個人的な経験によって骨転移の治療方針が決められていた。そのために発見が

遅れ，病的骨折や脊髄圧迫による麻痺が出現してから整形外科に紹介されるケースが目立っていた。そのようなケースでは，病勢が進行しているため，すでに手術治療の適応になる時機を逸している場合も多く，結果として患者のADL，QOLの低下につながっていた。

このように，整形外科を受診するかどうかも主治医の判断に任されてきた結果，骨転移の診療は系統立てて行われず，臨床データの蓄積は行われてこなかった。そのため，標準的な治療方法が確立されず，骨転移診療に関して記載した教科書も少なく，教育・研修制度の整備は行われてこなかった。原発担当医や整形外科医は知識不足，無関心となり，手術適応，放射線治療の適応も担当医師の判断により決められていた。

各部門の医師の立場でみると，原発腫瘍担当医は，原疾患に詳しく患者との関係が確立しているが，根治が望めない時点で治療へのモチベーションが低下してしまうケースが少なくない。また，骨転移患者は入院が長期になりやすく，保険診療点数が低いなどの事情もあり，受け入れ先がみつからない場合もある。緩和ケア診療医は，疼痛管理，精神ケアの薬物療法に精通しているが，運動器診療の経験が乏しいため，ほかの疼痛性疾患との鑑別が難しい場合がある。放射線科医は，画像診断能力に優れるが，実際の診察は行わないため，症例全体の包括的な問題把握は困難であり，疼痛の原因部位の特定には限界がある。整形外科医は運動器診療に精通し，普段から疼痛性疾患に対応しているが，腫瘍疾患の経験が乏しい。そのため，手術適応の判断ができ

表2 骨転移キャンサーボード

- 設立：2012年5月
- 目的：骨転移の診断・治療の標準化
    　　　診療科横断的・集学的診療体制の確立
- 構成メンバー：
    整形外科（骨転移担当医・脊椎外科医・専門研修医）
    リハビリテーション部（医師，PT，OT，ST）
    原発担当科（医師・看護師）
    放射線科（読影・治療医）
    緩和ケア診療部（医師，看護師，心理士）
    薬剤部（薬剤師）
    地域医療連携部（看護師，MSW）

ないケースも多い。また，疼痛コントロールが必須であるが，麻薬使用経験が少ないため，副作用，相互作用の対処ができないという問題点もある。そのため，がんの転移とわかった時点で，診療担当者としての当事者意識のない傍観者となってしまうケースが多い。

骨転移診療においては，前述の各診療科がそれぞれの得意分野を活かして診療を行う必要があるが，現状ではお互いの専門領域の認識不足があり，各科が個別に診療を行っている状態で，コミュニケーションが欠如している。

骨転移診療においては，これらの多くの問題を抱えており，抜本的な改善策が必要な状態である。

Ⅲ．東京大学病院における骨転移診療体制

1. 整形外科を中心とした骨転移キャンサーボード（CB）の設立（表2）

がん診療拠点病院では，骨転移診療体制として，骨転移が生じた段階で原発腫瘍に対する治療と独立した治療戦略が求められる。そのためには，悪性腫瘍症例

の骨転移スクリーニング・モニタリングの標準化が必要であり，転移が検知された段階で症例を登録し，全身的な予後や，骨転移がある部位の局所的機能予後から必要とされる治療方針を早急に決定するシステムが求められた。これらの実現には，原発担当科のみならず，前述した診療科横断的な連携体制の構築と運営が必要となる。その基盤として東京大学医学部附属病院では，2012年5月に骨転移CBを設立した。

骨転移CBのもっとも大きな役割は，①骨転移の診断・治療を標準化すること，②診療科横断的・集学的治療体制を確立すること，であり，構成メンバーには，複数の診療科の医師のみならず看護師，理学療法士などの多職種が含まれる（**表2**）。

骨転移治療を標準化するためには，漏れのない登録が必要になるため，当院の骨転移のある入院患者は，症状がない患者も含めて全例登録するように院内に周知している。当初は，骨転移があっても症状がない場合，原発担当医によっては登録しない可能性があった。そこで，リハビリテーション科，緩和ケア診療部，放射線科，疼痛管理ワーキンググループ，薬剤部にスクリーニングを依頼し，骨転移がある患者または疑われる患者がみつかった場合に，主治医に骨転移CBに登録するように勧める仕組みにした。たとえば，放射線科が新たに骨転移の診断を行った際には，レポートに骨転移CB登録を勧告する文章が掲載される。また，緩和ケア診療部が治療にあたっている患者に骨転移がある場合は，直接骨転移担当医に連絡がくる。このシステムにより，骨転移CBの認知度が高まり，現在は骨転移の患者がみつかった時点で，整形外科の骨転移担当医に直接連絡がくることが多くなった。

上記のシステムにより骨転移担当医に連絡がきて，原発巣担当科が"緩和ケア/骨転移依頼状"に診療情報の記入を行うことで登録が行われる（**図1**）。骨転移がある患者は，根治を望めないケースが多く，早期から緩和ケアが介入するべき症例が多い。そのため，緩和ケア依頼状と骨転移依頼状は同一のものとしており，記入する立場である泌尿器科医師の意見を取り入れ，緩和ケア/骨転移依頼状という名前で，緩和ケア診療部と共同で作成した。ここから基本情報を収集し，診断・治療を進めている。緩和ケア/骨転移依頼状は，主治医が簡単に記入できるよう，選択方式をメインとして構成されており，かつ必要な情報を集められるように改訂を重ねている。

このシステムにより，骨転移CB設立後2年8ヵ月で452例（14.1例/月）の骨移転患者が登録された（**表3**）。

2．骨転移CBによる診療の実際（**図2**，**表4**）

骨転移CBでは，現時点で月1回の骨転移キャンサーボードカンファランス（会議）と，週1回の整形外科病棟骨転移カンファランス，週2回の骨転移外来を行っている。いずれも整形外科骨転移担当医が中心に診療にあたっている（**図2**）。

1）整形外科外来

骨転移CBの構成メンバーにより骨転移CBに骨転移患者が登録されると，まず整形外科骨転移担当医が診察を行う。

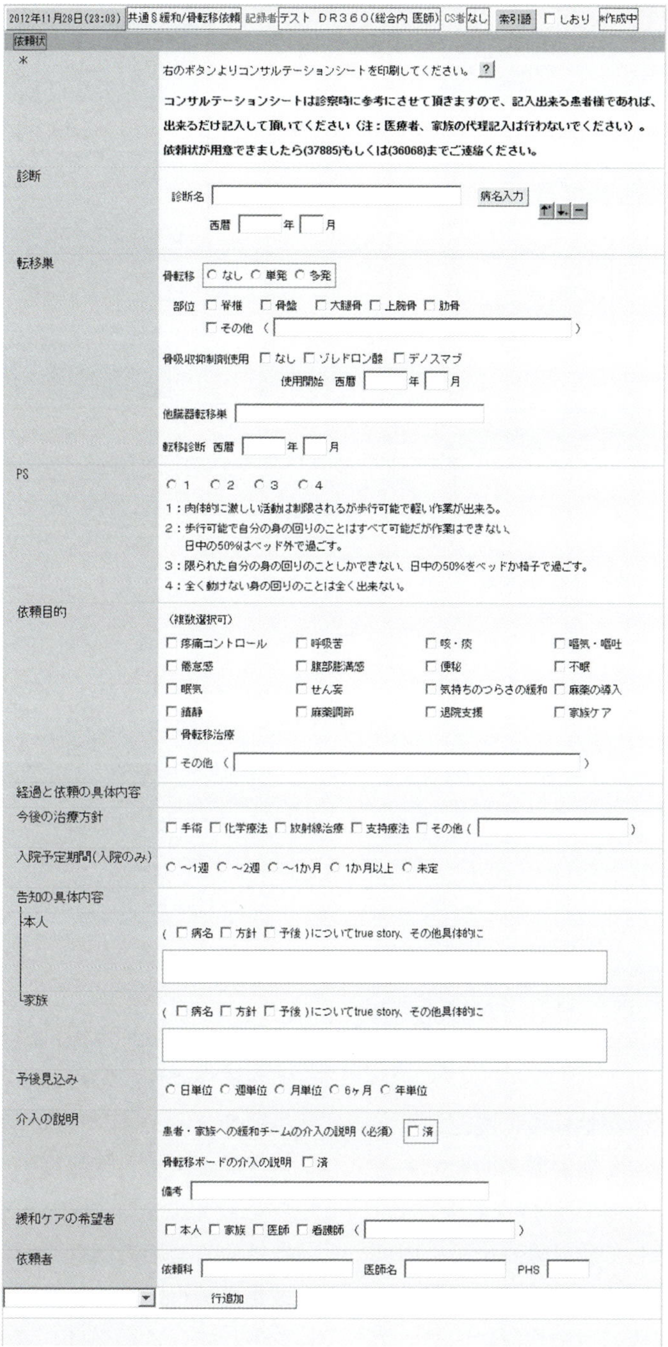

2012年11月28日(23:03) 共通§緩和/骨転移依頼 記録者 テスト DR360(総合内 医師) CS者 なし 索引語 しおり *作成中

依頼状

*
右のボタンよりコンサルテーションシートを印刷してください。 ?
コンサルテーションシートは診察時に参考にさせて頂きますので、記入出来る患者様であれば、
出来るだけ記入して頂いてください（注：医療者、家族の代理記入は行わないでください）。
依頼状が用意できましたら(37885)もしくは(36068)までご連絡ください。

診断
診断名　病名入力
西暦　年　月

転移巣
骨転移　なし　単発　多発
部位　脊椎　骨盤　大腿骨　上腕骨　肋骨
その他（　）
骨吸収抑制剤使用　なし　ゾレドロン酸　デノスマブ
使用開始　西暦　年　月
他臓器転移巣
転移診断　西暦　年　月

PS
1　2　3　4
1：肉体的に激しい活動は制限されるが歩行可能で軽い作業が出来る。
2：歩行可能で自分の身の回りのことはすべて可能だが作業はできない、
日中の50%はベッド外で過ごす。
3：限られた自分の身の回りのことしかできない、日中の50%をベッドか椅子で過ごす。
4：全く動けない身の回りのことは全く出来ない。

依頼目的
（複数選択可）
疼痛コントロール　呼吸苦　咳・痰　嘔気・嘔吐
倦怠感　腹部膨満感　便秘　不眠
眠気　せん妄　気持ちのつらさの緩和　麻薬の導入
鎮静　麻薬調節　退院支援　家族ケア
骨転移治療
その他（　）

経過と依頼の具体内容
今後の治療方針
手術　化学療法　放射線治療　支持療法　その他（　）

入院予定期間(入院のみ)
～1週　～2週　～1か月　1か月以上　未定

告知の具体内容
本人
（ 病名　方針　予後 ）についてtrue story、その他具体的に
家族
（ 病名　方針　予後 ）についてtrue story、その他具体的に

予後見込み
日単位　週単位　月単位　6ヶ月　年単位

介入の説明
患者・家族への緩和チームの介入の説明（必須） 済
骨転移ボードの介入の説明 済
備考

緩和ケアの希望者
本人　家族　医師　看護師（　）

依頼者
依頼科　医師名　PHS

行追加

図1　緩和ケア/骨転移依頼状

外来患者は骨転移外来に紹介されるが，入院患者の場合は，主に整形外科専門研修医の中から病棟担当医が決められる。整形外科病棟担当医はまず原発巣担当医と連絡をとり，今後の治療方針や治療効果の見込み，予想される予後を確認する。

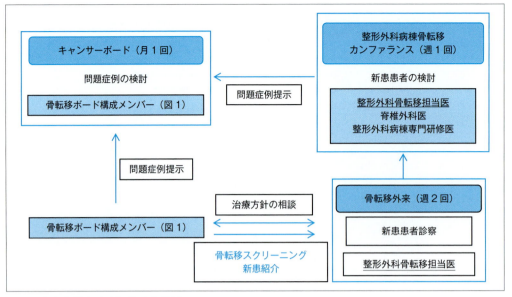

図2 東京大学病院骨転移診療体制

表3 骨転移キャンサーボード介入症例

2012年5月～2014年12月（2年8ヵ月）
骨転移CB介入症例数：452例（14.1例/月）

性別：男性258例　女性194例
年齢：平均65.3歳（30～90歳）
原発巣：肺癌71例，乳癌44例，前立腺癌38例，
　　　　大腸癌32例，肝細胞癌27例，腎癌20例，
　　　　甲状腺癌15例，膵臓癌14例，
　　　　多発性骨髄腫24例，悪性リンパ腫20例など

表4 骨転移CBで行う診療

・がん以外の疼痛性運動器疾患との鑑別
・病的骨折や麻痺出現リスクの評価，および手術・放射線治療の適応決定
・安静度（荷重制限）の決定，および装具・自助具の処方と指導
・緩和リハビリテーションの導入と目標設定
・在宅管理体制の整備と導入

次に，症状の原因が骨転移に関連したものなのか，一般的な運動器の問題であるのかを明らかにし原因部位を特定する。また，必要に応じて放射線読影医に画像の読影を依頼し，診断の確認を行う。さらに，骨折と麻痺の切迫状態に応じて手術適応や放射線治療の適応の有無を決定する。その際，脊椎外科医や放射線治療医とともに治療方針を検討する。また，転移部位と転移様式から許容される安静度を決定する。緩和ケア診療部は，上記の評価を元に，原因に応じた薬物療法による疼痛管理，心理サポートを行う。リハビリテーション科は，整形外科骨転移担当医が決めた安静度の中で患者のゴールを設定し，日常生活動作（ADL）を維持するための訓練を行い，必要に応じて装具や自助具を処方する。骨折や麻痺を生じている場合は，可能な限り疼痛なくADLを維持できる動作を指導し，QOLの向上に努める。さらに，地域医療連携部と共同で，患者の状態に応じて受診体制を確認し，介護保険や自宅の整備など環境整備のサポートを行う（表4）。

2) 骨転移キャンサーボードカンファランス（会議）

骨転移CBカンファランスの定例会議は月1回開催される。東京大学病院における各領域別キャンサーボードは診療方針の決定機関であり，議決事項は院長勧告とみなされる。会議に参加するメンバーは，原発巣担当医師，担当看護師，整形外科骨転移担当医，整形外科病棟担当医を含む，骨転移CB構成メンバーである。討議症例は，原発担当科のほか，緩和ケア診療部，リハビリテーション科などの骨転移CB構成メンバーから依頼があった症例の中から選ばれ，整形外科骨転移担当医の判断で決定される。

具体的には，治療方針の決定が難しく診療科横断的な討議が必要な症例について前述の，①手術や放射線治療の適応，②今後行うべき検査の内容，③荷重制限などの安静度，④リハビリテーションにおける注意点と目標の設定，⑤在宅管理体制の確認などが討議される。整形外科病棟は荷重制限などの整形外科的指示に慣れているが，骨転移の患者は通常整形外科以外の病棟にいる。病棟看護師が参加することで，車椅子の移乗や歩行器の使用方法などの整形外科的指示が徹底されない，という問題が大きく軽減され，病棟での生活に直結した疑問点などを解消することも可能となる。

3) 整形外科病棟骨転移カンファランス

前述のように，腫瘍を専門としない整形外科医の多くは，腫瘍疾患の経験が乏しく，骨転移治療に興味がなく，当事者意識をもたない傍観者となりがちである。しかし，一般病院であっても多くの骨転移患者が存在するため，一般整形外科医は骨転移の治療法に精通する必要がある。そこで，当院では整形外科初期教育の一環として，整形外科専門研修医が入院中の骨転移患者の診療に参加するシステムを構築した。具体的には，入院中の新規骨転移患者の診察は，整形外科専門研修医が最初に行い，診察チャートを埋める形で必要な情報を収集する。その後，整形外科骨転移担当医とともに患者を診察して，画像所見などを検討しながら治療方針を決定する。さらに，週1回整形外科病棟骨転移カンファランスにおいて新規患者の病歴や画像所見などのプレゼンを行い，原発巣の治療方針，画像所見，PS，予後予測などの情報から，必要な検査，手術適応・放射線治療の適応，安静度，コルセットやリハビリテーションの適応などを決定する。このシステムにより，整形外科専門研修医は，転移の患者を診る際にはどのような情報が必要で，どのような思考過程で治療方針を決定しているのかを経験することが可能になる。その患者が入院中は担当の専門研修医が受け持ちとして定期的に診察を行い，新たな疼痛部位や麻痺などの症状が出現していないか観察し，病棟骨転移カンファランスで経過を報告する。

整形外科の研修システムとして，従来このような骨転移に関する教育を受ける機会は皆無に等しかった。整形外科の専門研修医全員が骨転移の治療方針を学ぶ機会を得ることの意義は大きく，初期から骨転移診療を経験することで「がんアレルギー」が払拭できる効果が期待される。

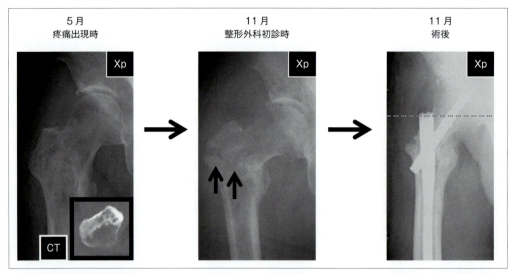

図3 骨転移 CB 設立前の症例

IV. 骨転移 CB 介入の意義

1. 整形外科受診患者数が増加し，潜在的要治療症例の発見につながった

　骨転移 CB 設立前後1年間で整形外科を受診した患者数を比較した。CB 設立前は，当院緩和ケア診療部を受診した骨転移患者の整形外科受診割合を調査したところ，101 例の骨転移患者のうち，整形外科受診症例は 56 例 55％のみであった。設立後1年間では緩和ケア診療部やリハビリ科を受診した患者は全例 CB に登録されており 153 例中 153 例，100％が整形外科を受診していた。全例が整形外科を受診することにより，整形外科的な要治療症例を確実に拾いあげることが可能になった。CB 設立前の実際の症例を提示する。

　症例1（図3）：43歳男性，膵癌大腿骨転移。股関節痛が出現し大腿骨転子部骨転移を指摘され，放射線治療を行ったが疼痛が持続した。半年後に整形外科を受診し骨折を指摘され，骨接合を行い疼痛が消失した。この症例は，後方視的にみると疼痛出現時にすでに切迫骨折の状態であり，当初から整形外科が介入していれば，早期に手術を行うことで疼痛が軽減し，QOL が改善していた可能性が高い。余命が短い患者にとって半年間痛みなく過ごすことができる意義は非常に大きい。CB 設立前は整形外科による骨関連事象（SRE）の評価が不十分なために適切な診療が行われず，ADL や QOL の低下につながった症例が少なからず存在していた可能性がある。

2. 痛みの原因が明らかになり適切な治療が可能となった

　がんの骨転移がある患者は一般的には高齢である場合が多い。担がん患者であっても同じ高齢者であることから，骨転移などがんに直接関連した運動器障害のほかに，廃用による疼痛やいわゆるロコモティブシンドロームによる運動器障

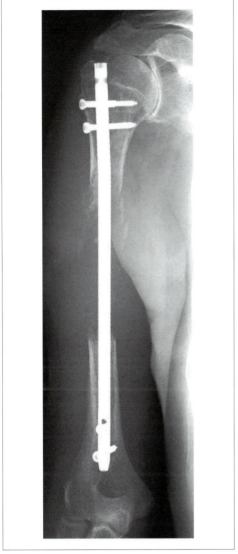

図4 整形外科診察により疼痛の原因が明らかになった症例

固定と放射線照射が行われている症例。術後3ヵ月で右肩から上腕の激痛が出現したため，主治医により骨転移による疼痛と診断され，オキシコドンが投与され，追加放射線治療が行われた。しかし，疼痛は軽減せず，麻薬による副作用による嘔気，便秘，せん妄が出現した。整形外科医が診察したところ，肩関節の著しい可動域制限，上腕二頭筋腱鞘の圧痛があった。さらに，前医のX線と比較すると，病変の増大，内固定の弛緩はなかった。疼痛の原因として，肩関節の拘縮と肩関節周囲炎（上腕二頭筋の腱鞘炎）と診断し，肩峰下滑液包と腱鞘に注射を行ったところ，疼痛が消失した。整形外科医が診察しなければ，疼痛の原因が判明せず，不適切な疼痛管理が継続した可能性がある。

3. 骨折や麻痺に対する早期手術症例が増加した

骨転移CB設立前後の1年7ヵ月（設立前：2010年11月～2012年4月，設立後：2012年5月～2013年11月）の生検を除く骨転移に対する手術症例数を比較したところ手術数は6例から14例に増加した。手術症例では骨折，麻痺症例のいずれも早期介入症例が増加した。

CB設立前は骨折手術3例全例が骨折後の手術であったが，CB設立後は骨折手術8例全例で予防手術を行った。大腿骨骨転移の切迫骨折症例では，予防的手術を行った場合，骨折後に手術を行った場合より在院日数が短く，帰宅率が高く，補装具なしの歩行可能割合が高いことが知られている[4]。骨転移に対する放射線照射の骨折予防効果は明らかではないた

害も存在する。骨転移CBで整形外科医が患者を診察することで，がん性疼痛とがん以外の疼痛の鑑別が可能になり，不必要な麻薬投与による副作用などを軽減することが可能になった。

症例2（図4）：86歳男性，肝細胞癌多発骨転移。主訴：右肩から上腕の激痛。右上腕骨に対して，他院で予防的内

表5 当院骨転移CB患者の療養場所と歩行能力

	患者数	歩行可能割合(%)
帰宅できず病院死亡	23（16.4%）	43.5
自宅療養後病院死亡	40（28.6%）	72.5
自宅療養後在宅死亡	14（10.0%）	92.8
外来通院中	63（45.0%）	95.2
合計	140（100.0%）	80.0

め，切迫骨折症例は早期に発見して骨折予防手術を行うべきと考えられている[5]。骨転移CB設立により，骨転移症例が全例整形外科に紹介され，切迫骨折症例を早期に発見することが可能になったことが，患者のADLやQOL改善につながっていると考えられた。

脊椎手術は，CB設立前に3例あり，全例が術前歩行不能な状態で手術を行った。一方，CB設立後は脊椎手術5例中術前歩行可能症例が2例と術前歩行可能症例の割合が増加した。脊髄圧迫に対して手術や放射線治療を行う場合，治療前に歩行可能な症例では治療後の歩行可能割合が高く，麻痺が進行する前に治療を開始する重要性が報告されている[6]。麻痺が進行する前に整形外科が介入できれば，歩行可能な状態で手術を行うことが可能となり，患者のADLやQOL改善につながるものと考えられた。

4．歩行能力が維持され自宅療養可能な患者が増加した

骨転移CB設立以後1年2ヵ月間で，骨転移CBを受診した患者160例の最終転帰，歩行能力の検討を行った。トイレまで一人で歩けることを歩行可能と定義した。平均経過観察期間は189.6日であり，リハビリテーションは56例35％に行われた。

まず，骨転移CB受診後に自宅療養可能な患者（外来通院の期間があった患者）は，160例中127例（79.4％）であった。最終転帰不明の20例を除くと，140例中77例が死亡し，63例が外来通院中だった（**表5**）。死亡症例77例中23例が骨転移CB紹介後一度も自宅に帰れずに病院（東京大学または転院先）で死亡し，40例が自宅療養後病院で死亡，14例が自宅療養しそのまま在宅で死亡した。在宅看取り率は18.2％であった。歩行能力を転帰別に検討したところ，帰宅できずに病院で死亡した症例では歩行可能な患者が43.5％だったのに対し，自宅療養後に転院先で死亡した症例は72.5％が歩行可能，自宅療養後そのまま在宅で死亡した例は92.8％が歩行可能であり，さらに外来通院中の患者は95.2％が歩行可能だった。在宅看取り患者が病院で死亡した患者より歩行可能割合が高いことを考えると，トイレまで歩けることが在宅での看取りにつながると考えられた。

厚生労働省の終末期医療に関するアンケートによると，余命半年以下の場合は，自宅療養を希望する患者の割合は60％であり[7]，骨転移患者であっても本人の希望に応じてできるだけ自宅に帰り，外来または在宅での治療をすすめるべきと考えられるが，そのためには前述のように歩行能力の維持が大切である。また，当院の骨転移患者の在宅看取り率は18.2％であり，悪性腫瘍の在宅看取り率の全国平均8.3％を大きく上回っていた[8]。運動器の障害である骨転移をもつ患者がこれだけの在宅看取り率を達成できたのは，多職種からなる診療科横断的

体制により，表4に示す診療を行い，ADLを維持・改善することができたからと考えられる。

V. 今後の課題

東京大学病院骨転移CBを設立してから3年になるが，骨転移のスクリーニングやフォローアップ方法は原発担当医の判断によって行われているため，未だに骨転移の発見や治療が遅れることがあり，骨転移の検索システムのさらなる改善が必要である。

また，がんの骨転移の研究を行う場合，がん種ごとによるデータのばらつきが大きいこと，患者背景が大きく異なること，骨転移を集中的に診察する医師が不在であったことから，データの蓄積が行われていない。さらに，骨転移診療が患者のADLやQOLを改善することが診療の目的であるにもかかわらず，ADLやQOLの評価を行った研究は少ない。われわれは全国に先駆けて骨転移診療システムを構築しデータを蓄積しており，全国的な骨転移診療の標準化を目指して，骨転移CBのADL/QOLに対する介入効果のエビデンス構築を目指して検討を進めている。

VI. おわりに

整形外科は，変形性関節症や骨粗鬆症など一見健康なロコモティブシンドロームの患者を対象に治療を行っている。しかし，前述のようにがん患者となるとどうしても敬遠してしまいがちであった。理由としては，整形外科ががん診療に慣れていないことがあげられる。しかし，担がん患者にも運動器の管理が必要であり，適切な運動器管理が行われることで，疼痛なく自分で歩くという人間として尊厳のある生活を維持することが可能になる。

これからの整形外科は骨転移に限らずがん患者の運動器管理全体を行うことが求められる。そのために必要なことは整形外科医の意識の変革である。病院単位で骨転移CBの体制を作ることが困難であっても，整形外科医一人ひとりの意識が変わることでがん患者のADL・QOLは大きく改善する。さらに，原発巣担当医を含む医療関係者もがん患者の運動器管理の重要性を理解し，運動器管理を専門とする整形外科をもっと活用するべきである。われわれ医療者の運動器管理に関する意識が変わることで，がん患者の環境は大きく変化する可能性があるのではないかと感じている。

参考文献

1) がん情報サービス　国立がん研究センターがん対策情報センターホームページ
2) Whitmore WF Jr: Natural history and staging of prostate cancer. Urol Clin North Am 11: 205-220, 1984
3) 厚生労働省がん研究助成金がんの骨転移に対する予後予測方法の確立と集学的治療法の開発班 編：骨転移治療ハンドブック. 金原出版, 東京, 2004
4) William GW, Stephanie H, Frederick J, et al: Metastatic Disease of the Femur: Surgical Treatment. Clin Orthop Releat Res 415S: S230-244, 2003
5) Bickels J, Dadia S, Lidar Z: Surgical management of metastatic bone disease. J Bone Jt Surg Am 91: 1503-1516, 2009
6) Loblaw DA, Perry J, Chambers A, et al: Systematic review of the diagnosis and

management of malignant extradural spinal cord compression: the Cancer Care Ontario Practice Guidelines Initiative's Neuro-Oncology Disease Site Group. J Clin Oncol 23: 2028-2037, 2005

7) 厚生労働省：終末期医療に関する調査等検討会報告書―今後の終末期医療の在り方について―．平成16年7月
8) 厚生労働省：平成21年人口動態統計

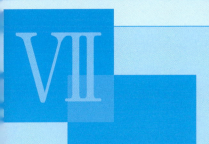

VII. 前立腺癌と地域医療連携

武蔵野赤十字病院泌尿器科
田中　良典

ポイント

- 2007年に施行されたがん対策基本法に基づき，2012年から全国のがん診療連携拠点病院で5大がんの地域連携パスの運用が始まり，前立腺癌においても全国各地で連携パスが作成され，とくに都道府県統一パスを作成する動きが進んでいる。
- PSAという血液検査の存在は前立腺癌の連携診療を進めるのに非常に有利である。
- 癌の専門医と生活習慣病のかかりつけ医との二人主治医制を定着させることが今後のわが国の医療に求められる。
- 連携には質の保証が大前提であり，そのためには二人主治医制および循環型のシステムが望ましい。
- 生検陰性例のPSAフォローパスは，前立腺癌の診断において過剰な検査を避け，かつ見逃しを防ぐツールとなりうる。
- 内分泌治療パスは，かかりつけ医に併存疾患の管理と癌の治療をお願いするものであり，併存疾患の管理が癌患者のQOL向上にも重要である。
- 将来的には，内分泌療法による骨粗鬆症の管理が連携で行われることが望まれる。

I. はじめに

大腿骨近位部骨折，脳卒中から始まった地域医療連携クリティカルパス（以下連携パスと略す）は全国的に広まり，さまざまな疾患に広がりをみせている（図1）[1]。癌の連携パスについてはがん対策基本法の施行に伴い，全国のがん診療連携拠点病院を中心に作成が進んでいる。前立腺癌も例外ではない。

しかしながら，法律による規定，診療報酬上の加算などのため，現場では何のために地域医療連携（以下連携と略す）を行うのかが理解されないまま連携パスのみが独り歩きしている。

本章では，前立腺癌の連携の導入経緯，本来の目的，さらに今後の展望について述べ，本書のテーマである骨管理との関連について触れる。

II. がん対策基本法と5大がんの連携パス

2007年4月に施行されたがん対策基

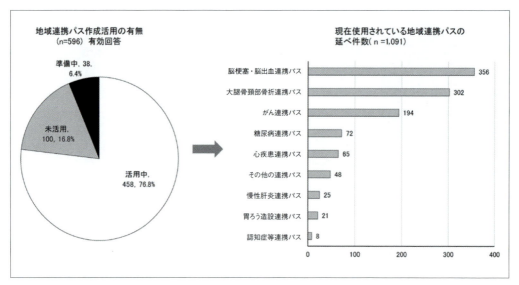

図1 地域連携パス使用状況
（文献1より引用）

本法では，がん対策の基本理念として「がん患者がその居住する地域にかかわらず等しく科学的知見に基づく適切ながんに係る医療を受けることができるようにすること」「がん患者の置かれている状況に応じ，本人の意向を十分尊重してがんの治療方法等が選択されるようがん医療を提供する体制の整備がなされること」と規定されている．これを受けて2007年6月に閣議決定されたがん対策推進基本計画のなかで，5大がん（肺がん，胃がん，大腸がん，肝がん，乳がん）の連携パスをすべての拠点病院において5年以内に整備することが目標とされた[2]．

癌の連携パスといわれても，何をどのように作ればよいのか全く暗中模索のなかで，2008年に「全国のがん診療連携拠点病院において活用可能な地域連携クリティカルパスモデルの開発」を行う厚生労働省の研究班（谷水班）がスタートした．研究班では，癌の連携パスの雛型を作成し，4つの要件を提唱した．

①病院と診療所の役割分担表
②共同診療計画表（医療者用連携パス）
③私のカルテ（患者用連携パス）
④啓発用の連携ポスター
である．

筆者も同班に参画し，前立腺癌パスモデルの開発を担当した．

谷水班の研究成果については同班研究報告書を参照されたい[3]．

Ⅲ．癌診療の現状

では，わが国の癌診療の現状はどうであろうか．

ここでは癌治療医ではなく，実地医家の視点，医療連携コーディネーターである専門看護師の視点を紹介する．

東京都新宿区で内科を標榜する岡崎[4]は，癌治療が癌治療医だけのものになってしまっていると指摘している（**図2**）．通常実地医家で癌が疑われると，専門病院に患者を紹介し，病院で精密検査の結

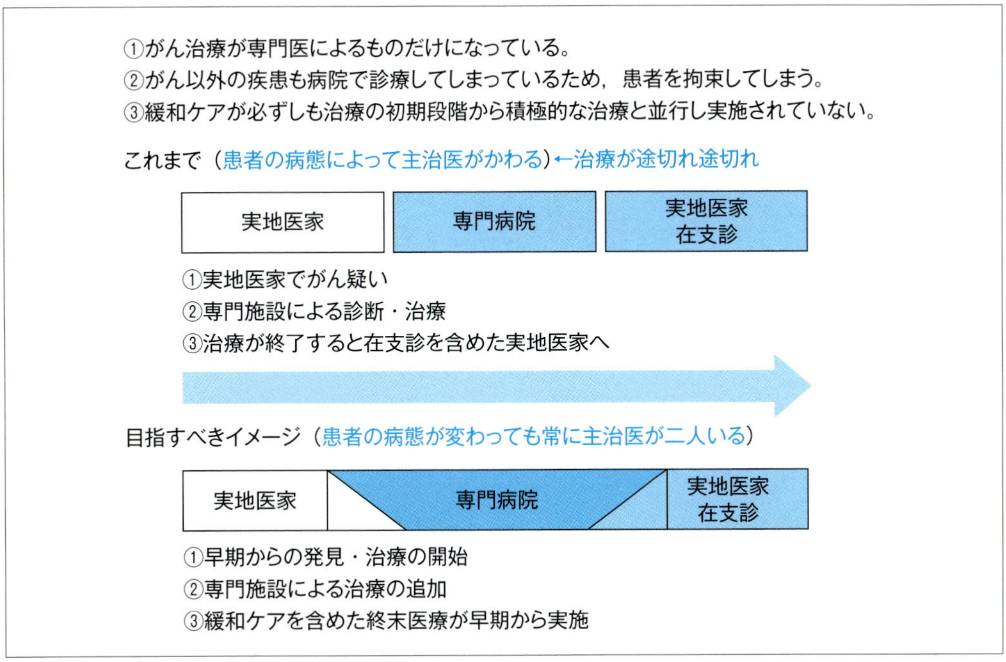

```
①がん治療が専門医によるものだけになっている。
②がん以外の疾患も病院で診療してしまっているため，患者を拘束してしまう。
③緩和ケアが必ずしも治療の初期段階から積極的な治療と並行し実施されていない。

これまで（患者の病態によって主治医がかわる）←治療が途切れ途切れ

  [実地医家] [専門病院] [実地医家 在支診]

①実地医家でがん疑い
②専門施設による診断・治療
③治療が終了すると在支診を含めた実地医家へ

目指すべきイメージ（患者の病態が変わっても常に主治医が二人いる）

  [実地医家] [専門病院] [実地医家 在支診]

①早期からの発見・治療の開始
②専門施設による治療の追加
③緩和ケアを含めた終末医療が早期から実施
```

図2 がん患者に対する対応の問題点
（岡崎医院　岡崎正巳先生提供）

果癌が確定し，治療を受ける。問題は，専門病院での治療が一段落した後のフォローアップや癌治療の継続において，癌以外の高血圧や糖尿病などの疾患もそのまま専門病院で診てしまっていることにある。そのため，患者は紹介元であるかかりつけ医に通院しなくなり，治療経過も伝わらない。癌が再発し，再発治療を行ってもさらに病状が進行し打つ手がなくなるまで癌の治療医が患者を（結果的に）拘束し，緩和ケアの開始や在宅療養への移行が遅れる。かつ病態によって上段のように主治医がかわるため，患者・家族の不安が大きくなる。あるべきは下段のように，病院で治療を継続している間も実地医家が生活習慣病の管理を含め継続して関わり，早期に緩和ケアや在宅療養へつなげることが望ましいとしている。

大阪の北野病院の重田は連携コーディネーターを務める看護師の視点から，現在の医療提供体制のなかで，患者，治療医，かかりつけ医のそれぞれの立場の問題点を指摘している（表1）。

患者側の問題点として，
①手術（治療）をしてくれた医師が全てを把握しているという誤解に基づいた，最後まで診て欲しいという願望
②癌が特別な病気であるという認識
③治療やケアは専門病院でないとできないという認識（誤解）

治療医側の問題点として，
①最後まで診ることが使命だという認識
②専門医でないと癌の治療はできないという認識（誤解）
③患者・家族も最後まで診て欲しいと思っているという認識（誤解）

かかりつけ医側の問題点として，

表1 癌医療連携体制の問題点

- 患者
  - 手術（治療）をしてくれた医師が全てを把握していると思っている
  - 治療病院で最後まで診て欲しいという願望
  - 癌は特殊な病気であるという認識
  - 治療・ケアは専門病院でないと診れないという認識
  - 癌と生活習慣病の主治医は違う
- 専門医
  - 最後までみることが使命と思っている
  - 専門医でなければ診療できないという認識
  - 患者も病院での治療を希望している筈
- かかりつけ医
  - 癌は診られない
  - 癌は治療病院で診るべきだ
  - 病院に紹介すると患者が戻ってこない

（北野病院　重田由美先生引用，改変）

①癌は診られない
②癌は診たくない
③病院に紹介すると患者は戻ってこないという認識

というものである。

Ⅳ．医療連携からみた前立腺癌の特徴

前立腺癌はほかの癌に比べて以下のような特徴を備えている。詳細は，拙書[5,6]に記してあるのでここではポイントを羅列するに留める。

前立腺癌の診療に連携が必要な理由
①患者数の増加
②PSA（prostate-specific antigen）高値患者数の増加
③生検陰性患者の増加
④患者が高齢であり依存疾患を有している
⑤専門医の不足
⑥ますます多様化する治療法

前立腺癌が連携に適している理由
①PSAの存在（フォローアップは難しくない）
②患者は高齢でかかりつけ医を有している
③癌の進行が緩徐であり，PSAが再上昇しても生命予後に直結せず，その後の治療方針決定に時間的余裕がある

Ⅴ．前立腺癌の連携の現状

前立腺癌は近年患者数の増加が顕著であり，病院の外来診療を圧迫している。このため，外来診療の負担を軽減することを意図として，まずPSAフォローアップパスが静岡県藤枝市[7]，九州医療センター[8]，東京都新宿区[9]，千葉県がんセンター[10]などで独自に開発された。

その後がん対策推進基本計画に基づき，拠点病院において前立腺癌についても連携パスの開発が全国的に急速に広まりつつある。とくに千葉県，東京都，滋賀県，大阪府，徳島県，愛媛県，熊本県では都道府県統一の連携パスが作成されたと聞いている。

パス開発の狙いとして病院側の業務負担の軽減を目的としているところが多い。地域の基幹病院と癌専門病院とではその機能および守備範囲も異なっており，それに応じた連携先の範囲，連携先は専門医か非専門医かなど実際の運用には地域性に基づいた違いがある。

その一方，連携パスを作成はしたものの実際の運用がなかなか進まない，との声をよく聞く（図3）。その背景には，病

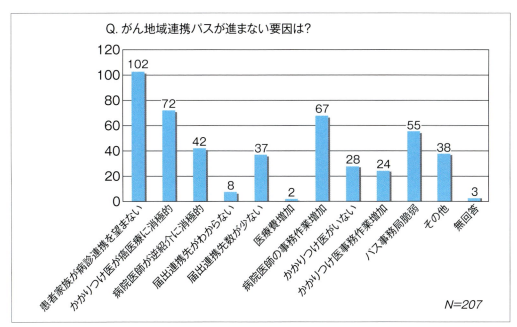

図3 がん治療連携パスが進まない理由
（東京女子医科大学病院　下村裕見子氏提供）

院側が常日頃医師会と顔のみえる関係を構築できていないこと，連携先に求める役割が明確でないというパスの設計上の問題，複雑な届出制や退院後30日以内に開始という算定要件上の問題などがある。さらに泌尿器科は泌尿器という臓器システムを扱う独立した診療科であり，外科的治療も内科的治療も独自に引き受けてきたという経緯も関係しているであろう。「泌尿器のことは泌尿器科に」と。基幹病院の泌尿器科医には，急性期医療，専門医療に特化した役割を担うという意識が求められる。

VI. 連携パスについて

現在わが国で運用されている連携パスには，PSAフォローアップのパスと，治療のフォローアップのパスの2種類がある。

1. PSAフォローパス

これは，前立腺癌確定診断のための針生検の結果，がんが検出されなかった生検陰性症例のフォローアップのための連携パスである。生検陰性であることはがんの存在が否定されたことにはならない。採取した標本中にがんが検出されなかっただけであり，この患者群はその後もPSAフォローアップを必要とする高リスク群である。しかしPSAフォローアップの基準（測定の間隔，再生検を考慮するPSA値）は専門医ごとにまちまちであり，これに一定の基準を設けることはきわめて難しいため，生検を受けた医療機関でPSAフォローを続けているのが現状である。結果としてどの医療機関もPSAフォローの患者が増加し，外来診療を圧迫している。

赤倉ら[9]は，東京都新宿区の牛込医師会と共同で，医師会側からPSA高値症

図4 東京都PSA手帳
PSA測定の間隔と再紹介のPSA値を専門医が指定

例の精査依頼と，基幹病院側から生検陰性例のPSAフォローアップ依頼という連携システムを開発した．かかりつけ医が，前立腺癌検診ガイドラインに準拠しPSA>4 ng/mLの患者の精密検査を専門病院に依頼するものである．依頼時に抗凝固剤，抗血小板薬の服用の有無，中止の可否を記載するのが特徴である．生検陰性例では，専門医がPSAの測定間隔および再生検を考慮する基準値を個々の患者ごとに指定して紹介元であるかかりつけ医に逆紹介するシステムである．現在わが国で運用されているパスの原型となっている．

ここに東京都PSA手帳を例として示す（図4）．先述の赤倉らの新宿区や筆者の武蔵野三鷹地域の連携パスはかかりつけ医からスタートするPSA高値症例の精査依頼およびそのフォローアップである．しかしながら，かかりつけ医スタートのシステムは，紹介状の抗凝固剤，抗血小板剤の中止の可否がほとんど記載されないこと，また東京都全域での運用を考えたとき，かかりつけ医に手帳を予め配布することは現実的ではないことから，病院側スタートのフォローアップシステムとした．

また，PSA高値患者のすべてが生検を受けるわけではない．そのなかにも定期的なPSAフォローが必要な患者も含まれる．東京都PSA手帳ではこの点を勘案し，生検なし，生検陰性のいずれか

```
┌─これまでのPSA値──────────────────┐  ┌─今回の生検──────────────┐
│ 20   年   月   日      ng/mL、F/T    % │  │ 施行（20   年   月   日）・未施行 │
│ 20   年   月   日      ng/mL、F/T    % │  │   方法     経直腸・経会陰・併用   │
│ 20   年   月   日      ng/mL、F/T    % │  │   本数         本               │
│ 20   年   月   日      ng/mL、F/T    % │  │   結果    癌なし                │
│ 20   年   月   日      ng/mL、F/T    % │  └────────────────────┘
│ 20   年   月   日      ng/mL、F/T    % │  ┌─経直腸超音波検査─────────┐
│ 20   年   月   日      ng/mL、F/T    % │  │ 施行（20   年   月   日）・未施行 │
│ 20   年   月   日      ng/mL、F/T    % │  │   前立腺体積：        mL        │
│ 20   年   月   日      ng/mL、F/T    % │  │   PSAD：           ng/mL/mL    │
│ 20   年   月   日      ng/mL、F/T    % │  │   その他所見：                  │
│ 20   年   月   日      ng/mL、F/T    % │  └────────────────────┘
│ 20   年   月   日      ng/mL、F/T    % │  ┌─CT──────────────────┐
│ 20   年   月   日      ng/mL、F/T    % │  │ 施行（20   年   月   日）・未施行 │
└──────────────────────┘  │   所見：                        │
┌─これまでの生検歴──────────┐          └────────────────────┘
│ 20   年   月   日：所見     │           ┌─MRI─────────────────┐
│ 20   年   月   日：所見     │           │ 施行（20   年   月   日）・未施行 │
│ 20   年   月   日：所見     │           │   所見：                        │
│ 20   年   月   日：所見     │           └────────────────────┘
└────────────────┘           ┌─その他特記事項─────────┐
                                         │                            │
                                         └────────────────────┘
```

図5 東京都PSA手帳
生検陰性か，生検なし　を選択

を選択するようになっている（**図5**）。

PSAの測定間隔や再紹介基準のバラツキにどう対処するのか。植田ら[10]は，自施設の経験を基にPSA再紹介の基準を前回生検時の1.4倍を超えた場合としている。

当院では，前立腺針生検の結果を全例カンファレンスで確認している。生検陰性患者のPSA測定間隔と再紹介基準値の医師によるバラツキを少なくすることを目的としており，東京都PSA手帳を発行する場合にはこの数値を記載している。

では，専門医が指定したフォローアップの基準が果たして遵守されるのか？

当院で運用した東京都PSA手帳の運用上の分析結果を示す。

2011年7月から2012年12月までの間に136例の患者に東京都PSA手帳を適用した。このうち2014年3月までに当院を再受診した患者は29例であった。このうちPSA高値のため再受診した20例の詳細を**表2**に示す。当院で指定した"基準PSA"と"再来時PSA"に着目していただきたい。再受診時PSA値は基準値とほぼ同じである。これは，非専門医であるかかりつけ医が専門医の指定した基準を遵守していることを示すものである。再受診しなかった患者につい

表2 当院を再受診したPSAフォロー患者（東京都PSA手帳による）

症例	体積	当院PSA	開始前生検	測定間隔（月）	再紹介PSA	再受診まで（月）	再来時PSA	再生検		その後
1	31	5.45	あり	6	7	12	9.27	あり	がんなし	>12に変更
2	36	11.1	あり	なし	12	16	11.5	なし		>12のまま
3	23	4.38	あり	12	15	25	8.07	なし		>15のまま
4	54	6.48	あり	12	8	12	8.68	なし		>10に変更
5	27	6.23	あり	12	8.5	13	12.3	なし		>10に変更
6	40	9.37	あり	6	14	11	11.6	なし		>14のまま
7	20	5.58	あり	6	7	3	9.5	なし		>7のまま
8	33	5.18	あり	6	7	6	8.91	なし		>8に変更
9	不明	8.72	あり	12	12	12	9.37	なし		>12のまま
10	21	5.26	あり	6	7.5	8	8.37	あり	がんなし	>12に変更
11	41	7.33	あり	6	10	9	10.04	なし		>10のまま
12	41	9.63	なし	3	12	4	17.4	あり	がんなし	転居
13	44	20.5	なし	6	30	15	31.78	なし		尿閉→自己導尿
14	53	9.86	なし	6	12	11	16.35	あり	がんなし	>24に変更
15	22	11.6	なし	6	12	10	14.4	あり	がんあり	>16に変更
16	48	3.27	なし	6	5.5	17	5.33	なし		>6に変更
17	60	10.9	なし	6	14	14	15.5	なし		>16に変更
18	不明	6.6	なし	6	6.6	6	6.8	なし		>10に変更
19	48	6.22	なし	12	8.5	14	10	なし		>10に変更
20	不明	7.28	なし	12	10	11	10.42	なし		>20に変更

ての検証が不可能であるという欠点があるものの，PSA高値患者のフォローアップを非専門医に任せてもPSAフォローアップの質が保たれる可能性を示唆する結果である。

2．治療パス

がんの治療（フォロー）パスは基本的にかかりつけ医で日常の診療や経過観察を行い，基幹病院で節目の検査を行う循環型である。

千葉県がんセンター[10]，九州医療センター[11]では再発がなければ基幹病院を受診しない一方向型のシステムを採用している。連携先に患者が定期的に通院しているか，再発がないかなど疾病管理という点での評価が困難という欠点があるものの，二次医療圏を越えた広い範囲から患者が集まる施設には有用である。

武蔵野・三鷹では内分泌治療の継続をかかりつけ医と共同で行うことを目的とした治療パスを開発した[12]。その理由は，内分泌治療によって起こる高脂血症，高血糖や骨粗鬆症をかかりつけ医に診てもらうことが患者にとってもっともメリットがあると考えたからである。

はじめにもっとも基本的なコンセプトを5大がん＋前立腺癌すべての癌パス作成ワーキンググループ（WG）で話し合った。その結果，かかりつけ医は自分の患者を病院専門医と共同で診ていく「二人主治医制」を掲げることが決まった。

次にどのようなパスを作成するかを話し合い，①1年に1回は必ず専門病院を

受診する循環型とすること，②できる限り平易な内容とすること，③はじめは再発のリスクの低い患者を対象とすること，が決定された。

次に，WGごとに作成に入った。

専門医からは内分泌治療の内容は内服薬と1ヵ月ごともしくは3ヵ月ごとのLHRHアナログの皮下注射であり，フォローの血液検査は3ヵ月ごとに測定していることを説明し，非専門医の理解を得た。血液検査の項目およびPSA以外の検査値の許容範囲については内科医と相談のうえ，決定した。連携開始の基準は再発リスクの低い安定した患者という趣旨に則り，当時運用されていたトヨタ記念病院の内分泌治療パス[13]を参考に，PSA 0.2 ng/mL以下が6ヵ月以上持続している患者とし，PSAの目標値は0.5 ng/mLと設定した。すなわち途中でPSAが0.5 ng/mLを超えた場合には随時専門病院を受診するというものである。

東京都医療連携手帳作成WGは，各拠点病院から選出されたコアの専門医に加えて，東京都医師会（開業医側）から推薦された専門医1名，非専門医1名から構成された。作成の中途でがん治療連携計画策定料が認められたため，適応条件を内分泌療法と全摘術後の2種類とした。内分泌療法は基本的に外来通院治療であり算定の対象とはならないが，連携の目的はかかりつけ医に内分泌療法の副作用を診ていただくことにある，という参加メンバーのコンセンサスを得て内分泌療法を対象に含めた。

PSAの基準値は，全摘後はPSA再発の定義が0.2 ng/mL以上であることから問題なく決まったが，内分泌療法中の基準値については適正値に関するエビデンスがなく，千葉県がんセンターで採用している2 ng/mLを流用した[9]。

一方，放射線治療後に関しては，ASTROの基準があるもののPSAバウンスなどPSAの基準値を統一することが困難なため，対象から除外した。

PSA以外の血液検査の項目については，高脂血症，高血糖，肝機能異常を診ていただくこととなるため，AST，ALT，ALP，T-CHO，TG，Gluとし，その許容範囲の決定は困難をきわめたが，CTCAE Ver.4.0 grade1に基づく値とすることで合意を得た。その東京都医療連携手帳をここに示す（図6，7，8）。

Ⅶ. 地域医療連携の目標

癌に限らず地域医療連携の本来の目的とは何であろうか？

わが国には，地域の開業医（専門的開業医といわゆるジェネラルな開業医），地域に根ざした中小病院，地域の基幹病院，癌専門病院，大学病院などさまざまな規模，機能の医療機関が存在する。わが国の保険医療制度は国民皆保険であり，しかもありがたいことに必ずしも紹介状がなくても受診できるフリーアクセスである。その結果，患者の大病院志向（嗜好）が起こり，各医療機関は患者を獲得するために最新の医療機器を競って導入した。本来，地域の中での疾患の有病率は決まっており，需要と供給は把握できるはずである。したがって各医療機関の役割は自ずと決まってくるはずであるが，機能分化が整備されてこなかった。これがもっとも顕著なのが大都会であろ

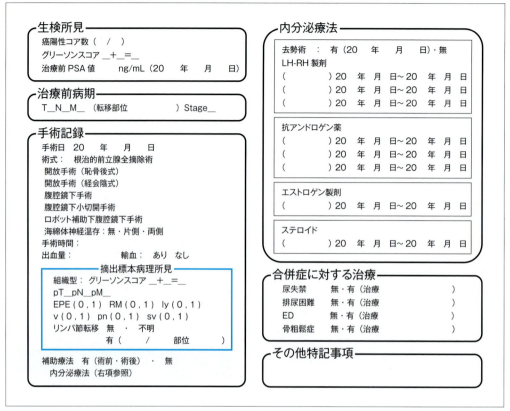

図6 東京都医療連携手帳
生検の結果，連携開始までに受けた治療内容が明記されている。

う。特殊な治療のために居住地から遠い医療機関を訪れ，治療を受け，その後も通院を続ける。その結果「3時間待ちの3分診療」が起こった。それをいまさらではあるが，医療機関ごとの役割分担を明確にした共同診療を行いましょう，というのが地域医療連携であり，そのためのツールが連携パスである。

それにより病院の外来混雑の緩和，患者の外来通院の負担軽減がもたらされるであろうが，それはあくまでも結果の一つであり，目的ではない。

医療の目標はあくまでも疾病管理，しかも特定の疾患だけでなく患者の全人的な疾病管理にあるはずである。

下村ら[14]は，団塊世代700万人の癌罹患リスク増加に対応するためにも，患者の利便性，即時性を担保しつつ，生活習慣病を合わせて診療できる病診連携による医療提供体制を構築し，療養指導の充実と服薬コンプライアンスを向上させることが喫緊の課題であると述べている。癌という今やもっともポピュラーな疾病を特別視することなく，癌の専門医と高血圧，高脂血症，糖尿病などの生活習慣病の主治医（かかりつけ医）との二人主治医制で診ていくという併診制度を定着させることが今後のわが国の医療制度に求められている。

名前：　　　　　　治療担当病院 ID：

あなたの治療内容	
全摘除術	内分泌療法
□ 開腹摘除術	□ 去勢術　（20　年　月　日）
□ 鏡視下手術	□ LH-RH アゴニスト（　　　）
□ 小切開手術	□ 抗アンドロゲン薬（　　　）
□ ロボット手術	□ 黄体ホルモン（　　　）

治療担当病院への再受診の基準	かかりつけ医療機関の方へ
全摘除術後　：　PSA≧0.2 または　強い排尿障害	この許容範囲は CTCAEv4.0 の grade1 です
内分泌療法中　：　PSA≧2.0 または　強い副作用	3ヶ月毎の水色の欄は必須です

1年目			許容範囲	治療担当病院 20 年 月 日	1ヶ月 20 年 月 日	2ヶ月 20 年 月 日	3ヶ月 20 年 月 日	4ヶ月 20 年 月 日	5ヶ月 20 年 月 日	6ヶ月 20 年 月 日	7ヶ月 20 年 月 日	8ヶ月 20 年 月 日	9ヶ月 20 年 月 日	10ヶ月 20 年 月 日	11ヶ月 20 年 月 日
目標			◇全摘除術後：PSA が 0.2 以上に上昇せず経過する ：強い排尿障害がない					◇内分泌療法：PSA が 2.0 以上に上昇せず経過する ：継続困難な副作用がない							
あなたの治療内容	医療機関で記入	PSA	<0.2・<2.0												
		AST	正常上限の3倍												
		ALT													
		ALP	正常上限の 2.5 倍												
		T-cho	<300												
		TG													
		血糖値	空腹時<160												
	ご自身で記入して下さい	ほてり・発汗	軽度												
		尿もれ													
		排尿困難													
		体重	前回より±1 kg 以内												
かかりつけ医療機関・治療担当病院の実施欄	検査		採血												
	治療		注射												
			処方												
	指導など		体重測定												
			運動指導												
			残薬確認												

★次は治療担当病院の受診です。予約はお済みですか?

図 7　東京都医療連携手帳
フォローアップの経過表（内分泌療法と全摘術後を共有している）

Ⅷ. 患者や連携先の評価

2007 年に一方向型の連携システムを導入した井口[11]は，連携先医療機関を受診中の患者の心理についてのアンケート調査を行った。患者 147 名の連携先は専門医 77 例，非専門医 70 例とほぼ同等であった。そのなかで，連携を紹介されたときの心理状況，連携医に通院している現在の気持ちについては，連携先の専門性にかかわらずものすごくありがたい，ありがたいがともに 80％以上を占めており，連携医受診中の心理状況に関する質問に対しても専門医，非専門医間に差がなく，「再発や病気が早期に発見されるか不安」との回答はむしろ専門医との連携患者に多かったと述べている。

当科での外来受診時の患者への聞き取り調査では，もともとよく知っているかかりつけ医に診てもらえることの安心感，通院の負担軽減に加えて，年 1 回は病院で診てもらえることが安心であり，ほかの人にも是非薦めたい，との声が多かった。

連携先の認識度については，当院で 2012 年 4 月に連携先 79 施設に対して行ったアンケート調査の結果を紹介する。当院は東京都の郊外にある地域密着型のがん診療連携拠点病院である。回答が得られたのは 63 施設で，このうち専門医が 11 施設，非専門医が 52 施設であった。施設ごとの連携患者実績は 1 例のみ

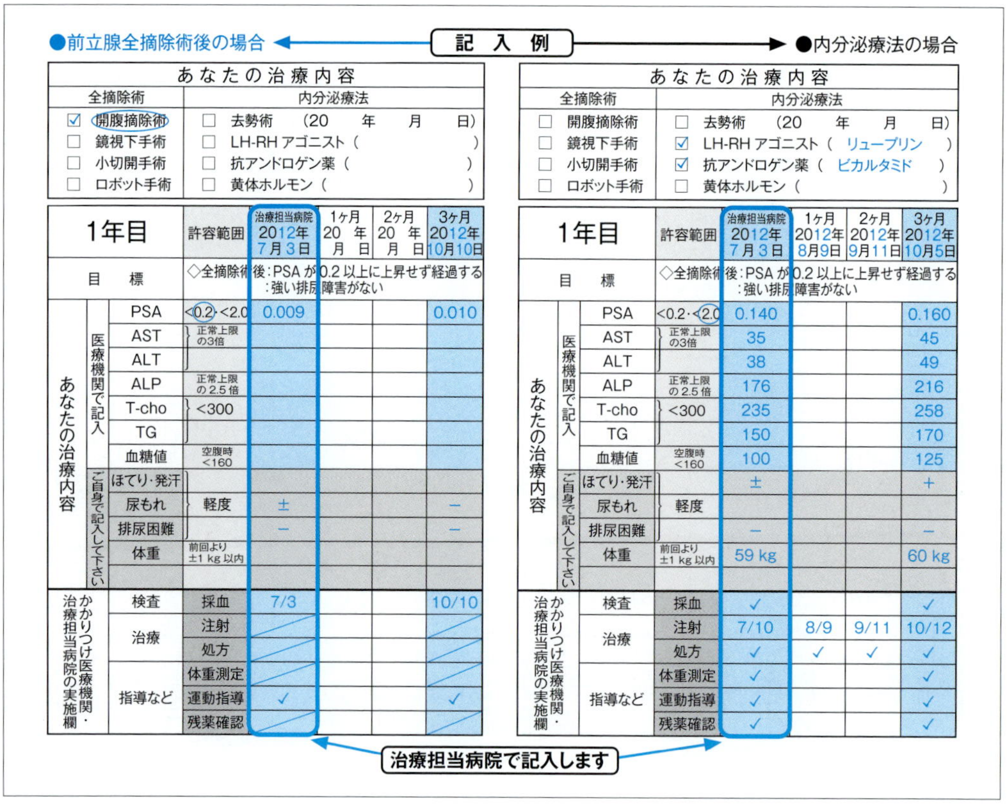

●前立腺全摘除術後の場合

あなたの治療内容	
全摘除術	内分泌療法
☑ 開腹摘除術	□ 去勢術 (20 年 月 日)
□ 鏡視下手術	□ LH-RH アゴニスト ( )
□ 小切開手術	□ 抗アンドロゲン薬 ( )
□ ロボット手術	□ 黄体ホルモン ( )

1年目			許容範囲	治療担当病院 2012年7月3日	1ヶ月 20 年 月 日	2ヶ月 20 年 月 日	3ヶ月 2012年10月10日
目標			◇全摘除術後：PSA が 0.2 以上に上昇せず経過する：強い排尿障害がない				
あなたの治療内容	医療機関で記入	PSA	<0.2・<2.0	0.009			0.010
		AST	正常上限の3倍				
		ALT					
		ALP	正常上限の2.5倍				
		T-cho	<300				
		TG					
		血糖値	空腹時 <160				
	ご自身で記入して下さい	ほてり・発汗	軽度				
		尿もれ		±			−
		排尿困難		−			−
		体重	前回より ±1 kg 以内				
かかりつけ医療機関・治療担当病院の実施欄	検査	採血		7/3			10/10
	治療	注射					
		処方					
	指導など	体重測定					
		運動指導		✓			✓
		残薬確認					

●内分泌療法の場合

あなたの治療内容	
全摘除術	内分泌療法
□ 開腹摘除術	□ 去勢術 (20 年 月 日)
□ 鏡視下手術	☑ LH-RH アゴニスト (リュープリン)
□ 小切開手術	☑ 抗アンドロゲン薬 (ビカルタミド)
□ ロボット手術	□ 黄体ホルモン ( )

1年目			許容範囲	治療担当病院 2012年7月3日	1ヶ月 2012年8月9日	2ヶ月 2012年9月11日	3ヶ月 2012年10月5日
目標			◇全摘除術後：PSA が 0.2 以上に上昇せず経過する：強い排尿障害がない				
あなたの治療内容	医療機関で記入	PSA	<0.2・<2.0	0.140			0.160
		AST	正常上限の3倍	35			45
		ALT		38			49
		ALP	正常上限の2.5倍	176			216
		T-cho	<300	235			258
		TG		150			170
		血糖値	空腹時 <160	100			125
	ご自身で記入して下さい	ほてり・発汗	軽度	±			＋
		尿もれ					
		排尿困難		−			−
		体重	前回より ±1 kg 以内	59 kg			60 kg
かかりつけ医療機関・治療担当病院の実施欄	検査	採血		✓			✓
	治療	注射		7/10	8/9	9/11	10/12
		処方		✓	✓	✓	✓
	指導など	体重測定		✓			✓
		運動指導		✓			✓
		残薬確認		✓			✓

図 8　東京都医療連携手帳
経過表の記載例を示す。

から最大 23 例であり，便宜上 3 例以上を実績が多い，2 例以下を少ないとした。

なお，患者の治療内容は，内分泌療法，全摘手術後にとどまらず，PSA 監視療法，放射線照射後，またはこれらの組み合わせのすべての治療が含まれている。

当院の連携のコンセプトは**表 3** に示すとおりである。

まず，連携のなかで連携医の役割に関する理解度（**図 9**）は，非専門医のほうが専門医に比べ高かった。これは予測された結果であった。実績の多いほうが理解度も高かった。連携医自身のメリット（**図 10**）として，専門，非専門を問わず患者に治療・検査の予定を説明しやすい，専門医（病院）がバックアップしてくれることの安心感があげられ，これも実績の多いほうが強く実感していることがわかった。

表 3　武蔵野三鷹地区の連携パスのコンセプト

コンセプト	かかりつけ医と病院専門医の ふたり主治医制
かかりつけ医	副作用や併存疾患の継続的診療を行っていただく
専門医	がんの再発が疑われるか，治療の変更をどうするかの判断
システム	かかりつけ医へ逆紹介 ＆ 循環型

患者にメリットを与えているか（**図 11**）については，専門医のほうにやや低い傾向があった。具体的には，多くは通院の負担軽減であり，なかには患者が治療に積極的になったというものも含まれていた。

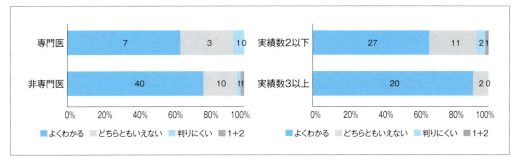

図9　連携医の役割に関する理解度

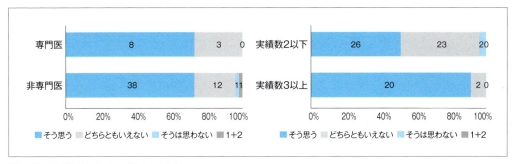

図10　連携医自身のメリットは？

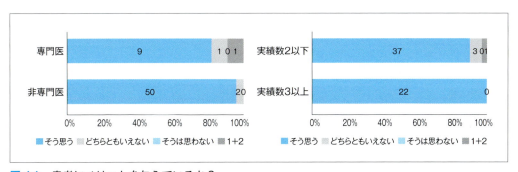

図11　患者にメリットを与えているか？

　循環型のシステム（図12）は，非専門医の94％が支持していたが，専門医は必ずしも必要ないと感じていた。

　また，診療のなかで患者から前立腺癌についての質問が増え，それに呼応した形で連携医自身の前立腺癌に対する関心が高まる傾向があることがわかった（図13, 14）。

　以上から少なくとも当地区では，連携先，患者とも二人主治医制の循環型システムを受け入れていると思われる。しかし患者のメリットは，現在のところ通院の負担軽減に留まっており，連携先も内分泌療法によって生じる有害事象に積極的に関与する意識はまだ低いのが現状である。

　地域医療連携の目的である疾病管理を目指すならば，医療の質が担保されるこ

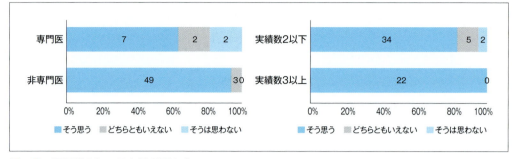

図12　循環型のシステムは必要か？

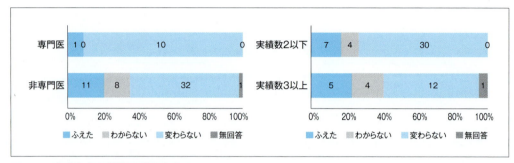

図13　患者からの質問は増えたか？

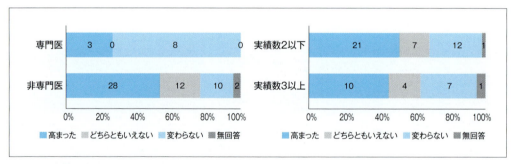

図14　連携医自身の関心は高まったか？

とが必要[15]であることには論を俟たない。その意味で，かかりつけ医には一歩踏み込んだ意識の向上を求めていくことが次の目標である。

IX. 将来への展望 —骨粗鬆症の地域連携との融合—

内分泌療法を行っていると併存疾患である高脂血症や糖尿病の悪化は，ときどき経験するところである。筆者はこのような場合にはかかりつけ医に前立腺癌の治療に伴う増悪の可能性を伝え，コントロールをお願いしている。

残念ながら実地医家の先生方が，前立腺癌の内分泌治療による有害事象をどの程度知っているかは把握できていない。当院では年に2回，知識の向上および相互の意見交換の場として連携の研究会を開催している。前立腺癌の最新治療の紹

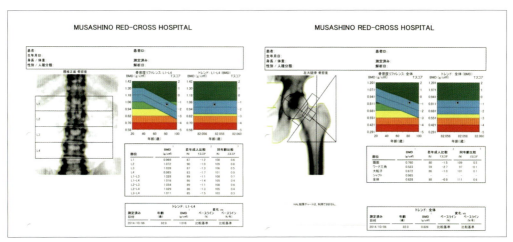

図15 DXAによるADT治療を受けた患者の骨密度測定

介だけでなく治療による有害事象およびそのマネジメントについても紹介をしてかかりつけ医の知識向上を図っている。

2013年に開始された「21世紀における第二次国民健康づくり運動（第二次健康日本21）」ではロコモティブシンドローム（以下ロコモ）の認知度向上が目標値の一つに掲げられた。その中で骨粗鬆症の予防・治療は高齢化の進むわが国で今後重要な目標と謳われている。

骨粗鬆症の予防と治療ガイドラインが改訂され，その中で乳癌と同様，前立腺癌ホルモン療法による骨密度，骨折リスクへの影響が初めて明記された[16]。乳癌では，すでに米国臨床腫瘍学会（American Society of Clinical Oncology：ASCO）のガイドラインにおいて運動療法とカルシウム，ビタミンDの摂取が推奨され，骨密度の年1回の測定とTスコアが<-2.5になった場合のビスフォスフォネート使用が推奨されている。しかしながら実際の治療開始基準などに対するコンセンサスは得られていないのが現状である[17]。

同ガイドラインでは前立腺癌ではデータが少なく乳癌のような明確なエビデンスに乏しいものの，エビデンスレベルⅡで治療が薦められている[17]。しかし，前立腺癌診療ガイドライン2012年版では骨転移に対してゾレドロン酸の静脈投与は骨関連事象の発生を有意に抑制するとして推奨グレードBとされているのみで，骨粗鬆症対策についての記載はない[18]。

近年泌尿器科医のなかでもADTによる骨密度の低下は少しずつ認識されるようになった[19]。なかでも抗RANKLモノクロナル抗体であるデノスマブの出現により，骨転移のある患者のSRE予防に使用されることが増加した。しかし，骨転移のない患者への骨粗鬆症対策はまだ行われていない。

当科でも昨秋からADT患者の骨密度測定を開始したが，図15に示すように，意外と骨密度の低下は少ない印象である。

骨粗鬆症の治療を行うのは，整形外科医が多い。地域内の整形外科医の会合に出向いて，前立腺癌と骨粗鬆症について講演し，地域医療連携の必要性を啓発し始めたところである。

骨粗鬆症の治療の必要性に対する認識はまだまだ低い。大腿骨頸部（近位部）骨折地域連携クリティカルパスの実態に関する全国調査[20]によると，連携先病院における骨粗鬆症治療の実施率は，計画管理病院，連携先病院ともに低く，連携パスが骨粗鬆症治療に貢献していない可能性が高いと考察されており，整形外科領域ですら認識が低いのが現状である。

骨粗鬆症は自覚症状に乏しく治療効果を実感しにくい。そのため服薬アドヒアランスが不良になりやすく，服薬継続率が低いというのがわが国の問題点である[21]。日本骨粗鬆症学会では，これを医師のみで解決することは困難との認識から「骨粗鬆症リエゾンサービス骨粗鬆症マネージャー資格制度」を導入した[22]。これについては，第IX章を参照いただきたい。

前立腺癌における骨管理は将来的に，日本乳癌学会や日本骨粗鬆症学会などと共同していく必要があろう。そのためには，まず日本泌尿器科学会に対し前立腺癌の連携治療・フォローならびに質管理のための標準化の必要性を働きかける必要があると考える。

X. おわりに

前立腺癌の地域連携ならびに連携パスの現状について自験例を含めて概説した。骨管理は今後連携が普及するなかで重要な課題であり，関連する学会，団体との連携が求められる。医療連携のめざすものは，あくまで疾病管理なのであるから。

参考文献

1) 日本クリニカルパス学会：クリニカルパスの普及・体制の現状と課題～第14回（平成26年）アンケート結果から～．日クリニカルパス会誌 17: 73-82, 2015
2) 鈴木健彦：わが国のがん対策の歩みと課題 がん地域連携クリティカルパス―がん医療連携とコーディネート機能―．日本医療マネジメント学会監修, pp.3-16, じほう, 東京, 2010
3) 谷水正人，他：厚生労働科学研究費補助金がん臨床研究事業 全国のがん診療連携拠点病院において活用が可能な地域連携クリティカルパスモデルの開発に関する研究. 平成22年度総括・分担研究報告書, 2011
4) 岡崎正巳：病―診でつくる都心部の地域医療ネットワーク 患者の在宅ニーズに応えて．看護管理 17: 54-60, 2007
5) 田中良典：前立腺がん パスでできる！がん診療の地域連携と患者サポート．岡田晋吾，谷水正人編, pp.89-99, 医学書院, 東京, 2009
6) 田中良典：前立腺がん がん地域連携クリティカルパス―がん医療連携とコーディネート機能―．日本医療マネジメント学会監修, pp.162-179, じほう, 東京, 2010
7) 平野恭弘：前立腺癌診療連携を成功させるポイント．Cancer Forum, 2-7, 2011
8) 井口厚司：前立腺がんにおける地域医療連携．Cancer Forum, 2-7, 2008
9) 赤倉功一郎，松崎香奈子，中島敏彦，他：PSA高値の前立腺がん疑い患者を対象とした地域連携クリティカルパス．医療マネジメント会誌 8: 381-385, 2007
10) 植田 健，浜野公明，佐塚智和，他：泌尿器がんの地域連携クリティカルパス．医療マネジメント会誌 10: 420-425, 2009
11) 井口厚司：連携医の専門性の違いによる前立腺がん地域連携への影響．医療マネジメント会誌 12: 8-13, 2011
12) 田中良典：武蔵野・三鷹地域における前立腺がん地域連携．NEOSYS 2: 4-5, 2012
13) 清家健作，前田真一：前立腺がん内分泌治療中の患者を対象とした地域連携クリティカルパス．医療マネジメント会誌 10: 506-509, 2009
14) 下村裕見子，池田俊也，武藤正樹，他：が

ん診療連携拠点病院等におけるがん地域連携クリニカルパス稼動調査と連携体制の課題．日クリニカルパス会誌 13: 98-104, 2011
15) 浜野公明，他：質の高い医療連携に向けて地域医療連携室の果たす役割．Cancer Forum, 2-7, 2010
16) 骨粗鬆症の予防と治療ガイドライン作成委員会編：骨粗鬆症の予防と治療ガイドライン 2011 年版．pp.118-119, ライフサイエンス出版, 東京, 2011
17) 乳がん治療に伴う骨粗鬆症　骨粗鬆症・乳癌治療のエキスパートの立場から．Medical Tribune, 2012 年 10 月 25 日号
18) 日本泌尿器科学会編：前立腺癌診療ガイドライン 2012 年版．pp.202, 金原出版, 東京, 2012
19) 上村博司：前立腺癌治療と骨マネジメント．RANMARK Symposium 2014, 2014
20) 宮腰尚久, 山本智章, 萩野　浩, 他：大腿骨頚部（近位部）骨折地域連携クリティカルパスの実態に関する全国調査．日整学誌 86: 913-920, 2012
21) 骨粗鬆症治療のアドヒアランス向上の地域医療連携．Medical Tribune, 2012 年 11 月 15 日号
22) 骨粗鬆症マネージャーレクチャーコース（リエゾンサービス）ホームページ http://shinsen.biz/ols2012/ 〔2015.03.11〕

VIII. 骨転移診療ガイドラインについて

公益財団法人がん研究会 有明病院総合腫瘍科
高橋　俊二

ポイント

- 骨転移診療ガイドラインは臨床腫瘍学会を中心に多臓器のがん専門医，さらに緩和・看護・リハビリテーションの専門家が加わって検討され，2015年3月に発行された。
- 骨転移に関して予後，症状，診断，外科的治療，放射線科的治療，薬物治療に加えて，multidisciplinary conference，緩和，看護，リハビリテーションなどに関する26のクリニカルクエスチョンを提示し，検討している。
- 放射線治療とBMAによる薬物治療のほかはエビデンスが少ないが，今後の骨転移診療の標準化に役立つと期待される。
- 内容は骨粗鬆症ガイドラインと重複する部分はなく，がん患者のbone healthのためには両者の内容を熟知することが重要と考えられる。

I. はじめに

骨転移診療ガイドラインは2012年秋より臨床腫瘍学会を中心に検討を開始した。

特徴はmultidisciplinaryな専門家（多臓器の専門医に加えて緩和，看護，リハビリの専門家）が加わって広範なCQについて検討したこと，さらにGRADEシステム（Grading of Recommendations Assessment, Development and Evaluation）を適用したことである。エビデンスの全くない領域も多く，作成はかなり難航したが，2年半を経て2015年3月に発行された。

内容については，総説（病態，診断，治療）のあとに，26のClinical questionsがあげられ，以下のように分類できる。

1. CQ 1-2　　　　予後，症状
2. CQ 3-4, 20-21　診断
3. CQ 6-8　　　　外科的治療
4. CQ 9-11, 24　　放射線科的治療
5. CQ 12-19　　　薬物治療
6. CQ 5, 22-23, 25-26
　　　　multidisciplinary conference, 緩和, 看護, リハビリテーション

本稿では総説の中で病態について解説した後，上記の順にCQとその記載について要約し，最後に骨粗鬆症ガイドラインとの関係について記載する。詳細は骨

転移診療ガイドライン（南江堂，2015年）を参照されたい。

II．病態

骨転移病巣の成立において，がん細胞と骨微細環境，とくに破骨細胞および骨芽細胞との相互作用の重要性が指摘されている。

骨に到達したがん細胞はまず増殖の場を作るためには骨を破壊しなければならないが，骨吸収の主役は破骨細胞であり，溶骨性骨転移だけでなく造骨性骨転移においても重要な役割を果たしていると考えられている。

がん細胞が産生する破骨細胞形成・活性化刺激因子としては，RANKLに加えて，主に骨芽細胞のRANKL発現を亢進させるparathyroid hormone-related protein（PTHrP），プロスタグランジン，interleukin（IL）-1, IL-6, IL-11, tumor necrosis factor（TNF）-α，macrophage inflammatory protein（MIP）-1などについて報告されている。一方，骨基質は非常に豊富な成長因子（Insulin-like growth factor: IGF，Transforming growth factor-β: TGF-β，Epidermal growth factor: EGF，Bone morphogenetic protein: BMPなど）を含んでおり，骨吸収によってそれらの成長因子が放出され，がん細胞に供給されることが骨転移巣の進行に重要であると考えられる。このように，癌細胞と癌細胞の転移した骨との間には「悪循環」が成立している（図1）。また，腫瘍細胞と線維芽細胞・血管内皮細胞・免疫細胞などとの相互作用も重要である。

一方，溶骨性病変においては骨芽細胞の抑制，造骨性病変においては骨芽細胞の刺激が必要と考えられ，骨髄腫などにおける骨芽細胞抑制因子や前立腺癌骨転移などにおける骨芽細胞刺激因子も報告されている。

上記の機序から，破骨細胞の分化，機

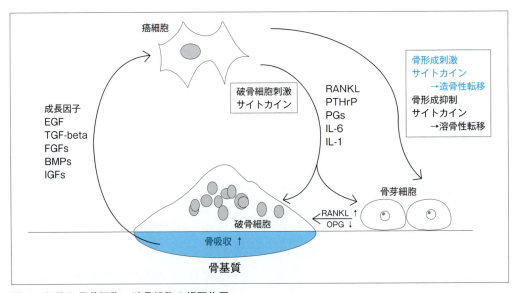

図1　細胞と骨芽細胞・破骨細胞の相互作用

能を抑制するビスホスホネート（BP），RANKL抗体（デノスマブ）などによって骨吸収を阻害することにより骨転移の形成・進行を抑制することが可能と考えられ，bone modifying agents（BMA）として実用化されている。

1. CQ 1-2　予後，症状

骨転移の予後への影響については確固としたエビデンスはない。

診断時における骨転移の存在は種々の癌種において予後を規定する可能性はあるが，原発臓器，PS，その他の臓器転移などが問題になる。たとえば乳癌の場合骨転移のみの患者の予後は良好で最近は5年に達することが多いが，原発不明がん骨転移患者の予後は不良で，6ヵ月であった[1]（表1）。

骨転移の症状で代表的なものは疼痛，病的骨折，麻痺，高カルシウム血症であり，その中で脊髄圧迫，高カルシウム血症が緊急に対応必要な症状としてあげられている。

2. CQ 3-4, 20-21　診断

骨転移の診断については，画像検査および骨代謝マーカーについて検討されている。画像診断については，骨シンチ，FDG-PET（PET/CT含む），MRIが骨転移の診断に有効とされたがエビデンスは弱い。骨シンチについては特異度が低いこと，PET/CTでは乳癌，肺癌，前立腺癌の高リスク群においての診断の有効性が高いこと，全身型MRIでの診断の有効性が高いことが指摘された。経過診断については測定可能な軟部組織成分が認められるときには治療判定が試みられている。また，骨代謝マーカーについては診断，経過モニタリングともにretrospective studyしかなく，プラクティスで使用する根拠となるエビデンスはないとされた。

3. CQ 6-8　外科的治療

整形外科的治療については，まず脊髄圧迫における手術の適応について検討されている。手術の有効性を検討した前方視的研究としてはPatchellらの報告[2]があり，101例の中で当初歩行不可能であったが歩行可能になった患者の比率は手術あり vs. なしで62% vs. 19%と改善が報告されている。しかし放射線感受性の高い腫瘍での手術，生命予後6ヵ月以内の患者での手術は推奨されていない。

四肢長管骨の転移に対しては病的骨折あるいは切迫骨折の患者に手術が行われ

表1　骨転移患者の生命予後

癌種	骨転移後の生命予後 (Months)	文献
乳癌（骨転移のみ）	60	小林　2009 乳癌学会
前立腺癌（CRPC）	19	Tannok, NEJM 2004
肺癌	7	Herndon JCO 2008
原発不明癌	6	Kodaira, Ann Oncol 2009
腎癌	12	Toyoda, Eur Urol 2007
骨髄腫（stage Ⅲ）	29	Greipp, JCO 2005

ているが，前方視的研究は少ない。痛みと四肢機能の改善については有効性が証明されているが，QOL改善については全身状態もあり，実証しにくい。なお，装具については病的骨折の局所治療あるいはその予防として有効とされている。

4．CQ 9-11，24　放射線科的治療

まず，骨転移の疼痛は外照射により59〜73%の症例で緩和され，23〜34%で消失することがメタアナリシスで示されている[3]。線量については単回照射8〜10 Gyと分割照射24〜30 Gyで除痛効果に差がないことが確立している。病的骨折の予防効果はRCTでは確認されていない。

インターベンションについては，椎体形成術（セメント充填術）は椎体転移で体動時痛を早期に軽減したいときに有効であるとされたがエビデンスは少なく，実施できる施設・施術者が限られることが問題である。

ストロンチウム内照射は疼痛が約2/3で緩和され，2〜3割で消失し，QOL改善も得られることがメタアナリシスでも報告されている[4]。前立腺癌骨転移における有効性の報告が多いが，ほかの癌種でも有効性は報告されている。

5．CQ 12-19　薬物治療

基本的にBMAについてのエビデンスしかなく，記載もBMAの効果と有害事象にほぼ限られている。

骨転移に対するBMAのエビデンスは，1990年代にパミドロン酸の乳癌骨転移患者，骨髄腫患者において骨関連事象（skeletal related events, SRE；骨への放射線照射，骨の手術，病的骨折，脊髄麻痺，高カルシウム血症）を減少させるとの報告で始まった[5,6]。その後2000年代になってゾレドロン酸が乳癌骨転移，骨髄腫に加えてホルモン抵抗性前立腺癌骨転移，その他の癌（半分が肺癌）の骨転移のSREを減少させることが報告され[7〜9]，ゾレドロン酸のすべての癌種骨病変に対する適応が承認された（図2）。さらに2010年代になって乳癌骨転移，ホルモン抵抗性前立腺癌骨転移，その他の癌骨転移および骨髄腫におけるデノスマブとゾレドロン酸の比較試験が行われ，デノスマブがSREを約2割ゾレドロン酸より減少させることが報告された[10〜12]（図3）。

肺癌骨転移患者ではゾレドロン酸またはデノスマブの投与が症状の有無にかかわらずSREの抑制に有効であると推奨されている。比較試験のサブグループ解析ではデノスマブのほうが生存期間を延長させ，今後の研究が望まれる。

乳癌骨転移患者ではパミドロン酸，ゾレドロン酸またはデノスマブの投与がSREの抑制に有効であると推奨して

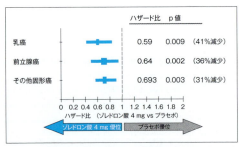

図2　多重イベント解析（初回SREおよびその後のSRE）
種々の骨転移病変においてゾレドロン酸は骨合併症を減少させる。

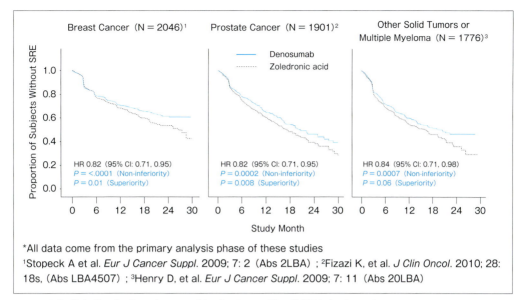

図3 骨転移患者におけるデノスマブとゾレドロン酸の比較試験：SRE-free survival

　前立腺癌骨転移患者では，ホルモン療法感受性患者ではBMAの有効性は確認されておらず，まずホルモン療法（androgen depletion）が推奨される．去勢抵抗性患者ではゾレドロン酸またはデノスマブの投与がSREの抑制に有効であると推奨されている．

　骨髄腫患者では，ゾレドロン酸の投与がSREの抑制に有効であると推奨されている．デノスマブについては比較試験における骨髄腫患者の症例数が少なく，また骨髄腫患者のサブグループ解析ではOSがゾレドロン酸より劣っていたことから推奨されていない．

　消化器がんなどのその他の癌骨転移についてはエビデンスが少なく，RCTのサブグループ解析も行われていないが，後方的解析などから同様の効果が期待され，弱い推奨がされている．

　BMAにおいて注意すべき有害事象としてまず顎骨壊死があげられ，ほかに腎機能障害，低カルシウム血症，骨痛などがあげられている．

6. CQ 5, 22-23, 25-26　multidisciplinary conference，緩和，看護，リハビリテーション

　まず骨痛の緩和に対して非オピオイド鎮痛薬，オピオイド鎮痛薬の有効性が検討され，意外にエビデンスは少ないが，有効性は明らかであり，強い推奨がなされている．

　リハビリテーション，看護介入についても検討されているがエビデンスは少なく，推奨度は弱い．

　さらに多診療科，多職種の介入が必須である骨転移診療について，cancer board開催や院内骨転移登録について推奨している．

III. 骨粗鬆症ガイドラインとの関係について

上記のように，当ガイドラインは骨転移患者の診療に関する内容を記載しており，骨粗鬆症ガイドラインと重なる項目はない。たとえばBMAによる骨転移の予防効果について記載することも初めは検討されたが，最終的には除かれている。

しかしがん患者のbone health management全体を考えると，骨転移が認められていないがん患者に対するケアも重要である。

1) がん治療に伴う骨量減少（cancer therapy-induced bone loss: CTIBL）・骨粗鬆症とそれによるQOL悪化は重要な問題であり，BMAによるCTIBLの改善，骨粗鬆症性骨折の減少が報告されている。たとえば乳癌患者に対するアロマターゼ阻害剤治療は骨折を増加させるが，われわれはレトロゾール治療患者にゾレドロン酸4 mg半年ごとの投与により3年間で骨量を約10％改善し，骨折も減少傾向であること（図4）を報告している[13]。さらに，最近乳癌術後患者でデノスマブ60 mgの6ヵ月ごとの投与で骨折が1/2に減少することが報告された[14]。

2) BPは破骨細胞抑制以外に，直接的な腫瘍抑制（増殖抑制，浸潤接着抑制），血管新生抑制，抗腫瘍免疫賦活化などの抗癌作用が報告されている。最近のメタアナリシスで，BPは乳癌患者の遠隔転移と乳癌死を減少させることが報告された。しかもその効果は閉経前では明らかでなく，閉経後に著明となる[15]。

3) デノスマブ（抗RANKL抗体）の抗腫瘍効果は臨床では今のところ明らかになっていない。Smithらは転移のないホルモン抵抗性前立腺癌に対するデノスマブの効果を検討し，デノスマブは骨転移発生を抑制するがPFS, OSは改善しないと報告した[16]。High risk乳癌術後患者におけるデノスマブの比較試験（DCARE試験）が進行中である。

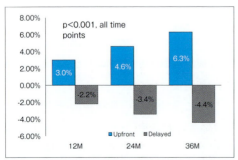

図4 ゾレドロン酸は乳癌術後AI治療患者の骨量を増加させる
（Takahashi et al. Breast Cancer Res Treat 2012, Kohno et al. JSCO 2013）

参考文献

1) Kodaira M, Takahashi S, Yamada S, et al: Bone metastasis and poor performance status are prognostic factors for survival of carcinoma of unknown primary site in patients treated with systematic chemotherapy. Ann Oncol 21: 1163-1167, 2010

2) Patchell RA, Tibbs PA, Regine WF, et al: Direct decompressive surgical resection in the treatment of spinal cord compression caused by metastatic cancer: a randomised trial. Lancet 366: 643-648, 2005

3) Chow E, Zeng L, Salvo N, et al: Update on the systematic review of palliative radiotherapy trials for bone metastases. Clin Oncol (R Coll Radiol) 24: 112-124, 2012

4) D'Angelo G, Sciuto R, Salvatori M, et al: Targeted "bone-seeking" radiopharmaceuticals for palliative treatment of bone metastases: a systematic review and meta-analysis. Q J Nucl Med Mol Imaging 56: 538-543, 2012
5) Hortobagyi GN, Theriault RL, Porter L, et al: Efficacy of pamidronate in reducing skeletal complications in patients with breast cancer and lytic bone metastases. Protocol 19 Aredia Breast Cancer Study Group. N Engl J Med 335: 1785-1791, 1996
6) Berenson JR, Lichtenstein A, Porter L, et al: Efficacy of pamidronate in reducing skeletal events in patients with advanced multiple myeloma. Myeloma Aredia Study Group[see comments]. N Engl J Med 334: 488-493, 1996
7) Kohno N, Aogi K, Minami H, et al: Zoledronic acid significantly reduces skeletal complications compared with placebo in Japanese women with bone metastases from breast cancer: a randomized, placebo-controlled trial. J Clin Oncol 23: 3314-3321, 2005
8) Rosen LS, Gordon D, Tchekmedyian S, et al: Zoledronic acid versus placebo in the treatment of skeletal metastases in patients with lung cancer and other solid tumors: a phase III, double-blind, randomized trial--the Zoledronic Acid Lung Cancer and Other Solid Tumors Study Group. J Clin Oncol 21: 3150-3157, 2003
9) Saad F, Gleason DM, Murray R, et al: Long-term efficacy of zoledronic acid for the prevention of skeletal complications in patients with metastatic hormone-refractory prostate cancer. J Natl Cancer Inst 96: 879-882, 2004
10) Stopeck AT, Lipton A, Body JJ, et al: Denosumab compared with zoledronic acid for the treatment of bone metastases in patients with advanced breast cancer: a randomized, double-blind study. J Clin Oncol 28: 5132-5139, 2010
11) Henry DH, Costa L, Goldwasser F, et al: Randomized, double-blind study of denosumab versus zoledronic acid in the treatment of bone metastases in patients with advanced cancer(excluding breast and prostate cancer)or multiple myeloma. J Clin Oncol 29: 1125-1132, 2011
12) Fizazi K, Carducci M, Smith M, et al: Denosumab versus zoledronic acid for treatment of bone metastases in men with castration-resistant prostate cancer: a randomised, double-blind study. Lancet 377: 813-822, 2011
13) Takahashi S, Iwase T, Kohno N, et al: Efficacy of zoledronic acid in postmenopausal Japanese women with early breast cancer receiving adjuvant letrozole: 12-month results. Breast Cancer Res Treat 133: 685-693, 2012
14) Gnant M, Pfeiler G, Dubsky PC, et al: Adjuvant denosumab in breast cancer (ABCSG-18): a multicentre, randomised, double-blind, placebo-controlled trial. Lancet 386: 433-443, 2015
15) Early Breast Cancer Trialists' Collaborative G: Adjuvant bisphosphonate treatment in early breast cancer: meta-analyses of individual patient data from randomised trials. Lancet, 2015 Jul 23. pii: S0140-6736(15)60908-4.
16) Smith MR, Saad F, Coleman R, et al: Denosumab and bone-metastasis-free survival in men with castration-resistant prostate cancer: results of a phase 3, randomised, placebo-controlled trial. Lancet 379: 39-46, 2012

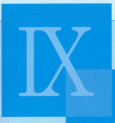

IX. 多職種で取り組む骨粗鬆症診療

多職種で取り組む骨粗鬆症診療
―骨粗鬆症リエゾンサービスの意義と実践―

医療法人財団健康院 健康院クリニック
細井　孝之

ポイント
- 骨粗鬆症の診療を発展させるためには多職種による連携が必要である。
- 骨粗鬆症リエゾンサービスは日本骨粗鬆症学会がメディカルスタッフに骨粗鬆症に関する教育プログラムを提供し，認定試験に合格した者を骨粗鬆症マネージャーとして活躍していただく事業である。
- 骨粗鬆症マネージャーは地域，医院，病院，リハビリテーション施設などそれぞれの現場で骨粗鬆症治療率と治療継続率の向上にむけて活動するのみならず，医療機関同士の連携においても活躍することが期待される。

I. 骨粗鬆症診療における多職種連携の意義

　高齢者人口の増加が進む現在骨粗鬆症の予防と治療はますます重要性を増している。そのような状況下で，骨折発生抑制効果をもつ薬剤の開発が進み実用化されていることは望ましいことである。しかしながら，骨粗鬆症患者の中で薬物治療を受けている者の割合（治療率）は20％程度と低いことや，いったん治療を始めた場合でも1年後の継続率が50％程度であることも知られており，治療薬の真の効果を得るためには大きな問題である[1]。骨粗鬆症は骨折の危険性が増大した状態であり，まだ骨折をしていない状態では骨密度の低下をもとに診断し，初発骨折を予防することが骨粗鬆症薬物治療の第一の目的である。さらに，すでに骨粗鬆症性骨折を起こしたことがある場合はさらなる骨折（二次骨折）のリスクが高まった状態であり，そのリスクは初発骨折よりも高い。これら初発骨折と二次骨折を予防するために骨粗鬆症の治療率と治療継続率を上昇させる必要がある。

　初発骨折を予防するためには骨密度の測定とその活用が必要である。このような骨密度測定は，地域においては主に自治体が主導する骨粗鬆症検診で行われ，医療機関においては「骨粗鬆症の疑い」がある場合に行われる。このような骨密度測定の現場で実務に関わる保健師や看護師，臨床によって検査の意義や判定方法などが被験者に適切に伝わることによってその後の診療がよりスムーズに進

むことは想像に難くない。メディカルスタッフが骨粗鬆症に関する正しい知識をもつことにより，医師との連携がより深まることになろう。また，薬物治療においては薬剤師による適切な服薬方法の指導や治療継続のためのアドバイスは有用であろう。このように初発骨折を予防することを目的とする骨粗鬆症診療においてメディカルスタッフの役割は大きい。

二次骨折予防の対象者が多い臨床現場ではより一層重要性を増すことが考えられる。骨粗鬆症による骨折には椎体骨折，前腕骨遠位端骨折，上腕骨近位部骨折，下腿骨折，大腿骨近位部骨折などがある。このうち大腿骨近位部骨折は入院治療が必要であり，多くは手術療法が行われる。また，術後にはリハビリテーションが必要であり，そのために，急性期病院から療養型の医療機関に転出したうえで療養を続けることが多い。

大腿骨近位部骨折の再発予防には薬物治療のみならず転倒・転落の防止，そのための運動機能の改善や栄養状態の改善など，多角的な取り組みが必要であり，まさに多職種による連携が欠かせない。一方，各職種の側からみると骨粗鬆症の以外にも多様な疾患をもつ患者への対応が必要であり，骨折患者における二次骨折予防の重要性や，転院時の治療継続に関する申し送りを見落とすことや，優先順位を下げてしまうことも想定できる。それぞれの職種が，骨粗鬆症治療の意義と方法について理解を深めておくことはこのような業務の流れにおいても重要であり，できれば，患者情報を整理し，診療をマージするリーダー的な存在がいることが望ましい。

II．骨粗鬆症リエゾンサービスとは

骨粗鬆症性骨折の治療と再骨折予防を目的とする医療において，メディカルスタッフが積極的に骨粗鬆症診療に介入することが有用であることが海外で実施されてきた，骨折リエゾンサービス（Fracture Liaison Service: FLS）の活動で実証されている。リエゾン（liaison）とは部門間の連絡や連絡かかりを指すフランス語由来のことばである。英国でのFLSの活動は50歳以上の骨粗鬆症性骨折の入院患者に対して，リエゾンナースが骨粗鬆症の評価と管理を行っており，アメリカ，オーストリア，カナダ，オランダなどでも同様の展開がされている。その有用性は，治療開始率の上昇[2]，骨折率（とくに再骨折率）の低下[3〜5]，治療継続率の上昇[6]のみならず，死亡率の低下[3]や費用対効果の改善[7]にも及んでいる。

わが国では，骨粗鬆症の啓発・予防・診断・治療を推進するための多職種連携システムを作成するために，FLSの考えにさらに初発骨折予防を加えた発展型として，骨粗鬆症リエゾンサービス（osteoporosis liaison service: OLS）を立ち上げた。すなわち，OLSは初発骨折と二次骨折を予防するための多職種連携システムである。このOLSを担うのが「骨粗鬆症マネージャー」である。骨粗鬆症マネージャーは，学会認定の資格試験に合格することによって認定される。この試験の受験資格は，日本骨粗鬆症学会に入会している国家資格を有する医療職（保健師，看護師，診療放射線技師，臨床検査技師，

理学療法士，作業療法士，言語聴覚士，管理栄養士，介護福祉士，社会福祉士，など）であり，日本骨粗鬆症学会が主催する教育プログラムであるレクチャーコースを受講することによって得られる[8]。

骨粗鬆症マネージャーの職種は多様であり，活躍の場もさまざまである。活躍の場は大きく，地域・社会，診療所，病院の3つに分けられる。それぞれの現場において，治療率の向上と治療継続率の向上をめざした活動が期待されるとともに，患者を中心としたネットワークの形成が望まれる（図1）。治療環境が変わる際に，治療継続のための窓口として骨粗鬆症マネージャーが活躍し，医療機関間の情報交換が行われることが想定される。治療率の向上には，骨粗鬆症についての啓発を行うことや，治療開始のために必要な情報収集を行うことが考えられ，治療継続率の向上には，治療スケジュールの作成や服薬指導，有害事象の確認，運動指導・食事指導など多岐にわたる活動が考えられる（図2）[9]。

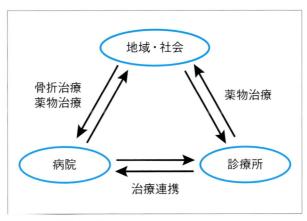

図1　骨粗鬆症診療のネットワーク

治療率の向上にむけて
○骨粗鬆症の啓発
　・来院患者に対する「骨粗鬆症・骨折」の認知（ポスター，骨粗鬆症教室など）
　・自己評価ツール（FRAX, FOSTA）の活用
○治療開始のために必要な情報収集
　・脆弱性骨折歴・骨粗鬆症治療歴
　・骨折危険因子（FRAXを含む）
　・転倒危険性の把握
　・現在の内服薬・合併症
　・身長体重の計測

治療継続率の向上にむけて
○治療スケジュールの作成
　・骨密度／血液／尿検査予定
○服薬（自己注射）指導と確認
　・服薬（自己注射）チェックリストの活用
○内服状況と有害事象の確認
　・薬剤の特徴の把握
○栄養指導・運動療法の指導

図2　骨粗鬆症マネージャーの業務例

Ⅲ. 今後の展開と課題

　骨粗鬆症マネージャーレクチャーコースは2012年9月から年2回開催され，2014年には初めての資格認定試験が実施され，資格認定者が誕生している。レクチャーコースは毎回多くの参加希望者を得ており，すべての希望に添えない状況であり，対策が必要である。また，骨粗鬆症マネージャーの活動には保険適用がされていない。骨粗鬆症リエゾンサービスの継続性が保障されていくためには診療報酬の裏付けを得るための方策が欠かせない。そのためにもこの活動の有効性に関するエビデンスの積み重ねが期待される。

参考文献

1) 骨粗鬆症の予防と治療ガイドライン作成委員会編集：骨粗鬆症の予防と治療ガイドライン2015年版．ライフ・サイエンス出版，東京，2015
2) McLellam AR, Wolowacz SE, Zimovetz EA, et al: Fracture liaison services for the evaluation and management of patients with osteoporotic fracture: a cost-effectiveness evaluation based on data collected over 8 years of service provision. Osteoporos Int 22: 2083-2098, 2011
3) Huntjems KM, van Geel TA, van den Bergh JP, et al: Fracture liaison service: impact on subsequent non vertebral fracture incidence and mortality. J Bone Joint Surg Am 96: e29, 2014
4) Van der Kallen J, Giles M, Cooper K, et al: A fracture prevention service reduces further fractures two years after incident minimal trauma fractures. Int J Rheuma Dis 17: 195-203, 2014
5) Lih A, Nandapalan H, Kim M, et al: Targeted intervention reduces refracture rates in patients with incident non-vertebral osteoporotic fractures: a 4-year prospective controlled study. Osteoporos Int 22: 840-858, 2011
6) Mitchell PJ: Fracture liaison services: the UK experience. Osteoporos Int 22(Suppl. 3): S487-S494, 2011
7) Majumdar SB, Lier DA, Beaupre LA, et al: Osteoporosis case manager for patients with hip fractures: results of a cost-effectiveness analysis conducted alongside a randomized trial. Arch Intern Med 169: 25-31, 2009
8) 日本骨粗鬆症学会　ホームページ
9) 中村利孝監修，萩野　浩，細井孝之編：わかる，できる！骨粗鬆症リエゾンサービス．医薬ジャーナル社，東京，2013

和文索引

あ
圧迫骨折　254
アビラテロン酢酸塩　244
アポトーシス　145
アミノ酸トランスポーター　179
アルカリ土類金属　240
アルカリホスファターゼ　193
アルコール　12
アルファカルシドール　87
アレンドロネート　73
アロマターゼ　10
アンドロゲン　8
アンドロゲン除去療法　83
アンドロジェン除去療法　114

い
イバンドロネート　113
イメージングバイオマーカー　221
医療連携コーディネーター　282

う
運動器管理　279

え
エストロゲン　8
エルカトニン　100
エルデカルシトール　89
エンザルタミド　244

お
オステオカルシン　54
オピオイド鎮痛薬　303
オルソパントモグラフィー　185

か
過活動膀胱　42
かかりつけ医　286
活性型ビタミンD_3　58
カルシトニン　99
がん診療連携拠点病院　281
関節リウマチ　13
完全骨折　260
がん対策基本法　281
がん対策推進基本計画　282
がん治療連携計画策定料　289

き
キャンサーボード　269
吸収補正　165
局所療法　180
去勢感受性前立腺癌　125
去勢抵抗性前立腺癌　169
緊急照射　251
筋肉量　20

く
グルココルチコイド　12

け
継続率　307
経皮的椎体形成術　266

こ
抗RANKL抗体　153
抗RANKL抗体のデノスマブ　182
高カルシウム血症　90
高カルシウム尿症　90
抗くる病・骨軟化症作用　85
抗くる病作用　86
甲状腺機能亢進症　12
後方除圧固定術　265
姑息的手術　264
骨外進展　246
骨芽細胞　11
骨型アルカリホスファターゼ　54
骨型酒石酸抵抗性酸ホスファターゼ-5b　54
骨関連事象　191
骨吸収　140
骨吸収マーカー　21
骨形成　146
骨コラーゲン代謝　51
骨質マーカー　199
骨修飾薬　182
骨シンチグラフィ　33
骨髄ストローマ細胞　141
骨折　44
骨接合術　261
骨折抑制効果　92
骨折予防手術　259
骨折リエゾンサービス　308
骨折リスク　35
骨増殖因子　143
骨粗鬆症　21
骨粗鬆症における疼痛　104
骨粗鬆症の診断基準　25
骨粗鬆症マネージャー　189
骨粗鬆症リエゾンサービス　308
骨粗鬆症リエゾンサービス骨粗鬆症マネージャー資格制度　296
骨代謝マーカー　27
骨転移　137
骨転移キャンサーボード　259
骨転移診療ガイドライン　299
骨転移選択的治療　154
骨転移モデル　148
骨肉腫　74
骨マトリックス関連マーカー　54

骨密度増加効果　100
骨密度のカットオフ値　28
骨リモデリング　139
骨量測定の方法　29
固定術　250
コルセット　264
根治的手術　264
コンプライアンス向上　56

さ

再照射　249
最小有意変化　57
在宅管理　275
在宅看取り　278
サイトカイン　142
細胞接着因子　141
サケカルシトニン　100

し

自家腫瘍処理骨　263
自助具　274
自宅療養　278
シタフロキサシン　183
若年成人平均値　26
酒石酸抵抗性酸性ホスファターゼ　148
酒石酸抵抗性酸性ホスファターゼ-5b（TRACP-5b）　197
腫瘍脊椎骨全摘術　265
腫瘍用人工関節　262
循環型　289
除圧術　251
症候性骨関連事象　192
照射野内再発　253
初発骨折　307
神経障害性疼痛　105
人工ニューラルネットワーク　212
診断基準　35

す

髄内釘　261
睡眠障害　43
スクレロスチン　70
ステロイド　251
ステロイド骨粗鬆症ガイドライン　131
ステロイド性骨粗鬆症　119
ステロイド薬　119
ストロンチウム　302
ストロンチウム-89　238

せ

生活指導　47
脆弱性骨折　30
性腺機能低下　83
性ホルモン　10
性ホルモン結合グロブリン　18
脊髄圧迫　250
脊椎制動術　266
セリンプロテアーゼ　145
セロトニン神経系　100
選択的エストロゲン受容体モジュレーター　58
前立腺癌　96，137
前立腺癌骨管理アルゴリズム　125
前立腺特異抗原　143
前立腺肥大症　43

そ

創外固定器　261
臓器選択性　138
装具　274
造骨性骨転移　137
続発性骨粗鬆症　5
組織形態計測　140
ゾメタ®　182
ゾレドロネート　74
ゾレドロン酸　67

た

体組成　20
大腿骨近位部骨折　32
大腿骨近位部骨折の抑制効果　88
大腿骨近位部骨密度　91
男性骨粗鬆症　8，111
男性骨粗鬆症の分類　26

ち

治療効果判定　169
治療率　307
鎮痛薬　247

つ

椎体圧迫骨折　30
椎体形成術　302
椎体骨折抑制効果　88

て

定位放射線治療　254
低カルボキシル化OC　78
低カルボキシル化オステオカルシン　54
低線量CT　165
定量評価　171
デオキシピリジノリン　52
テストステロン　17
デノスマブ　64
デヒドロエピアンドロステロン　18
テリパラチド　71
転移性骨腫瘍　259
転移性骨腫瘍に対するキャンサーボード　266
転移性骨腫瘍に対する手術方針　261
転移性脊椎腫瘍　259
転移ニッチ　138
転倒　42
転倒予防　45

転倒リスク　20

と
糖化最終産物　54
東京都 PSA 手帳　286
東京都医療連携手帳　289
糖質コルチコイド　125
疼痛　301
糖尿病　13

な
納豆摂取　79

に
二次骨折　307
日本骨粗鬆症学会　296
尿中 NTX　91

は
ハーモナイゼーション　62
バイオマーカー　212
ハイドロキシアパタイト　161
破骨細胞　64
破骨細胞抑制療法　150
発がん　107
抜歯　186
ハローベスト　264
半定量的評価法　31

ひ
非オピオイド鎮痛薬　303
ビスホスホネート　58, 160
ビスホスホネート製剤　182
ビスホスホネート製剤関連顎骨壊死　182
ビタミン K_2 製剤　58
ビタミン D　11, 96
標準化作業　61
病的骨折　301

ふ
フィロキノン　77
副甲状腺機能亢進症　13
副甲状腺ホルモン関連蛋白　142
腐骨除去術　186
不全骨折　260
二人主治医制　288
フリーエストラジオール　10
フルオロアパタイト　170
フレア現象　209
フレイル　16
プレート　261
プロスタグランディン E2　142

へ
併用効果　100
ペントジン　54

ほ
放射線感受性　248
放射線内照射療法　238, 240
ホットスポット　213
ホモシステイン　54
ホルモン補充療法　10
ホルモン療法　42

ま
マトリックスメタロプロテアーゼ　142
麻痺　274
慢性疼痛　106

め
メタストロン　223
メナキノン　77
メナキノン 4　77

や
夜間多尿　43
夜間頻尿　42
薬物治療開始基準　35

よ
腰椎骨密度　91
抑制効果　103
予後　5

ら
ラジウム-223　238
卵巣摘除マウス　104
ランダム化プラセボ対照二重盲検試験　72
ランマーク®　182

り
リセドロネート　73
リハビリテーション　269
リモデリング　161
臨床的特徴　1

ろ
ロコモティブシンドローム　276

欧文索引

数字

1α,25水酸化ビタミンD₃　86
1型コラーゲン架橋N-テロペプチド（NTX）　196
1回照射　249
5大がん　282
^{11}C-acetate　176
^{11}C-choline　176
^{18}F-FDG　175
^{18}F-acetate　176
^{18}F-choline　176
^{89}Sr　240
^{99m}TC-HMDP　180
^{99m}TC-MDP　180
^{223}Ra　240
Ⅰ型コラーゲン架橋C-テロペプチド　52
Ⅰ型コラーゲン架橋N-テロペプチド　52
Ⅰ型コラーゲン架橋テロペプチド　52

ギリシャ文字

α₁-アンチキモトリプシン　145
α線　239
β線　239
γ-カルボキシル化　78

A

activities of daily life（ADL）　17
activity of daily living（ADL）　270
AGE　54
Alliance試験　134
ALP　193
ALSYMPCA study　242
ALSYMPCA試験　244

anabolic window　71
androgen deprivation therapy（ADT）　114, 238
Artificial Neural Network（ANN）　215

B

BAP　193
bisphosphonate　110
bisphosphonate related osteo-necrosis of the jaw（BRONJ）　182
BMA　299
Bone Health　174
bone health management　304
bone modifying agent（BMA）　192
bone modifying agents（BMA）　182
bone morphogenetic protein（BMP）　144
bone scan index（BSI）　205
bone-modifying agents（BMA）　152
BONENAVI　206
BSI　159
BSI変化率　169

C

cancer therapy-induced bone loss（CTIBL）　114
castration resistant prostate cancer（CRPC）　238
computer-assisted diagnosis（CAD）　216
CRPC　191
CSPC　125
CT　33

D

Denosumab　64
DHEA　18
Dual-energy X-ray absorptiometry（DXA）　28

E

endothelin-1（ET-1）　143, 144
EOD score　192, 218
Extent of Disease Score　217

F

F-18 FDG　163
F-18 fluoride PET　159
F-18 fluoride PET/CT　163
FDG-PET　175
fibroblast growth factor（FGF）　143
focal therapy　180
FRAX®　38

G

GH/IGF-1　10
Gleason score　162
glucocorticoid（GC）　125
GRADEシステム　299

H

Harrington KD　260
HRT　22

I

IGF　143
IGF binding protein（IGFBP）　143
IL-6　148
Insulin-like Growth Factor（IGF）　139

I型コラーゲン-C-テロペプチド (1CTP) 196

I型プロコラーゲン-N-プロペプチド 54

L

Late-onset Hypogonadism (LOH) 16

LH-RHアゴニスト 20

LNCaP細胞 148

M

metastatic bone tumor 259

metastatic niche 138

MRI 33

N

NaF-PET 178

NMK-36 179

O

OC 193

osteoprotegerin (OPG) 140

P

PCWG3 178

PET/CT 159

PGE2 142

platelet-derived growth factor (PDGF) 143, 144

Prostate Cancer Working Group 2 (PCWG2) 210

PSA 143

PSAフォローアップパス 284

PSAフォローパス 285

PTH 11

PTH1受容体 69

PTH-rP 142

PTH製剤 60

Q

quality of life (QOL) 106, 247

R

Radium-223 133

receptor activator of nuclear factor κB (RANK) 141

receptor activator of nuclear factor κB ligand (RANKL) 64, 70, 140

RECIST 219

RECIST評価法 205

S

Sclerosteosis 70

Seed and Soil説 138

selective androgen receptor modulator (SARM) 22

semiquantitative method (SQ法) 31

SHBG 10

skeletal related events (SRE) 238

Sodium ^{18}F-Fluoride PET 208

SPECT SUV 170

SPECT SUVmax 171

SPECT/CT 159

SRE 191

T

Tc-99m HMDP 160

Tc-99m MDP 160

Transforming Growth Factor-β (TGF-β) 139, 143

transient receptor potential vanilloid 5 (TRPV5) 70

U

ucOC 78

uCTX 52

uNTX 52

V

van Buchem病 70

W

Wnt/DKK-1 144

Y

young adult mean (YAM) 26

Z

ZEUS試験 133

前立腺癌と男性骨粗鬆症 ― 最新骨管理マニュアル　改訂第 2 版
(Current bone management in prostate cancer and male osteoporosis)

2013 年 4 月 24 日　第 1 版第 1 刷発行
2015 年 10 月 27 日　改訂第 2 版発行

編　集　細井孝之，松島　常
　　　　ほそい たかゆき　まつしま ひさし
発行者　鈴木文治
発行所　医学図書出版株式会社
〒113-0033 東京都文京区本郷 2-29-8
Tel: 03-3811-8210 Fax: 03-3811-8236
ホームページ　http://www.igakutosho.co.jp
印刷：木元省美堂／製本：フォーネット社

検印
省略
2015

ISBN978-4-86517-136-5
定価　（本体 4,500 円 + 税）

・本書に掲載された著作物の翻訳・複写・転載・データベースへの取り込みおよび送信に関する許諾権は，小社が保有します．
・ JCOPY ＜(社)出版者著作権管理機構委託出版物＞
本書の無断複写は，著作権法上での例外を除き禁じられています．複写される場合は，そのつど事前に(社)出版者著作権管理機構
（電話: 03-3513-6969，FAX: 03-3513-6979，E-mail: info@jcopy.or.jp）の許諾を得てください．

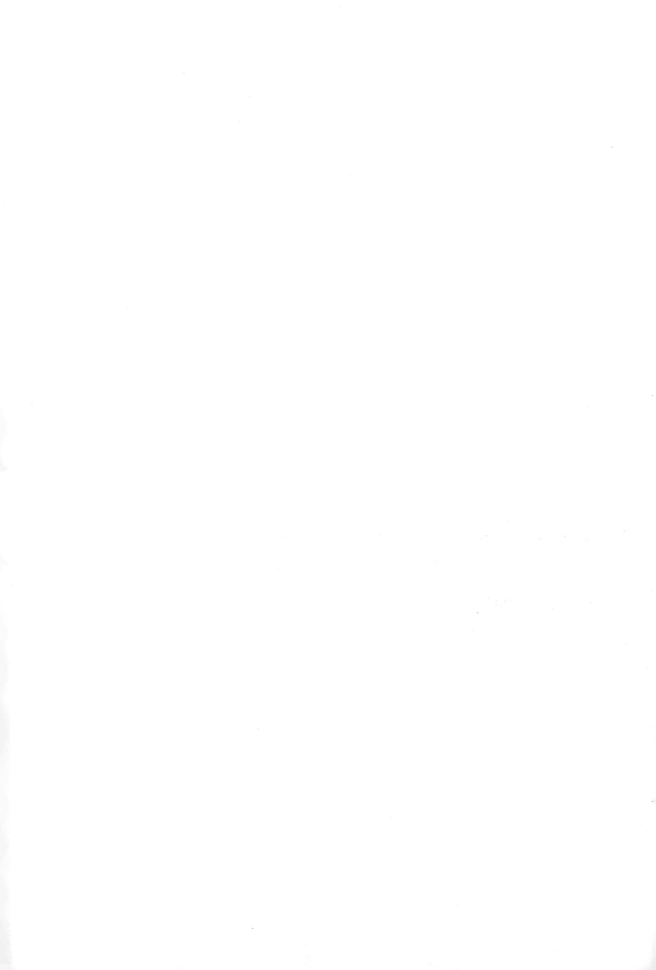